中医养生 81 讲

音 频 版

主 编 李敬林 郑洪新 杨 芳 依秋霞

U0225884

科学出版社

北 京

内 容 简 介

本书集中医学养生理论与实践古今研究之大成,内容分为9章,重点阐述养生源流、法于阴阳、调摄精神、调养脏腑、饮食有节、起居有常、不妄作劳、和于术数、药饵调养等养生之道;各章分为9讲,合为81讲,囊括中医养生学理论与实践的主要精华原典,分别加以详细诠释与深入讲解,博采众家之长,力求精益求精,旨在为中医养生学普惠天下,为健康中国战略添砖加瓦、锦上添花! 每讲均配有专家音频,请扫二维码获取资源。

本书适合热爱中医和热衷养生、健康管理等人士阅读,开卷有益!

图书在版编目(CIP)数据

中医养生 81 讲:音频版 / 李敬林等主编. —北京:科学出版社,2023.1
ISBN 978-7-03-073562-1

Ⅰ. ①中… Ⅱ. ①李… Ⅲ. ①养生(中医) Ⅳ.①R212

中国版本图书馆 CIP 数据核字(2022)第 192153 号

责任编辑:郭海燕 白会想 / 责任校对:刘 芳
责任印制:吴兆东 / 封面设计:蓝正设计

科学出版社 出版
北京东黄城根北街 16 号
邮政编码:100717
http://www.sciencep.com

北京虎彩文化传播有限公司印刷
科学出版社发行 各地新华书店经销
*
2023 年 1 月第 一 版 开本:787×1092 1/16
2024 年 2 月第三次印刷 印张:12 1/2
字数:320 000
定价:78.00 元
(如有印装质量问题,我社负责调换)

序

　　养生，古称"摄生""道生""保生""卫生""全生""厚生"等，是研究增强体质、提高健康水平、预防疾病以及延缓衰老、延年益寿的理论。中医学关于养生理论与实践，历史悠久，源远流长，历久弥新，为中华民族的繁衍昌盛作出了杰出的贡献。

　　中医学现存最早的经典著作《黄帝内经》，开宗明义，首篇《素问·上古天真论》以保全真气、维护健康、尽享天年为核心展开论述，可谓"至道之宗，奉生之始"。历代医家以及儒释道家对提升中医养生学理论及积累丰富实践经验作出了重大贡献。

　　本书集中医学养生理论与实践的古今研究之大成，从中国传统文化论及中医学的天人观、生命观、健康观，从养生源流、法于阴阳、调摄精神、调养脏腑、饮食有节、起居有常、不妄作劳、和于术数、药饵调养等论及养生之道，从精湛养生理论结合修身养性之术；博采众家之长，力求精益求精，旨在让读者了解中医养生学理念。养生可调理一些疑难杂症，但养生讲究方法得当，还与个体体质也相关，请读者务必不要盲目自行操作，若有兴趣，一定要请有经验的专业医生指导，以免出现危险。正确合理地科学养生，树立健康养生观，尤为重要。

　　我们唯"传承精华，守正创新"为指导，以"日新其用，大济蒸人"为己任，兢兢业业完成编撰工作，愿为中医养生学奉献一纸文章。但恐才学有限，学识浅薄，难以尽中医养生学之奥妙，还请读者谅之。

李敬林　郑洪新　杨　芳　依秋霞

2022 年 8 月 31 日

目 录

第一章

养生源流

养生，最早见于先秦时期道家著作《庄子·养生主》，同时期儒家对养生理论亦多有论述。中医养生学主要源于中国传统文化，道家、儒家为其形成奠定了理论基础。佛教自汉代传入中国，对中医养生亦有一定影响。在两千余年的历史进程中，历代医家在生活体验和医疗实践中不断加以完善，养生理论更加发展创新，养生方法更加丰富多彩，为中华民族的生命健康和繁衍昌盛作出了重大贡献。

第1讲 道 家 养 生

『原典』

吾生也有涯，而知也无涯。以有涯随无涯，殆已；已而为知者，殆而已矣！为善无近名，为恶无近刑。缘督以为经，可以保身，可以全生，可以养亲，可以尽年。

庖丁为文惠君解牛，手之所触，肩之所倚，足之所履，膝之所踦，砉然响然，奏刀騞然，莫不中音，合于桑林之舞，乃中经首之会。

文惠君曰："嘻！善哉！技盖至此乎？"庖丁释刀对曰："臣之所好者道也，进乎技矣。始臣之解牛之时，所见无非全牛者。三年之后，未尝见全牛也。方今之时，臣以神遇而不以目视，官知止而神欲行。依乎天理，批大郤，导大窾，因其固然；技经肯綮之未尝，而况大軱乎！良庖岁更刀，割也；族庖月更刀，折也。今臣之刀十九年矣，所解数千牛矣，而刀刃若新发于硎。彼节者有间，而刀刃者无厚。以无厚入有间，恢恢乎其于游刃必有余地矣，是以十九年而刀刃若新发于硎。虽然，每至于族，吾见其难为，怵然为戒，视为止，行为迟，动刀甚微。謋然已解，如土委地。提刀而立，为之四顾，为之踌躇满志，善刀而藏之。

文惠君曰："善哉！吾闻庖丁之言，得养生焉。"

（《庄子·养生主》）

『讲义』

道家文化，对中华哲学、医学、文学、科技、艺术、音乐、养生等影响最为深远。道家以黄帝、老子、庄子为代表，以"道"为核心，主张大道无为、道法自然、应物变化，追求"得道成仙"，通过各种修炼，保全精、气、神，而达到长生不老的至高完美境界。在此过程中，道家的哲学思想与养生之道并行发展，深刻地影响着中医理论体系，成为中医养生之学的奠基。

《养生主》为庄子所创作，是一篇论养生之道的文章。文中首先论述养生的重要意义。庄子认为，人的生命是有限的，而知识却是无限的。以有限的生命去追求无限的知识，就会搞得精疲力竭。即便如此还在不停地追求知识，会非常疲倦。因此，需要养生以维持健康。善于养生的人应该遵循的是做好事而不去追求名声，也不做坏事而触犯刑律，遵从自然的中正之路，将其作为顺应事物的常法，可以卫护身体，保全天性，修炼精神，从而尽享天年。

庄子讲故事：一个名字叫作丁的厨师（庖丁）给梁惠王（文惠君）宰杀解剖牛，分解牛体时手接触的地方，肩靠着的地方，脚踩踏的地方，膝抵住的地方，都发出砉砉的声响，快速进刀时刷刷的声音，无不像美妙的音乐旋律，符合桑林舞曲的节奏，又合于经典乐曲的乐律。

梁惠王赞叹说："妙呀！技术怎么达到如此高超的地步呢？"庖丁放下刀回答说："我所喜好的是摸索事物的规律，比起一般的技巧又进了一层。我刚开始解剖牛时，所看见的是一头整牛。几年之后，就不再看到整牛了。现在，我只用心神去接触而不必用眼睛去观察，眼睛似乎没有发挥官能而心神还在运行。依照牛的生理解剖，劈击肌肉骨骼间大的缝隙，把刀导向那些骨节间大的空处，顺着牛的自然结构去解剖；从不曾碰撞过经络结聚的部位和骨肉紧密连接的地方，何况那些大骨头呢！优秀的厨师一年更换一把刀，因为他们是在用刀割肉；普通的厨师一个月更换一把刀，因为他们是在用刀砍骨头。如今我使用的这把刀已经十九年了，所宰杀的牛已有上千头了，而刀刃锋利就像刚从磨刀石上磨过一样。牛的骨节乃至各个组合部位之间是有空隙的，而刀刃几乎没有什么厚度，用薄薄的刀刃插入有空隙的骨节和组合部位间，对于刀刃的运转和回旋来说宽绰而有余地。虽然这样，每当遇上筋腱、骨节聚结交错的地方，我看到难于下刀，因此格外谨慎不敢大意，目光专注，动刀十分轻微。牛被全部解剖开来，就像是一堆泥土堆放在地上。我于是提着刀站在那儿，为此环顾四周，踌躇满志，这才擦拭好刀并收藏起来。"

梁惠王从中悟出，解牛之道与养生之道，虽表面上看来完全不同，但其道理则相同，即顺应和掌握事物的自然规律，因而评说："非常好！我听了庖丁这一番话，从中得到养生的道理了。"

道家思想的核心是"道"，即天地万物的本质及其自然规律。《老子·第二十五章》说："人法地，地法天，天法道，道法自然。"自然界万事万物处于经常的运动变化之中，自然而然，符合自然规律，即是道的基本法则。因此，道家养生的根本观点：人的生命活动能够符合自然规律，才能够使人长寿。老庄道家的哲学思想，推崇"清净无为""返朴归真""顺应自然""贵柔致中"等顺应和掌握事物自然规律的观点，对中医养生保健有深刻影响。

道家具有独特的养生方法，如道功、道术。道家初期的功法比较简单，主要有心斋（内心清虚宁静）、坐忘（静坐忘身）、踵息（内呼吸功深而达于足踵）、吹嘘呼吸和熊经鸟伸之类的仿生导引功。秦汉时期至唐代，外丹术（炼丹术）是中国道教的一种修炼方法，也是化学的雏形，同时也对中国传统医学产生了很大的影响。外丹术由于通过炼制铅、汞等药物来制作长生不老的丹药，其毒性很强，唐宋以后逐渐消亡。随后兴起的内丹术，成为中华道家修炼法之主流，以"人身一小天地"的"天人合一""天人相应"思想为理论，进行性命的修炼，以人的身体为鼎炉，修炼"精、气、神"，使之在体内结丹，达成强身健体、提高人体生命功能的目的。此外，服气（呼吸吐纳锻炼）、辟谷（短期断绝饮食）、太极拳、八卦掌等养生方法，皆出自道家。

第2讲 儒家养生

『原典』

知者乐水，仁者乐山；知者动，仁者静；知者乐，仁者寿。

人之生也直，罔之生也幸而免。

（《论语·雍也》）

君子有三戒：少之时，血气未定，戒之在色；及其壮也，血气方刚，戒之在斗；及其老也，血气既衰，戒之在得。

（《论语·季氏》）

食不厌精，脍不厌细。食饐而餲，鱼馁而肉败，不食；色恶，不食；臭恶，不食；失饪，不食；不时，不食；割不正，不食；不得其酱，不食。肉虽多，不使胜食气。唯酒无量，不及乱。沽酒市脯，不食。不撤姜食，不多食。

食不语，寝不言。

席不正，不坐。

寝不尸，居不客。

（《论语·乡党》）

君子所贵乎道者三：动容貌，斯远暴慢矣；正颜色，斯近信矣；出辞气，斯远鄙倍矣。

（《论语·泰伯》）

暮春者，春服既成，冠者五六人，童子六七人，浴乎沂，风乎舞雩，咏而归。夫子喟然叹曰：吾与点也！

（《论语·先进》）

喜怒哀乐之未发，谓之中；发而皆中节，谓之和。中也者，天下之大本也；和也者，天下之达道也。致中和，天地位焉，万物育焉。

（《中庸》）

『讲义』

儒家，起源于中国并流传及影响至其他东亚地区国家，在中国思想史上，长期以来占有主导地位。儒家以孔子、孟子为代表，以"仁"为核心，主张"礼、乐、仁、义"，提倡"忠恕""中庸"之道。"医乃仁术"，作为一种消除疾患、减轻病痛的手段与儒家的仁义观和爱人、利人的最高人生理想相一致。孝以事亲，忠以事君，因而疗君亲之疾就是致忠孝之道，就是最大的仁。儒家"仁"的理念，对中医学养生长寿的理论与实践有着深刻的指导作用。

"仁者寿"，为儒家养生的第一命题。所谓"仁"，即"仁者，人也""仁者，爱人"。儒家主张以"仁"治理天下，称为"王道"，以仁义道德为施政的最高标准。"为仁由己"，做人要讲究"仁义道德"，完全在于个人的修养，人凭着正直生存在世上，不正直的人也能生存，那是靠侥幸避免了祸害；提倡"己所不欲，勿施于人"，以宽容忠恕的精神对待别人；"老吾老以及人之老，幼吾幼以及人之幼"，生命的相互感应沟通，是人、我、群、己之间的普遍联系与相互支持；"亲亲而仁民，仁民而爱物"，爱自己、爱亲人、爱人类、爱草木鸟兽、爱自然万物，内在的仁具有伟大崇高的道德价值，把自己和天地万物视为一体，达到"天人合一"之境界，这样的人，就会益寿延年、长生久视。

儒家养生，主张"因人制宜"，在不同年龄段，由于脏腑经络气血等生理功能有所差异，故养生重点有所不同，即"君子三戒"：年少之时，脏腑经络气血尚未完全充盛，身心发育尚未成熟，应注意不要过于放纵性欲、追求物欲，所谓"戒之在色"；壮盛之时，脏腑经络气血充盛，体魄强健，智慧聪颖，应注意不要过于争权夺势，甚至不择手段，所谓"戒之在斗"；衰老之时，脏腑经络气血功能减退，应保持一颗平常心，正确认识财富和权力，注意不要攀比强求，与人无争，所谓"戒之在得"。

儒家养生，讲究饮食结构与饮食卫生。饮食养生，注重粮食加工要精细（食不厌精），鱼和肉切庖要精细（脍不厌细）。强调饮食"十一不食"：食物腐败发臭，鱼肉腐烂，不食（食饐而餲，鱼馁而肉败，不食）；食物变色，不食（色恶，不食）；气味难闻，不食（臭恶，不食）；烹调不当，不食（失饪，不食）；不到应该吃饭之时，不食（不时，不食）；不按一定方法切割的肉，不食（割不正，不食）；没有适当的酱醋调料，不食（不得其酱，不食）；从市场买来的酒肉，担心安全问题，不食（沽酒市脯，不食）；席上的肉虽多，但不应超过主食（肉虽多，不使胜食气）；只有酒不限量，但以少饮淡饮为宜，不能喝到神志昏乱（唯酒无量，不及乱）；不撤走与姜有关的食物，但不多食（不撤姜食，不多食）。

儒家养生，注意起居行止。起居方面：吃饭的时候最好不要说话，以免影响消化。睡前不要唠叨不休，会使思绪兴奋，不得安宁，以免影响入睡。席子放不正就不要坐下，以免影响坐姿。睡觉时候要注意睡觉姿势，以侧卧为宜。在日常生活中要合乎礼节，但不要像客人那样拘谨。行止方面：君子所重视之处有三：使自己的面容优雅严肃，可以避免别人的粗暴和怠慢；使自己脸色端庄严正，可以使人尊重信服；讲究言辞和语气，可以避免粗野和错误。

儒家养生，注重精神修养，除"格物""致知""诚意""正心""修身""齐家""治国"等道德培育、修身养性、素质提升、家国伦理之外，还要有一定的兴趣和爱好。例如，孔子与学生谈论志趣，非常赞同曾点的想法：暮春三月之时，换上春天的衣服，和五六位成年人，还有六七个儿童一起，在沂水岸边洗澡，在舞雩台上吹风纳凉，唱着歌儿回家。情志乐观、身心愉悦、知时处世、逍遥游乐，亦对养生有益。

儒家文化的精髓为"贵和尚中"。"中也者，天下之大本也；和也者，天下之达道也。""中和"是宇宙万物赖以生成之根本，也是养生的根本原则。例如，人之常情之喜怒哀乐，能够调节而不发泄，谓之中；或有所发泄而有节制，谓之和。达到"中和"，不仅"天地位焉，万物育焉"，实现宇宙自然的和谐，而且人与自然的和谐、人与人之间的和谐、人自身脏腑经络气血等的和谐，是最好的秩序和状态，也是最高的养生理想。

第3讲 佛教养生

『原典』

师言："善知识，若欲修行，在家亦得，不由在寺。在家能行，如东方人心善；在寺不修，如西方人心恶。但心清净，即是自性西方。"韦公又问：在家如何修行，愿为教授。"师言："吾与大众说无相颂，但依此修，常与吾同处无别。若不作此修，剃发出家，于道何益！颂曰：心平何劳持戒？行直何用修禅？恩则孝养父母，义则上下相怜。让则尊卑和睦，忍则众恶无喧。若能钻木出火，淤泥定生红莲。苦口的是良药，逆耳必是忠言。改过必生智慧，护短心内非贤。日用常行饶益，成道非由施钱。菩提只向心觅，何劳向外求玄？听说依此修行，天堂只在目前。"

（《六祖坛经·决疑品》）

如《毗昙》说：阎浮提①人寿命不定，有其三品：上寿一百二十五岁，中寿一百岁，下寿六十岁。其间中夭者不可胜数。

（《法苑珠林·寿量部》）

静坐常思自己过　　闲淡莫论他人非
能吃苦乃为志士　　肯吃亏不是痴人
敬君子方显有德　　怕小人不算无能
退一步天高海阔　　让三分心平气和
知足之人心常乐　　能忍气者身自安

《养生十则》（中国陕西扶风法门寺）

_____

①阎浮提：地名。

『讲义』

佛教诞生距今已有两千五百多年，由古印度迦毗罗卫国（今尼泊尔境内）王子悉达多·乔答摩所创（参考佛诞），乔答摩（S.Gautama，P.Gotama）属于释迦（Sākya）族，人们又称他为释迦牟尼，故佛教简称"释"。佛，意思是"觉者"。佛教重视人类心灵和道德的进步与觉悟。佛教信徒修习佛教的目的即依照乔答摩所悟到的修行方法，发现生命和宇宙的真相，最终超越生死和苦、断尽一切烦恼，得到解脱。根据考证，佛教从汉代开始传入中国，历经两千多年，形成了具有中国本土化的佛教文化。

《六祖坛经》是中国第一部佛教白话作品，是以六祖惠能大师（638—713）讲经为核心，经惠能弟子以及其他僧俗在 200 多年间集体完成的著作。《六祖坛经》的中心思想强调人们在现实生活中的觉悟解脱，其核心是"直指人心，见性成佛"。

慧能大师认为，佛教修行在于"心善""心清净"，在家修行与出家修行无异。文中提出："心平何劳持戒？行直何用修禅？恩则孝养父母，义则上下相怜。让则尊卑和睦，忍则众恶无喧。"说明心境平定、行为正直、孝养父母、上下相怜、尊卑和睦、忍让宽容，与修禅持戒修行无异。"苦口的是良药，逆耳必是忠言。"有错改过，必生智慧；有错护短，心内非贤。平素心性、行为、举止经常注意修行，自然会有益处；反之，依赖烧香念佛、施钱供奉而忽视修行，无法成道。慧能大师所述，乃佛教之真谛，也是佛教养生思想之指南。

佛教认为，人的寿命上寿一百二十五岁，中寿一百岁，下寿六十岁。中间夭折者很多。因此，人们需要养生以延年益寿。养生法则以"养心"为主，乐于静思、吃苦、尊敬、知足、忍让等，才能心平气和，身体自安，天高海阔，方显有德，志士所为。

佛教认为，物质由地、水、火、风四种基本元素构成；人的机体（色身）也是由此构成。《大方广圆觉修多罗了义经》卷上说："我今此身，四大和合。所谓：发、毛、爪、齿、皮、肉、筋、骨、髓、脑、垢色皆归于地；唾、涕、脓、血、津、液、涎、沫、痰、泪、精、气、大小便利，皆归于水；暖气归火；动转为风。"以人体而言，毛发爪牙、皮肉筋骨等，为坚硬性的地大；唾涕脓血、痰泪二便等，是潮湿性的水大；温度暖气是温暖性的火大；一呼一吸是流动性的风大。以五脏而言，脾主肌肉为坚硬性的地大；肾主水为潮湿性的水大；肺司呼吸为流动性的风大；心肝主火为温暖性的火大。四大物质，处于有规律的运动之中，按照各自的属性维持着人体生理平衡，称为"四大和合"。若"一大不调，四大皆损"，则机体即发生病变。四大缺一，则成空坏灭，生命即告灭亡。

佛教号称"五明"之学，即语言文学之声明，工艺学说之工巧明，医药学说之医方明，论理学说之因明，宗教实践学之内明。此五学者，几乎囊括世间一切学说，亦是古印度沙门所必修的课程，其学说博大精深，渊旨难测，了无穷尽，故佛教才能历经沧桑而不毁，迄今巍然屹立。

第 4 讲　医 经 养 生

『原典』

心者，君主之官也，神明出焉。肺者，相傅之官，治节出焉。肝者，将军之官，谋虑出焉。胆者，中正之官，决断出焉。膻中者，臣使之官，喜乐出焉。脾胃者，仓廪之官，五味出焉。大肠者，传道之官，变化出焉。小肠者，受盛之官，化物出焉。肾者，作强之官，伎巧出焉。三焦者，决渎之官，水道出焉。膀胱者，州都之官，津液藏焉，气化则能出矣。凡此十二官者，不得相失也。

故主明则下安，以此养生则寿，殁世不殆，以为天下则大昌。主不明则十二官危，使道闭塞而不通，形乃大伤，以此养生则殃，以为天下者，其宗大危，戒之戒之。

（《素问·灵兰秘典论》）

『讲义』

《黄帝内经》为中医学经典著作之首，为中医理论体系形成之奠基作，又称《医经》。一般认为成书于公元前战国至西汉初年，非一人一时之手笔，乃当时医学家集体智慧和实践经验之精华汇聚而成。后世，《黄帝内经》分《素问》《灵枢》两部，各书 81 篇，合为 162 篇。

《黄帝内经》提出"养生"术语凡 3 见，《素问·灵兰秘典论》有 2 处。中医学养生法则重点之一在于五脏调和。该篇以取象类比的思维，从古代宫廷君臣的分工合作，论及人体十二脏腑的主要功能：心主血脉而藏神，主持人体精神思维活动而协调各脏腑的生理功能，为"君主之官"；肺主气朝百脉而主治节，助心以治理和调节全身气血津液，为"相傅之官"；肝藏血而主疏泄，体阴用阳，气血运行，智谋双全，为"将军之官"；胆主决定判断，肝胆相使，才能公平正确处理事物，为"中正之官"；膻中为心包络，护卫心君，代心行令，传达君主之喜乐，为"臣使之官"；脾胃受纳腐熟、运化水谷，化生水谷精微，为"仓廪之官"；大肠具有传化糟粕功能，为"传导之官"；小肠接受胃传化水谷而进一步消化吸收、分清别浊，为"受盛之官"；肾藏精充脑养骨，使人运动强劲，智力聪慧，为"作强之官"；三焦运行元气，疏通水道，为"决渎之官"；膀胱在肾的气化作用下，贮藏全身升清降浊后形成的尿液，并排出体外，为"州都之官"。

十二脏腑功能活动并不是孤立的，既分工又合作，密切配合，共同维持人体生理功能。人体是一个有机的整体，十二脏腑是一个统一协调的整体，而"心为五脏六腑之大主"，心为君主之官而神明出焉，主持人体生命活动。心之神明正常，则十二脏腑的生理功能正常并协调和谐，故"以此养生则寿"；如心之神明失常，则十二脏腑的生理功能失调，导致脏腑经络气血闭塞，形神大伤，故"以此养生则殃"。推而广之，君主圣明，则天下大昌；君主昏昧，则社稷宗庙大危。

中医学继承道家养生思想，以"平"与"和"作为健康的基本精神。以五脏阴阳气血和谐平衡为人体正常生命活动的保证，是中医学对生命健康的总体概括。五脏调和、阴阳平衡、气血调畅、形神和谐、天人合一为人体生命健康的关键，故为养生之根本。

第 5 讲　养 生 之 道

『原典』

上古之人，其知道者，法于阴阳，和于术数，食饮有节，起居有常，不妄作劳，故能形与神俱，而尽终其天年，度百岁乃去。今时之人不然也，以酒为浆，以妄为常，醉以入房，以欲竭其精，以耗散其真，不知持满，不时御神，务快其心，逆于生乐，起居无节，故半百而衰也。

夫上古圣人之教下也，皆谓之虚邪贼风，避之有时，恬惔虚无，真气从之，精神内守，病安从来？！是以志闲而少欲，心安而不惧，形劳而不倦，气从以顺，各从其欲，皆得所愿。故美其食，任其服，乐其俗，高下不相慕，其民故曰朴。是以嗜欲不能劳其目，淫邪不能惑其心，愚智贤不肖，不惧于物，故合于道。所以能年皆度百岁而动作不衰者，以其德全不危也。

（《素问·上古天真论》）

『讲义』

古人有崇尚先祖的思想，认为上古"穴居野处、结绳记事"时代，人们能够遵循养生之道（其知道者），可以达到自然赋予的寿限（天年），度过百岁而去世。传说殷商时期彭祖善于养生，"长年八百，绵寿永世"，古时，以 60 一甲子纪年，按此计算，彭祖实际寿数合今之 130 岁。

如果不能遵循养生之道，如当今之人，经常以酒作为饮料，生活方式妄行，喝到酒醉然后进行性生活，为达到欲望耗竭人体之精，不惜耗散真气，不懂得保持精气盈满、积精保全神气，而是随心所欲，为所欲为，不按常规，起居作息没有节制，故年虽半百而早衰已至。

《素问·上古天真论》为《黄帝内经》论述养生之开篇。养生之道，包括"法于阴阳，和于术数，食饮有节，起居有常，不妄作劳，故能形与神俱"。后文有详细论述。

本篇论及养生的具体方法有：

1. "恬惔虚无，真气从之，精神内守，病安从来？！"

人如果能淡去名利、声色等种种的欲望，少私寡欲、无忧无虑，真气就会顺从而运行，从而维持正常的生命活动。精气和神气守持于体内，疾病就不会发生。同理，"志闲而少欲"，情志安静而欲望较少；"心安而不惧"，心境安定而无所畏惧；"美其食，任其服，乐其俗，高下不相慕"，以粗茶淡饭为美食，以布棉为日常服装，入乡随俗而保持乐观，地位高低而普同一等；"嗜欲不能劳其目，淫邪不能惑其心"，任何名利、声色等不正当欲望都不会引起注目，任何淫乱邪僻的事物也都不能惑乱心志，如此，尽管每个人与生俱来的"愚、智、贤、不肖"素质不同，但不能过分看中物质，这样做比较符合养生之道。

2. "虚邪贼风，避之有时"

四时不正之气候异常变化即所谓"虚邪贼风"，应注意适时躲避各种自然界外邪的侵害。如避免具有强烈传染性和流行性的疫疠之气，采取必要的隔离措施；预防六淫之邪的侵害，春季防风，夏日防暑，长夏防湿，秋天防燥，冬天防寒等；至于外伤和虫兽伤害，则要在日常生活中用心防范；并注意卫生，防止空气、水源、食物以及环境污染等，对于"未病先防"尤为必要。同时，注意事先使用某些药物，可提高机体的抗邪能力，有效地防止病邪的侵袭，从而起到预防疾病的作用。如《素问·刺法论》有"小金丹……服十粒，无疫干也"的记载。我国16世纪就发明了人痘接种术预防天花，开创了人工免疫之先河，为后世的预防接种免疫学的发展作出了极大的贡献。近年来，在中医预防理论的指导下，用中草药预防疾病也取得了良好的效果。如用板蓝根、大青叶预防流感、腮腺炎，用马齿苋预防细菌性痢疾，用茵陈、贯众预防肝炎等，都是用之有效，简便易行的方法。

3. "形劳不倦，气从以顺"

中医学养生大法，神欲静而形欲动，动静适度，则健康永驻。"形劳"即形体劳作或锻炼，"不倦"即不要过度劳倦。《吕氏春秋·达郁》以"流水不腐，户枢不蠹，动也"为例，阐释了"形气亦然，形不动则精不流，精不流则气郁"的道理。人类在远古的生活和劳动实践过程中，逐渐认识到形体锻炼的重要性，发明了形体锻炼的很多传统健身术，如太极拳、易筋经、八段锦、五禽戏以及一些偏于健身的武术等。形体锻炼的要点有三：一是运动量要适度，要因人制宜，做到"形劳而不倦"；二是要循序渐进，运动量由小到大；三是要持之以恒，方能收效。中医以此指导养生，认为锻炼形体可以促进气血流畅，使人体肌肉筋骨强健，脏腑功能旺盛，并可借形动以济神静，从而使身体康健，益寿延年，同时也能预防疾病。

第6讲 摄生顺养

『原典』

岐伯曰：远乎哉问！夫治民与治自，治彼与治此，治小与治大，治国与治家，未有逆而能治者也，夫唯顺而已矣。人之与己、彼此、大小、国家八者，守之取全，循之取美，须顺道德阴阳物理，故顺之者吉，逆之者凶，斯乃天之道。平按："岐"，《素问》《灵枢》均作"歧"，下同，不再举。"治自"，别本作"治身"，《灵枢》《甲乙经》均作"自治"。顺者，非独阴阳脉论气之逆顺也，百姓人民，皆欲顺其志也。非独阴阳之道、十二经脉、营卫之气有逆有顺，百姓之情皆不可逆，是以顺之有吉也，故曰圣人无常心，以百姓为心也。志，愿也。黄帝曰：顺之奈何？岐伯曰：入国问俗，入家问讳，上堂问礼，临病人问所便。夫为国、为家、为身之道，各有其理，不循其理而欲正之身者，未之有也。所以并须问者，欲各知其理而顺之也。俗、讳、礼、便，人之理也；阴阳四时，天地之理也；存生之道，阙一不可，故常问之也。便，宜也。

谓问病人寒热等病，量其所宜，随顺调之，故问所便者也。

失四时阴阳者，失万物之根也。阴阳四时，万物之本也。人君违其本，故万物失其根。平按：《素问》作"夫四时阴阳者，万物之根本也。"是以圣人春夏养阳，秋冬养阴，以顺其根，故与万物沉浮于生长之门。圣人与万物俱浮，即春夏养阳也；与万物俱沉，即秋冬养阴也。与万物沉浮以为养者，志在生长之门也。

故阴阳四时者，万物之终始也，死生之本也，逆之则灾害生，顺之则奇疾不起，是谓得道。阴为万物终始之本也，阳为万物始生之源也。逆之则灾害生，入于死地也；顺之则奇疾除，得长生之道也。

（《黄帝内经太素·摄生·顺养》）

黄帝曰：人之夭寿各不同，或夭，或寿，或卒死，或病久，愿闻其道。问有四意：夭、寿、卒死、病久。平按：《灵枢》"人之夭寿"作"人之寿夭"；"或夭，或寿"作"或夭寿"。岐伯曰：答中答其得寿，余三略之。得寿有九：五脏坚固，谓五脏形，坚而不虚，固而不变，得寿一也。血脉和调，谓血常和，脉常调，得寿二也。肌肉解利，谓外肌肉肉，各有分利，得寿三。平按：注上"肉"字，恐是"内"字之误。皮肤致密，致，大利反。谓皮腠闭密，肌肤致实，得寿四。营卫之行，不失其常，谓营卫气，一日一夜，各循其道，行五十周，营卫其身，而无错失，得寿五。呼吸微徐，谓吐纳气，微微不粗，徐徐不疾，得寿六。气以度行，呼吸定息，气行六寸，以循度数，日夜百刻，得寿七。六腑化谷，胃受五谷，小肠盛受，大肠传导，胆为中精决，三焦司决渎，膀胱主津液，共化五谷，以奉生身，得寿八。津液布扬，所谓泣、汗、涎、涕、唾等，布扬诸窍，得寿九也。平按：注"涎"，袁刻作"液"。各如其常，故能久长。上之九种营身之事，各各无失，守常不已，故得寿命长生久视也。

（《黄帝内经太素·摄生·寿限》）

『讲义』

《黄帝内经太素》，隋代杨上善撰注。杨氏根据《黄帝内经》早期传本文字内容，按照中医理论体系框架分为 19 大类重予编次、注释。书中首列"摄生"一类，即保养生命，乃医学之最高境界。"摄生之一"，原卷已佚；现存"摄生之二"，下列《顺养》《六气》《九气》《调食》《寿限》等篇。

论及人之自然寿限，即《黄帝内经》所谓"天年"，亦即天赋之年寿。"天年"是中医学关于人之寿命期限的一个重要命题。人的自然寿命，谓之天年。人的寿命，即从出生到死亡所经历的时间，通常以年龄作为衡量其长短的尺度。人的生命是有一定限度的，人类自然寿命的最高限度，称为寿限。中医学认为，人的天年限度一般为120岁左右。《养生论》曰："上寿百二十，古今所同。"自古以来，能够尽享天年的人较少，究其原因，除了先天禀赋和不可抵

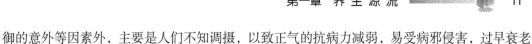

御的意外等因素外，主要是人们不知调摄，以致正气的抗病力减弱，易受病邪侵害，过早衰老的缘故。因此，要想强身增寿，必须注意养生保健，预防疾病，以延缓衰老。

本书撷取《黄帝内经太素·摄生之二》精华，可窥摄生要点之一斑。杨氏所论摄生，第一强调"顺养"，并有专论。

所谓顺养，要旨有三：其一，顺应国家以及社会俗讳礼便。所谓无论人己、彼此、大小、国家八者，均须"顺道德阴阳物理"，此论显然与道家养生之道一脉相承。其中，所谓"顺者"，不仅仅是中医学所论阴阳、脏腑经脉、营卫等有逆有顺，更为重要的是"百姓人民，皆欲顺其志"或曰"百姓之情"，具体而言，俗、讳、礼、便，人之情理；阴阳、四时，天地之规律，摄生、存生之道，缺一不可，乃为国、为家、为身的顺养之道。此为摄生之大道，不可不知。人不仅有自然属性，也有社会属性。人不能脱离社会而生存，故社会环境一方面供给人类所需要的物质生活资料，满足人的生理需求，另一方面又形成和制约着人的心理活动。随着医学模式的变化，社会医学、心身医学均取得了长足的进步，日益显示出重视社会因素与心理保健对人类健康长寿的重要性。社会因素可以通过对人的精神状态和身体素质的影响而影响人的健康。因此，人必须适应自然环境和社会因素的变化而采取相应的养生措施，才能健康长寿。

其二，顺应阴阳四时天地之理。顺应自然，是中医养生学的重要原则。人以天地之气生，四时之法成。人生于天地之间，依赖于自然而生存，同时也受到自然规律的支配和制约，即人与天地相参，与日月相应。人类在长期进化过程中，生理上形成了与天地自然变化几近同步的节律性以适应外界变化，并作出自我调适的能力，是维系健康的重要环节。因此，人若不能顺应自然，各种生理活动的节律长期紊乱，全身功能处于失调状态，适应外界变化和抵御外邪能力减弱，则易患外感疾病。中医学倡导"春夏养阳、秋冬养阴"，起居有常，动静之宜，衣着适当，调和饮食，以适应四时气候、昼夜晨昏、地区方域等外界环境的变化，均是顺应自然养生的体现。

其三，顺畅脏腑形神气血营卫。《黄帝内经太素·摄生之二》提出：欲得长寿，秘诀有九：五脏坚固，坚而不虚，固而不变，得寿一；血气常和，脉络常调，得寿二；肌肉解利，筋骨强壮，得寿三；皮腠闭密，肌肤致实，得寿四；营卫气行，不失其常，得寿五；呼吸吐纳，微微不粗，徐徐不疾，得寿六；呼吸定息，气行六寸，以循度数，日夜百刻，得寿七；胃受五谷，小肠盛受，大肠传导，胆为中精，三焦决渎，膀胱主津液，共化五谷，以奉生身，得寿八；津液布扬，诸窍通利，得寿九。各如其常，守常不已，故得寿命长生久视。

第7讲 药王养性

『原典』

夫养性者，欲所习以成性，性自为善，不习无不利也。性既自善，内外百病自然不生，祸乱灾害亦无由作，此养性之大经也。善养性者，则治未病之病，是其义也。故养性者，不但饵药餐霞，其在兼于百行，百行周备，虽绝药饵足以遐年。德行不克，纵服玉液金丹未能延寿。故夫子曰：善摄生者，陆行不遇虎兕，此则道德之指也，岂假服饵而祈遐年哉。圣人所以制药饵者，以救过行之人也。故愚者抱病历年而不修一行，缠疴没齿终无悔心。此其所以岐和长逝，彭聃永归，良有以也。嵇康曰：养生有五难，名利不去为一难，喜怒不除为二难，声色不去为三难，滋味不绝为四难，神虑精散为五难。五者必存，虽心希难老，口诵至言，咀嚼英华，呼吸太阳，不能不回其操，不夭其年也。五者无于胸中，则信顺日跻，道德日全，不祈善而有福，不求寿而自延，此养生之大旨也。

（《备急千金要方·养性序》）

『讲义』

《备急千金要方》，又称《千金要方》或《千金方》，唐代孙思邈著，约成书于永徽三年（公元 652 年），誉为中医学的百科全书。孙氏认为，"人命至重，有贵千金，一方济之，德逾于此"，故以此作为书名。

孙思邈，京兆华原（今陕西耀县）人，一生勤奋好学，知识广博，精通道、儒之学，兼修释典，崇尚养生，将道家、儒家以及外来古印度佛家的养生思想与中医学相结合，谓之"养性"，即保养性命之意。《备急千金要方》提出许多切实可行的养生方法，正由于其通晓养生之术，并身体力行，故享年 142 岁而视听不衰。孙思邈有 24 项成果开创了中国医药学史上的先河，特别是论述医德思想，倡导妇科、儿科、针灸穴位等都是前人未有，唐太宗欲授予孙思邈爵位，为其婉拒；宋徽宗敕封孙思邈为"妙应真人"，明清时期，尊称为"药王"。

孙思邈养生思想集中体现在《备急千金要方·养性》卷中，凡八类：养性序第一、道林养性第二、居处法第三、按摩法第四（天竺国按摩法、老子按摩法）、调气法第五、服食法第六、黄帝杂忌法第七、房中补益第八。

本篇所述节选于《养性序第一》。开宗明义：其一，养性，即养生。性者，生也，先秦古文"性"作"生"字；性，又从心（忄），人性，"人之初，性本善"，儒家孟子提出了"性善论"，所谓"人性之善也，犹水之就下也。人无有不善，水无有不下"（《孟子·告子上》）。故《备急千金要方》主张，"性既自善，内外百病自然不生，祸乱灾害亦无由作，此养性之大经也"。

其二，"善养性者，则治未病之病，是其义也"。治未病，始见于《黄帝内经》，即中医学的防病思想，包括未病先防、既病防变、愈后防复等。孙思邈极其重视治未病，科学地将疾病分为"未病""欲病""已病"三个层次，提出"上医医未病之病，中医医欲病之病，下医医已病之病"。善于养生，则为治未病之病的意义；治未病之根本，在于养生。现代，"治未病"健康管理将推动以疾病为中心的医学模式，向以人的身心健康为中心、个体化防治的新医学模式转变。

其三，养生贵在道德修养，不在药饵延寿。孙氏养性理论，与道家、儒家一脉相承，道德修养，形神兼备，身心健康，方能遐年长寿。文中引证《老子·第五十章》："盖闻善摄生者，陆行不遇兕虎，入军不被甲兵。"说明德行周备、善于养护生命的人，在陆地上行走，不会遇到凶恶的犀牛（兕）和猛虎，在战争中也受不到武器的伤害，这是道德的福佑，而不是服用各种养生之药饵的作用。医家制备药物，目的是救助有病之人。有不注重道德修行的愚者，即使有岐伯、医和、彭祖、俞跗等名医名人在世，即使服用玉液金丹，仍会历年抱病，沉疴在身，怎么可能延寿遐年？

其四，养生大旨在于调摄精神情志。嵇康是三国时期的思想家、音乐家、文学家，注重养生，曾著《养生论》。嵇康提出，养生五难：名利不去、喜怒不除、声色不去、滋味不绝、神虑精散。不能调摄精神情志，争名夺利，情志过极，酒色财气，必然导致气耗神伤精损，则性命不保。若能善于调摄精神情志，修养道德，祛除五难，自能形神健康，福寿绵长。正如《老子·第四十四章》所言："名与身孰亲？身与货孰多？得与亡孰病？甚爱必大费，多藏必厚亡。故知足不辱，知止不殆，可以长久。"声名和生命相比哪一样更为亲切？生命和金钱相比哪一样更为贵重？获取和丢失相比，哪一个更有害？过于追逐名利必定要付出更多代价；过于积敛财富，必定会导致更为惨重的损失。因此，懂得满足，就不会受到屈辱；懂得适可而止，就不会有危险；这样方能保持性命长久。

第8讲 养老奉亲

『原典』

常见世人治高年之人疾患，将同年少，乱投汤药，妄行针灸，以攻其疾，务欲速愈。殊不知上寿之人，血气已衰，精神减耗，危若风烛，百疾易攻。至于视听不至聪明，手足举动不随；其身体劳倦，头目昏眩，风气不顺，宿疾时发；或秘或泄，或冷或热，此皆老人之常态也。不顺治之，紧用针药，务求痊瘥，往往因此别致危殆。且攻病之药，或吐或汗，或解或利。缘衰老之人，不同年少真气壮盛，虽汗吐转利，未至危困。其老弱之人，若汗之，则阳气泄。吐之，则胃气逆；泻之，则元气脱，立致不虞。此养老之大忌也。

大体老人药饵，止是扶持之法。只可用温平顺气、进食补虚、中和之药治之，不可用市肆、赎买、他人惠送、不知方味及野狼虎之药与之服饵，切宜审详。若身有宿疾，或时发动，则随其疾状，用中和汤药顺，三朝五日，自然无事。然后调停饮食，根据食医之法，随食性变馔治之。此最为良也！

（《养老奉亲书·医药扶持》）

安乐之道，惟善保养者得知。孟子曰：我善养吾浩然正气。太乙真人曰：一者，少言语，养内气。二者，戒色欲，养精气。三者，薄滋味，养血气。四者，咽精液，养脏气。五者，莫嗔怒，养肝气。六者，美饮食，养胃气。七者，少思虑，养心气。人由气生，气由神主。养气全神，可得真道。

凡在万形之中，所保者莫先于元气。摄养之道，莫若守中实内以陶和。将护之方，须在闲日，安不忘危。圣人予戒，老人尤不可不慎也。春秋冬夏四时，阴阳生病，起于过用。五脏受气，盖有常分，不适其性而强，云为用之过耗，是以病生。善养生者，保守真元，外邪客气不得干之。至于药饵，往往招徕真气之药少，攻伐和气之药多。故善服药者，不如善保养。

（《寿亲养老新书·保养》）

『讲义』

养老奉亲的思想来自中国传统文化。《孝经》是中国古代儒家的伦理学著作，为儒家十三经之一，传说是孔子自作，但南宋时已有人怀疑是出于后人附会。孝道文化可以用十二字概括：敬亲、奉养、侍疾、立身、谏诤、善终。提倡对父母要敬爱有加；要赡养父母，"生则养"，是孝敬父母的最低纲领；父母生病，要及时诊治，精心照料；做子女要成就一番事业，以报答父母；在父母犯错误时，应直言规劝，使之改正；父母丧礼，要尽各种礼仪。孝道文化还有《二十四孝》，为元代郭居敬编录，为历代二十四个孝子从不同角度、不同环境、不同遭遇行孝的故事集。后来的印本大都配以图画，故又称《二十四孝图》，为中国古代宣扬儒家思想及孝道的通俗读物。

《养老奉亲书》，宋代陈直撰，成书年代不晚于 1085 年，堪称世界现存最早之老年保健医学专著。全书理法基本完备，主要论述老年保健、四时摄养措施、疾病预防理论及治疗方法，包括饮食调治、形证脉候、医药扶持、性气好嗜、宴处起居、食治老人诸疾方等内容，对后世影响深远。书中广泛搜集老人食治之方、医药之法、摄养之道，专门论述老人养生及防病治病的理论和方法，对后世影响巨大，并外传至朝鲜和日本。《寿亲养老新书》卷一在宋代陈直《养老奉亲书》原文的基础上稍加修订而成；卷二至卷四为元代邹铉续增。

年高之人的生理特点为血气已衰，精神减耗，危若风烛，百疾易攻。因此，听力略有下降，视力略有模糊，手足动作略有笨拙，身体时有劳倦，头目或有昏眩，大便时秘时溏，或觉忽冷忽热等，皆为老年人常有之态。

养老奉亲提倡"老吾老以及人之老"，在诊治老年人时，医家应以"扶持之法"为主，使用温平顺气、补虚中和之药，再以饮食调养。不可滥用市场贩卖、来路不明之药，不可滥用他人赠送、不明病情之药，不可滥用过于峻烈、狼虎之药等，用药必须谨慎辨证，审证论治。老年人与青年人不同，故汗、吐、下之治法为用药大忌，不慎用之可致阳气外泄、胃气受损，甚则元气脱失。

老年人养生要点，可根据道家太乙真人（相传是哪吒的师父）的观点：多言耗气，故言语要少；色欲耗精，故应戒除色欲；肥甘厚味易生痰浊中满，阻滞血气，故饮食应薄滋味；唾为肾液，道家以叩齿吞津之法，可滋养脏气；嗔怒可致肝气上逆，故应戒怒息气；饮食调养，为后天之本，故应保养胃气；减少思虑杂念，可养心气心神。如此，则气生、精盈、神全，可为养生之大法。

天人合一，天人同气。故养生亦应注重顺应自然，善于"春夏养阳、秋冬养阴""虚邪贼风，避之有时"，善于养生，保守真元，外邪客气，不得干之。元气内守，五脏受气，守中实内，善于保养，为摄养之道。

第9讲　卫生全生

『**原典**』

　　夫阴阳运五气，行乎天地之间，则神明为之纪，故有德化政令变眚之异；物类禀五行，孕于八方之内，则生灵赖其资，故有功能气味性用之殊。苟气运之失常，非药石则不疗，所谓功夺造化，恩备裁成者，无逾于药石也。故敷和、彰显、溽蒸、清洁、凄沧者，五气之德也；安魂、育神、益气、定魄、守志者，百药之功也；生荣、蕃茂、丰备、紧敛、清谧者，五气之化也；通润、悦怿、轻身、润泽、益精者，百药之能也；舒启、明曜、安静、劲切、凝肃者，五气之政也；开明、利脉、滑肤、坚肌、强骨者，百药之气也。风热湿燥寒者，五气之令也；酸苦甘辛咸者，百药之味也。顾兹气运，与万物虽种种不齐，其如成象效法，无相夺伦；一一主对，若合符契。

　　今则不然，惟取其性用之所利，而治其灾变之所伤，寒者热之，热者寒之，温者清之，清者温之，散者收之，收者散之，滑者涩之，涩者滑之，燥者润之，急者缓之，坚者软之，脆者柔之，衰者补之，强者泻之。故略去功能气味，随其性用，以备治法之总目，合和修治之大纲，备御灾变之要略尔。卫生明哲之士，当不拘于此也。夫五味各随其所喜攻，酸先入肝，苦先入心，甘先入脾，辛先入肺，咸先入肾，久而增气，则脏气偏胜，偏胜则有偏害，偏害则致偏绝，夭之由也。是以政理观化，药集商量。《服饵》云：药不具五味五气，而久服之，虽且获胜，久必暴夭，此之谓也。近世庸俗为治，使人单服附子，为害滋多，可不谨乎。

（《三因极一病证方论·纪用备论》）

　　故人受天地之气，以化生性命也。是知形者生之舍也，气者生之元也，神者生之制也。形以气充，气耗形病。神气相合，可以长生。故曰：精有主，气有元。

　　呼吸元气，合于自然，此之谓也。智者明乎此理，吹嘘呼吸，吐故纳新，熊经鸟伸，导引按跷，所以调其气也。平气定息，握固凝想，神宫内视，五脏昭彻，所以守其气也。法则天地，顺理阴阳，交媾坎离，济用水火，所以交其气也。

以至起居适早晏，出处协时令，忍怒以全阴，抑喜以全阳，泥丸欲多掷，天鼓欲常鸣，形欲常鉴，津欲常咽，体欲常运，食欲常少。眼者身之鉴也，常居欲频修。耳者体之牖也，城廓欲频治。面者神之庭也，神不欲复。发者脑之华也，脑不欲减。体者精之元也，精不欲竭。明者身之宝也，明不欲耗。

补泻六腑，陶炼五精，可以固形，可以全生，此皆修真之要也。故修真之要者，水火欲其相济，土金欲其相养，是以全生之术。

形气贵乎安，安则有伦而不乱，精神贵乎保，保则有要而不耗，故保而养之，初不离于形气精神，及其至也，可以通神明之出。

神明之出，皆在于心，独不观心为君主之官，得所养则血脉之气，王而不衰。生之本无得而摇也，神之变无得而测也。肾为作强之官，得所养则骨髓之气，荣而不枯，蛰封藏之本无得而倾也，精之处无得而夺也。夫一身之间，心居而守正，肾下而立始，精神之居。此宫不可太劳，亦不可竭。故精太劳则竭，其属在肾，可以专啬之也。神太用则劳，其藏在心，静以养之。唯精专然后可以内守。故昧者不知于此，欲拂自然之理，谬为求补之术，是以伪胜真，以人助天，其可得乎！

（《素问病机气宜保命集·原道论》）

『讲义』

宋、明之后，历代医家传承《黄帝内经》养生之旨，著书立说必论养生，又有"卫生""全生""保生""厚生"等不同称谓。

宋代陈言（无择）著《三因极一病证方论》，简称《三因方》，撰于1174年。所谓"三因"是指致病因素有三："六淫，天之常气，冒之则先自经络流入，内合于脏腑，为外所因；七情，人之常性，动之则先自脏腑郁发，外形于肢体，为内所因；其如饮食饥饱，叫呼伤气，尽神度量，疲极筋力，阴阳违逆，乃至虎野狼毒虫，金疮踒折，疰忤附着，畏压溺等，有悖常理，为不内外因。"本节所论"卫生"，主要是针对运气正常或失常应注意的事项。文中所谓"敷和、彰显、溽蒸、清洁、凄沧""生荣、蕃茂、丰备、紧敛、清谧""舒启、明曜、安静、劲切、凝肃""风、热、湿、燥、寒"皆为《素问·气交变大论》所述木、火、土、金、水之运气正常的"德、化、政、令"，气候正常变化，生物、人体莫不由之。故中药亦对应有"安魂、育神、益气、定魄、守志"百药之功；"通润、悦怿、轻身、润泽、益精"百药之能；"开明、利脉、滑肤、坚肌、强骨"百药之气；"酸、苦、甘、辛、咸"百药之味。概括为"德、化者气之祥，功、能者药之良；政、令者气之章，气、味者药之芳"。而"振发、销铄、骤注、肃杀、凛冽"为五运之气的异常变化；"散落、燔炳、霜溃、苍陨、冰雪"为五运之气异常导致之灾祸，针对这些变化，用药侧重"收敛、干焦、甜缓、敛涩、滋滑"之药性，"鬽鬿、溢汗、呕吐、涎涌、泄利"之功用。不仅如此，六气变化，还有主气、客气、司天、在泉之气、五运之郁、五运之发等的复杂变化，医家更需根据五运六气的变化规律，事先准备必要的中药，以治疗由运气变化所导致的疾病。故此,《三因极一病证方论·五运时气民病证治》列举十方、《三因极一病证方论·六气时行民病证治》列举六方,以备不时之需,称为"司岁备物"。陈无择批评某些医家"惟取其性用之所利,而治其灾变之所伤",即不考虑运气变化之因,仅从疾病变化之果,论治诸病。还有某些庸俗医家治病,"使人单服附子,为害滋多",应引起注意。特别告诫"卫生明哲之士,当不拘于此",卫生养生,应该注重五运六气变化之因素,防病于未然。

《素问病机气宜保命集》为金元四大家之一的刘完素(河间)所著。刘氏称养生为"全生",注重形气精神调养与脏腑调养。如上文所述,形气精神调养,"形、气贵乎安",形体为生命之舍,气者为生命之根本也,神者为生命之主宰。"形以气充,气耗形病"。形之与气,气为最要。故文中提出保养元气之三法:所谓调气、守气、交气。调气,即呼吸元气,吹嘘呼吸,吐故纳新,配合形体锻炼,如熊经鸟伸,导引按跷;守气,即平气定息,握固凝想,神宫内视,五脏昭彻;交气,即法则天地,顺理阴阳,交媾坎离,济用水火。大概与气功的修炼方法如呼吸吐纳、入静意守、真气运行、阴阳既济、导引按摩、形神合一、聚精会神、天人合一等密切相关。形气安定和谐,"安则有伦而不乱";精神贵乎保阳,"保则有要而不耗"。如是,则修真之要道、全生之术也。形体有五官九窍、四肢百骸。养生形体保养方法,如起居、出行要注意顺应一日之早晚(宴)、一年之时令阴阳之气的变化;情志喜怒不可过极,注意加以忍耐控制;头颅(泥丸)可以适当前后左右摇动(掷,《增韵》抛也,掉也。摇动之意);上下牙齿可以相叩,道家将此叩齿之法,称为"鸣天鼓";形体应时常沐浴(鉴,盛水器。可以用作镜子,或用来盛冰,或用于沐浴);口中津液,黏稠者称"唾",唾为肾之液,"吞津"亦为保健之法;身体要经常运动锻炼,饮食则以少食为宜。至于眼、耳、面、发等,皆与人体内脏精气相关,注意爱护保养,亦属非常重要。五脏六腑的调养,修炼真气,注重"水火欲其相济",即心(火)、肾(水)的阴阳水火相济、升降和谐平衡;"土金欲其相养",即脾(土)、肺(金)之气的生成充足、水液代谢正常。其中,心、肾尤为重要。心主血脉而藏神,为君主之官、生之本,血以养神,则生命力旺盛而不衰。若神太用则劳心伤血,故养生讲究静神。肾藏精生髓而充养骨骼,为作强之官、封藏之本,精以养髓,则形体、智力皆强壮。若房劳耗精太过则竭精伤肾,故养生讲究固精。精神内守,病安从来?养生之人,应谨慎守护精神,才可健康长寿;不知此理,"欲拂自然之理,谬为求补之术",则无力回天,形神无可恢复。

第二章

法于阴阳

　　阴阳，是中国古代哲学的理论，是古人认识宇宙本原和阐释宇宙变化的一种世界观和方法论。

　　中医学运用阴阳的哲学思维方法，解释人体的生命活动、疾病的发生原因和病情变化，指导着疾病的诊断和防治，也是保养生命的基本法则，是中医学理论体系中的重要组成部分。

第10讲　阴 阳 之 道

『原典』

　　阴阳者，天地之道也，万物之纲纪，变化之父母，生杀之本始，神明之府也。治病必求于本。

　　故积阳为天，积阴为地。阴静阳燥，阳生阴长，阳杀阴藏，阳化气，阴成形。

　　寒极生热，热极生寒，寒气生浊，热气生清。

　　故清阳为天，浊阴为地；地气上为云，天气下为雨；雨出地气，云出天气。

　　故清阳出上窍，浊阴出下窍；清阳发腠理，浊阴走五脏；清阳实四肢，浊阴归六腑。

　　水为阴，火为阳。

　　阳为气，阴为味。气味，辛甘发散为阳，酸苦涌泄为阴。

　　味厚者为阴，薄为阴之阳。气厚者为阳，薄为阳之阴。味厚则泄，薄则通。气薄则发泄，厚则发热。

　　味归形，形归气，气归精，精归化，精食气，形食味，化生精，气生形。

（《素问·阴阳应象大论》）

『讲义』

"阴阳者，天地之道也，万物之纲纪，变化之父母，生杀之本始，神明之府也。"阴阳是自然界的法则和规律，世界万物运动变化的纲领和根本，贯穿事物新生消亡的始终，是事物发生、发展和变化的内在动力。人生于天地之间，与自然界相参相应。因此，保养生命必须遵循阴阳变化的规律，"治病必求于本"，本即阴阳。

1. 阴阳学说的源流

阴阳，最初是对自然界太阳、月亮（太阴）的认识，又指日光的向背，朝向日光则为阳，背向日光则为阴。阴阳的应用逐渐被引申，如天为阳，地为阴；男为阳，女为阴；火为阳，水为阴；向日光处温暖、明亮为阳，背日光处寒冷、晦暗为阴；阳化气，阴成形；春夏温暖为阳，秋冬寒凉为阴，等等。

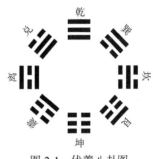

图 2-1　伏羲八卦图

春秋战国时期，阴阳的哲学思想已经形成。八卦的基本符号由阴爻（▬▬）和阳爻（▬▬）组成（图 2-1）。阴阳的运动变化、相互作用推动着自然界一切事物和现象的产生与变化，如四时与昼夜的更替，日有升落，月有圆缺，植物动物的生殖繁衍等。如《老子·四十二章》："万物负阴而抱阳，冲气以为和。"《周易·说卦》："一阴一阳之谓道。"把阴阳的存在及其运动变化视为宇宙的基本规律，即阴阳之道。

同时期，中医学家开始将阴阳概念应用于医学理论之中。《左传·昭公元年》（公元前 541 年）记载秦名医医和在为晋侯诊病时说："天有六气，降生五味，发为五色，徵为五声，淫生六疾。六气曰阴、阳、风、雨、晦、明也……阴淫寒疾，阳淫热疾。"成书于战国至秦汉之际的《黄帝内经》运用阴阳学说来阐释医学中的诸多问题以及人与自然界的关系，中医学的阴阳理论基本形成。

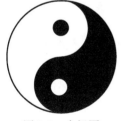

图 2-2　太极图

大约在公元 10 世纪以后，逐渐采用"太极图"（图 2-2）表示阴阳。太极是中国古代哲学术语，意为派生万物的本原。太极图以黑白两个鱼形纹组成的圆形图案，形象化表示阴阳交感、对立、互根、消长、转化的关系，体现出一切事物或现象具有辩证、运动、圆融的特征和规律。

2. 阴阳学说的应用

"故积阳为天，积阴为地。""故清阳为天，浊阴为地。"应用阴阳理论解释天地的生成：天地原本是一个混沌状态，137 亿年前，由于宇宙膨胀形成大爆炸，轻清上浮者形成天，属于阳，重浊下降者形成地，属于阴。

"阳生阴长，阳杀阴藏。""寒极生热，热极生寒，寒气生浊，热气生清。"应用阴阳理论解释一年四时的变化：春、夏为阳，春主生发，夏主盛长，故称"阳生阴长"；秋、冬为阴，秋主肃杀，冬主闭藏，故称"阳杀阴藏"；是谓春生、夏长、秋收、冬藏的四时变化规律。春为少阳、夏为太阳、秋为少阴、冬为太阴；春夏之时，阳长阴消，夏至一阴生；秋冬之时，阴长阳消，冬至一阳生，为阴阳消长转化的规律，故"寒极生热，热极生寒"。天寒地冻，寒气为阴，主凝结而不散，则浊气生焉；天热地暖，热气为阳，主升散而不凝，

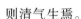

则清气生焉。

"阴静阳躁，阳化气，阴成形。"应用阴阳理论解释物质的运动变化：从运动而言，相对活动状态，为阳；相对静止状态，为阴。从变化而言，无形状态，称为"气"，为阳；有形状态，称为"形"，为阴。

"地气上为云，天气下为雨；雨出地气，云出天气。"应用阴阳理论解释互根互藏的作用：地气为阴，得天之阳热的升腾，形成云；天气为阳，得地之阴寒的凝结，形成雨。天地阴阳互为根本、互藏互用，因此，雨从天降，来自地气；有云之升，来自天气。

"水为阴，火为阳。""水火者，阴阳之征兆也。"自然界最能体现阴阳特性的物质是水、火，故中医学常用水、火替代阴、阳。如肾阴，亦称肾水、命门之水；肾阳，亦称肾火、命门之火。

"清阳出上窍，浊阴出下窍；清阳发腠理，浊阴走五脏；清阳实四肢，浊阴归六腑。"应用阴阳理论解释人体阴阳之气的升降出入运动规律：上窍为阳，下窍为阴，故水谷精气上升营养目、耳、口、鼻等清窍；饮食物之代谢产物形成尿、便等下降，从尿道、肛门排出；腠理为阳，五脏为阴，故水谷精微之卫气（卫阳之气），向外输布充养皮肤、肌肉之腠理，水谷精微物质的营气（营阴之气）及精血津液，向内输布和调于五脏；相对而言，四肢为阳，六腑为阴，故饮食物化生的精气，外达充实四肢，其糟粕则由六腑传化排泄。

"阳为气，阴为味。""气味，辛甘发散为阳，酸苦涌泄为阴。"食物、药物，都有气、味的不同，气属阳，味属阴。气，又称"四气"，即温、热、寒、凉，为药性、食性的概括。温、热，为阳；寒、凉，为阴。味，又称五味，即酸、苦、甘、辛、咸，还有淡味，主要由味觉器官辨别出来，与食物、药物的作用有关。酸味，有收敛、固涩等作用；苦味，有泻火、燥湿、通泄、下降等作用；甘味，有滋补、和中或缓急的作用；辛味，有发散、行气或活血等作用；咸味，有软坚、散结或泻下等作用；淡而无味，有渗湿、利尿作用。辛、甘、淡之味，可发散、和中、渗湿，为阳；酸、苦、咸之味，可收涩、泻火、涌吐，为阴。

"味厚者为阴，薄为阴之阳。气厚者为阳，薄为阳之阴。味厚则泄，薄则通。气薄则发泄，厚则发热。"气为阳，味为阴，但根据阴阳无限可分理论，阴阳中复有阴阳。气厚者为阳，薄为阳之阴，气薄则发泄，厚则发热，如中药附子大辛大热，为气厚者，故能助阳发热；麻黄辛温，为气薄者，故能发泄汗液。味厚者为阴，薄为阴之阳。如大黄苦寒，为味厚者，故能泻下；泽泻甘寒，为味薄者，故能通利。药食同源，食物亦有气味之不同。如竹叶味淡，为阳中之阴，所以利小便；茶叶味苦，为阴中之阳，所以清头目。

"味归形，形归气，气归精，精归化，精食气，形食味，化生精，气生形。"应用阴阳理论解释食物、药物之气、味进入人体后精、气、血、津液的物质代谢：食物、药物之味，可以滋养形体，即"味归形""形食味"；形体依赖水谷精气的濡养，即"形归气""气生形"；饮食水谷精气可以补充人体的精血津液，即"气归精""精食气"；精血津液通过气化作用可转化为人体之气，即"精归化""化生精"。

由此可见，阴阳理论作为自然界的法则和规律，可以阐释自然界天地、四时、云雨、水火等的形成与变化，指导中医学认识生命活动的气机升降出入、食物药物气味进入人体的物质新陈代谢过程等，故深刻理解"阴阳之道"对认识人体养生保健具有重要意义。

第11讲 五运阴阳

『原典』

天为阳，地为阴；日为阳，月为阴；行有分纪，周有道理。日行一度，月行十三度而有奇焉。故大小月三百六十五日而成岁，积气余而盈闰矣。

立端于始，表正于中，推余于终，而天度毕矣。

夫自古通天者，生之本，本于阴阳。

五日谓之候，三候谓之气，六气谓之时，四时谓之岁，而各从其主治焉。五运相袭而皆治之，终期之日，周而复始，时立气布，如环无端，候亦同法。故曰：不知年之所加，气之盛衰，虚实之所起，不可以为工矣。

五运之始，如环无端，其太过、不及如何？

岐伯曰：求其至也，皆归始春，未至而至，此谓太过，则薄所不胜，而乘所胜也，命曰气淫。不分邪僻内生，工不能禁。至而不至，此谓不及，则所胜妄行，而所生受病，所不胜薄之也，命曰气迫。所谓求其至者，气至之时也。谨候其时，气可与期，失时反候，五治不分，邪僻内生，工不能禁也。

五气更立，各有所胜，盛虚之变，此其常也。

平气何如？岐伯曰：无过者也。

（《素问·六节藏象论》）

『讲义』

五运六气，是中医学关于研究自然界气候、物候变化对生物乃至人类生命活动影响的学说，充分反映"人与天地相参相应"的整体观思想。

五运，是标记有木、火、土、金、水五行属性的气候变化及其与时令、物候关系的理论。五运，利用五行的相生相克规律，配合天干的阴阳作为理论工具，以此来分析每年的气候正常变化和异常变化，并得出了五种不同类型的气候（风、热、湿、燥、寒）。古人认为，自然气候的转变是阴阳五行之气轮转运动、往来不息、周而复始的结果。

中医学主张"天人合一"，故对日月运行规律非常有研究。天为阳，地为阴；日为阳，月为阴。日月运行有一定的规律，其环周也有一定的轨道。地球绕太阳公转一周为360°，每一昼夜，近似1°；月亮绕地球运转一周为360°，约27.32日，每日约为13.18°（360°÷27.32），即月行十三度有余。中国古代历法是阴阳合历：按照太阳年计算，大月31日、小月30日，12个月之和为365日，为一年。按照月亮的朔望规律计算，月亮一个盈亏计29.53日，大月30日、小月29日，由于节气盈余，于是产生闰月，计19年有7个闰月。

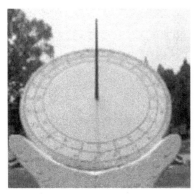

图 2-3　圭表

"立端于始，表正于中，推余于终，而天度毕矣。"古代历法确定冬至为岁首，并以此作为一年的开始。圭表（图 2-3）是古代用于测量日影的长度、校正时令节气的天文仪器，从日月的运行，推算节气的盈余，直到年终岁尾，整个天度的变化就可以完全计算出来。

"夫自古通天者，生之本，本于阴阳。"自古通天即"天人合一"，阴阳之气的消长转化，是人与自然界相参相应的内在联系的基础。故人的生命活动的根本，也在于阴阳之气的运动变化。

从五运分析，自然界的万事万物，5 日发生的物候变化，称"候"；3 候 15 日的物候变化，为一个节气，称"气"；6个节气的物候变化，为一个季节时令，称"时"；四个节气时令之和，称"岁"；气候、时令等随木、火、土、金、水运动变化的 5 个阶段而分别当旺主治。木、火、土、金、水五运随时间变化而递相承袭，各有当旺主治之时，到一年终结时，再从头开始循环。一年分为四时，四时分布节气，节气中再分候，逐步推移，如环无端。如果不知当年五运六气之盛衰虚实等情况，就不能做个好医生。

古代纪年，以天干地支配合来表述，现代也常沿用。"岁运"即统主一年的运气变化规律。以十天干的甲己配为土运，乙庚配为金运，丙辛配为水运，丁壬配为木运，戊癸配为火运，统称五运。前干属阳，后干属阴，如年干逢甲，便是阳土运年，年干逢己，便是阴土运年，阳年主太过，阴年主不及，依法推算，便知本年属某运。如 2019 年为己亥年，五运之"岁运"则为土运不及。五运之气分别主治一年 5 个时段（每个时段七十三日零五刻）的规律，称"主运"，从大寒节交时刻算起。与主运相对而言，又有"客运"，亦分 5 个时段，但年年不同，如客之来去。将岁运、主运、客运结合起来，进行推算分析，可以预知气候、时令等变化的规律，从而指导中医学保养生命与疾病的预防、诊断和治疗等。

以五运的变化规律，预测自然界气候、时令等的变化，大体可分为平气、太过、不及三种情况。推求气候到来的时间，一般从立春开始向下推算。所谓"平气"，为正常的气候、时令等的变化，既非太过又非不及。所谓"太过"，即未至而至，时令未到而气候先期来过，如春季时令（木），而见夏之炎热（火），其气太过，就会侵侮其所不胜之气（水），欺凌其所胜之气（金），则秋季、冬季也会出现反常气候变化，相关之脏亦可受病，称为"气淫"。所谓"不及"，即至而不至，时令已到而气候未到，如春季时令（木），当气候温暖，而仍如冬季寒冷（水），其气不及，则其所胜之气（土）因缺乏制约而妄行，其所生之气（火）因缺乏资助而困弱，其所不胜之气（金）则更会加以乘袭，则长夏、秋季、夏季可能出现反常气候变化，相关之脏亦可受病，称为"气迫"。根据时令推求气候到来的早晚，谨慎地测候时令的变化，气候的到来是可以预期的。如果违反时令与气候相合的关系，以致分不出五运之气当旺的时间，那么，当邪气内扰五脏，病及于人的时候，好的医生也无法控制。

养生之首要，必须遵循五运六气变化的规律。时令气候的反常变化，可能会影响人的生命活动。保养生命，避免四时不正之气的侵袭，防止外邪侵入人体，"虚邪贼风，避之有时"，非常重要。

第12讲　六气阴阳

『原典』

五气交合，盈虚更作，余知之矣。六气分治，司天地者，其至何如？岐伯再拜对曰：明乎哉问也。天地之大纪，人神之通应也。

六气之胜，何以候之？岐伯曰：乘其至也；清气大来，燥之胜也，风木受邪，肝病生焉；热气大来，火之胜也，金燥受邪，肺病生焉；寒气大来，水之胜也，火热受邪，心病生焉；湿气大来，土之胜也，寒水受邪，肾病生焉；风气大来，木之胜也，土湿受邪，脾病生焉。所谓感邪而生病也。乘年之虚，则邪甚也。失时之和亦邪甚也。遇月之空，亦邪甚也。重感于邪，则病危矣。有胜之气，其来必复也。

夫百病之生也，皆生于风寒暑湿燥火，以之化之变也。

（《素问·至真要大论》）

『讲义』

六气，是指经阴阳属性标记的风、热（暑）、火、湿、燥、寒等六种气候变化，即厥阴风木、少阴君火、少阳相火、太阴湿土、阳明燥金、太阳寒水。每年二十四节气分为六个阶段（六步），称初之气、二之气、三之气、四之气、五之气、终之气，每步主四个节气，始于厥阴风木，按五行相生次序，终于太阳寒水，年年不变，称为"主气"。与主气相同，也分为厥阴风木、少阴君火、少阳相火、太阴湿土、阳明燥金、太阳寒水六种，但其变化规律客居不定，称为"客气"。主气只能概括一年气候的常规变化，而气候的具体变化则取决于客气，因此将客主二气结合起来分析，才能把握当年气候的实际变化情况，称为"客主加临"。

在正常情况下，风、寒、暑、湿、燥、火是自然界六种不同的气候变化，是万物生、长、化、收、藏和人类赖以生存的必要条件。每年二十四节气，初之气为厥阴风木，从大寒后到春分前；二之气为少阴君火，从春分后至小满前；三之气为少阳相火，从小满后至大暑前；四之气为太阴湿土，从大暑后至秋分前；五之气为阳明燥金，从秋分后至小雪前；终之气为太阳寒水，从小雪后至大寒前。人类长期生活在六气交互更替的环境中，对其产生了一定的适应能力，其一般不会致病。

六气的三阴、三阳，体现了自然界阴阳之气消长转化之机理。春夏之时，阳长阴消；秋冬之时，阴长阳消。如果自然界气候变化异常，所谓太过或不及，超过了人体的适应能力，或人体的正气不足，抗病能力下降，不能适应自然界气候变化而导致发病时，六气则成为致病因素。

此时，伤人致病的六气便称为"六淫"。

六淫致病与自然界气候变化正常与否具有相对性，主要表现在两个方面：一是与该地区常年同期气候变化相比，或气候变化过于强烈急骤，如严寒酷热，或暴冷暴热等；或非其时而有其气，或太过，或不及，如冬季应寒而暖等；人体不能与之相适应，就会导致疾病的发生，此时六气淫胜，则为六淫之邪。二是气候变化作为致病条件，与人体正气强弱及适应能力相对而言。若气候变化异常，机体正气强盛者可自我调节而不病，而正气虚弱之人则可能感邪发病；或自然界气候虽然正常变化，但因个体正气不足，体质较弱，适应能力低下，仍可感邪发病，因此对于患者而言，六气即成为致病邪气，所致病证也属六淫致病范畴。

六淫致病的共同特点有：①外感性。六淫致病，其侵犯途径多从肌表、口鼻而入，或两者同时受邪。如风寒湿邪易犯人肌表，温热燥邪易自口鼻而入等。由于六淫邪气均是自外界侵犯人体，故称其为外感致病因素，所致疾病即称为"外感病"。部分外感病的早期有发热的症状，故又称为"外感热病"。②季节性。六淫致病常具有明显的季节性。如春季多风病，夏季多暑病，长夏多湿病，秋季多燥病，冬季多寒病等。六淫致病与时令气候变化密切相关，故其所致病变又称为"时令病"，简称"时病"。由于气候异常变化的特殊性，因此夏季也可见寒病，冬季也可有热病。③地域性。六淫致病与生活、工作的区域环境密切相关。如西北多燥病、东北多寒病、江南多湿热病；久居潮湿环境多湿病；长期高温环境作业者，多燥热或火邪为病等。④相兼性。六淫邪气既可单独伤人致病，又可两种以上同时侵犯人体而为病。如风热感冒、暑湿感冒、湿热泄泻、风寒湿痹等。

当自然环境急剧变化之时，疠气易于产生和流行。疠气，是一类具有强烈传染性和致病性的外感病邪的统称。明代吴又可《温疫论·原序》说："夫瘟疫之为病，非风非寒非暑非湿，乃天地间别有一种异气所感。"指出疠气是有别于六淫的一类外感病邪。疠气可通过空气传染，多从口鼻侵犯人体而致病，也可经饮食污染、蚊虫叮咬、虫兽咬伤、皮肤接触、性接触、血液传播等途径感染而发病。疠气种类繁多，其所引起的疾病，统称为疫疠病，又称疫病、瘟病，或瘟疫。如时行感冒、痄腮（腮腺炎）、烂喉丹痧（猩红热）、白喉、天花、疫毒痢（中毒性痢疾）、肠伤寒、霍乱、鼠疫、疫黄（急性传染性肝炎）以及流行性出血热、艾滋病（AIDS）、严重急性呼吸综合征（SARS）、禽流感、甲型H1N1流感、新型冠状病毒肺炎等，都属感染疠气引起的疫病，包括了现代临床许多传染病和烈性传染病。

五运六气，作为依据气候变化规律预测生命活动、疾病变化的理论，堪为古代医籍中最完备者。人与天地相应，与天地同气、同律、同化，养生之首要在于遵循五运六气的规律。故《素问·天元纪大论》说："天有阴阳，地亦有阴阳。木火土金水火，地之阴阳也，生长化收藏，故阳中有阴，阴中有阳。所以欲知天地之阴阳者，应天之气，动而不息，故五岁而右迁；应地之气，静而守位，故六期而环会。动静相召，上下相临，阴阳相错，而变由生也……余愿闻而藏之，上以治民，下以治身，使百姓昭著，上下和亲，德泽下流，子孙无忧，传之后世，无有终时。"

第13讲 四时阴阳

『原典』

春时摄养

春时,阳气初升,万物萌发。正、二月间,乍寒乍热。高年之人,多有宿疾,春气所攻,则精神昏倦,宿患发动。又复经冬已来,拥炉熏衾,啖炙饮热,至春成积,多所发泄,致体热头昏,膈壅涎嗽,四肢劳倦,腰脚不任,皆冬所发之疾也,常宜体候。若稍利,恐伤脏腑。别主和气,凉膈化痰之药消解。或只选食治方中性稍凉、利饮食,调停与进,自然通畅。若别无疾状,不须服药。

常择和暖日,引侍尊亲,于园亭楼阁虚敞之处,使放意登眺,用摅滞怀,以畅生气;时寻花木游赏,以快其意。不令孤坐、独眠,自生郁闷。春时,若亲朋请召,老人意欲从欢,任自遨游,常令嫡亲侍从,惟酒不可过饮;春时,人家多造冷馔、米食等,不令下与;如水团兼粽粘冷肥僻之物,多伤脾胃,难得消化,大不益老人,切宜看承。春时,天气燠暖,不可顿减绵衣。缘老人气弱、骨疏,怯风冷,易伤肌体。但多穿夹衣,过暖之时,一重渐减一重,即不致暴伤也。

夏时摄养

盛夏之月,最难治摄。阴气内伏,暑毒外蒸,纵意当风,任性食冷,故人多暴泄之患。惟是老人,尤宜保护:若檐下过道,穿隙破窗,皆不可纳凉。此为贼风,中人暴毒。宜居虚堂净室,水次木阴,洁净之处,自有清凉。

每日凌晨,进温平顺气汤散一服。饮食温软,不令太饱,畏日长永,但时复进之。渴宜饮粟米温饮、豆蔻熟水。生冷肥腻,尤宜减之。缘老人气弱,当夏之时,纳阴在内,以阴弱之腹,当冷肥之物,则多成滑泄,一伤正气,卒难补复,切宜慎之。若须要食瓜果之类,量虚实少为进之。缘老人思食之物,若有违阻,意便不乐,但随意与之。才食之际,以方便之言解之,往往知味便休,不逆其意,自无所损。

若是气弱老人,夏至以后,宜服不燥热、平补肾气暖药三二十服,以助元气,若苁蓉丸、八味丸之类。宜往洁雅寺院中,择虚敞处,以其所好之物悦之。若要寝息,但任其意,不可令久眠。但时时令歇,久则神昏,直召年高相协之人，日陪闲话，论往昔之事，自然喜悦，忘其暑毒。细汤名茶，时为进之，晚凉方归。

秋 时 摄 养

秋时，凄风惨雨，草木黄落。高年之人，身虽老弱，心亦如壮。秋时思念往昔亲朋，动多伤感。季秋之后，水冷草枯，多发宿患，此时人子，最宜承奉，晨昏体悉，举止看详。若颜色不乐，便须多方诱说，使役其心神，则忘其秋思。

其新登五谷，不宜与食，动人宿疾。若素知宿患，秋终多发，或痰涎喘嗽，或风眩痹癖，或秘泄劳倦，或寒热进退。计其所发之疾，预于未发以前，择其中和应病之药，预与服食，止其欲发。

冬 时 摄 养

三冬之月，最宜居处密室，温暖衾服，调其饮食，适其寒温。大寒之日，山药酒、肉酒，时进一杯，以扶衰弱，以御寒气，不可轻出，触冒寒风。缘老人血气虚怯，真阳气少，若感寒邪，便成疾患，多为嗽、吐逆、麻痹、昏眩之疾。冬燥煎炉之物，尤宜少食。

冬月，阳气在内，阴气在外，池沼之中，冰坚如石，地裂横璺，寒从下起，人亦如是。故盛冬月，人多患膈气满急之疾，老人多有上热下冷之患。如冬月阳气在内，虚阳上攻，若食炙煿燥热之物，故多有壅、噎、痰嗽、眼目之疾。亦不宜澡沐。阳气内蕴之时，若加汤火所逼，须出大汗。高年阳气发泄，骨肉疏薄，易于伤动，多感外疾，惟早眠晚起，以避霜威。晨朝宜饮少醇酒，然后进粥。临卧，宜服微凉膈化痰之药一服。

（《养老奉亲书》）

『 讲义 』

春夏之时，阳长阴消，天气由温转热；秋冬之季，阴长阳消，天气由凉而转寒。养生之法当顺从阴阳之消长而行之。《养老奉亲书》为北宋时期陈直所著，为老年养生专著，论及四时摄养，莫如其详。

1. 春季养生之法

春季，五行属木，为阳中之少阳，其气主生发，故万物复苏，天地俱生。五脏之中，肝通应于春气。顺应春生之气为养生之大法。

春季老人常见病证：春时阳气升发，冬季余热伏邪仍在，又乍暖还寒，老年人多旧病宿疾诱发，常见眩晕、头痛、痰喘、郁证、虚劳、痿痹等，可以凉膈化痰之药治之；若别无疾状，不须服药，以食养为主。

春季调神：平素之日，夜卧早起，缓步慢行。天和温暖之时，选择环境幽雅、园亭楼阁虚敞之处，放意远望，抒发情怀；或召集亲朋好友，踏青赏花，游玩散步，以舒畅春生之气。不令孤坐、独眠，自生郁闷。

春季饮食：唐代养生家孙思邈有春季饮食"减酸增甘"之论，即宜食甘味，少食酸味，以养脾胃。酒性辛热，不可过饮。生冷黏腻以及油炸烧烤之类，不易消化，多伤脾胃，最好少用或不用。

春季服饰：老人气弱骨疏，随天气变化，增减衣服。即使天气变暖，不可顿减棉衣，以逐渐减少衣物为宜。

2. 夏季养生之法

夏季，五行属火，为阳中之太阳，其气主长养，故万物华实，天地气交。五脏之中，心通应于夏气。顺应夏长之气为养生之大法。

夏季老人常见病证：夏时阳气偏盛，老年人常见心悸、胸痹心痛、泄泻、中暑等，故当注意起居，洁净、清凉之处，最为有益。檐下过道，穿隙破窗，皆不可纳凉。

夏季调神：平素之日，夜卧早起，多晒太阳。保持情志乐观，心情愉悦。中午小睡，或闭目养神，不可久眠，久则神昏。

夏季饮食：夏季饮食有"减苦增辛"之论，即少食苦味，多进辛味，以养心气。尤其应注意饮食温软，不令太饱；生冷肥腻，尤宜减之；凉性瓜果，如西瓜、黄瓜等，少少服之为宜。口渴之时，宜温服粟米汤、豆蔻汤等。气弱老人，夏至以后，宜服平补肾气之药，以助阳气。

夏季服饰：衣服以宽松、柔软为宜。睡时，要适当覆盖薄布被单。不可贪凉露宿，更不可在空调下直接乘凉，纵意当风，恐生他病。

3. 秋季养生之法

秋季，五行属金，为阴中之少阴，其气主收敛，故万物肃杀，凄风惨雨，草木黄落。五脏之中，肺通应于秋气。顺应秋收之气为养生之大法。

秋季老人常见病证：秋时阴气始盛，风凉水冷。老年人常见痰涎喘嗽、风眩、痹癖、便秘、泄泻、感冒寒热等，或旧病宿患复发。中医学主张"治未病"，未病先防，对于旧病宿患，事先在未发以前，择其中和应病之药，预与服食，止其欲发。

秋季调神：平素之日，早卧早起，收敛神气。秋时易于伤感忧思，故应多多承奉，晨昏体悉，举止看详。若有老年人心情不好，面色不乐，便须多方诱说，使其神志安宁，则忘其秋思。

秋季饮食：秋季饮食有"减辛增酸"之论，即少食辛味，多进酸味，以养肝气。不宜服食新收获的五谷，会动人宿疾。

秋季服饰：衣服以保暖为宜。老人骨肉疏冷，风寒易中，若衣裳贴身，暖气着体，自然血气流利，四肢和畅。

4. 冬季养生之法

冬季，五行属水，为阴中之太阴，其气主闭藏，故水冰地坼，万物收藏。五脏之中，肾通应于冬气。顺应冬藏之气为养生之大法。

冬季老人常见病证：秋时阴气偏盛，阳气入内。老年人常见感冒、喘嗽、吐逆、痹厥、昏眩、上热下冷等。

冬季调神：平素之日，早卧晚起，必待日光。冬时宜神志安定，不宜过于躁动发泄。

冬季饮食：冬季饮食有"减咸增苦"之论，即少食咸味，多进苦味，以养心气。冬月阳气在内，虚阳上攻，若过食油炸、烧烤、辛辣等食物，故多有气壅、噎食、痰嗽、眼目之疾。大寒之日，可少用山药酒等，以扶衰弱，以御寒气；早晨可饮少量醇酒，然后进粥。临卧，宜服微凉膈化痰之药。

冬季服饰：最宜居处密室，衣服温暖，适其寒温。老人血气虚怯，真阳气少，骨肉疏薄，易于伤动，多感外疾，不可轻出，触冒寒风。

第14讲　月相阴阳

『原典』

月始生，则血气始精，卫气始行；月郭满，则血气实，肌肉坚；月郭空，则肌肉减，经络虚，卫气去，形独居。月生无泻，月满无补，月郭空无治，是谓得时而调之。

故曰月生而泻，是谓藏虚；月满而补，血气扬溢，络有留血，命曰重实；月郭空而治，是谓乱经。

验于来今者，先知日之寒温，月之虚盛，以候气之浮沉，而调之于身，观其立有验也。

（《素问·八正神明论》）

人与天地相参也，与日月相应也。故月满则海水西盛，人血气积，肌肉充，皮肤致，毛发坚，腠理郄，烟垢著。当是之时，虽遇贼风，其入浅不深。

至其月郭空，则海水东盛，人气血虚，其卫气去，形独居，肌肉减，皮肤纵，腠理开，毛发残，膲理薄，烟垢落。当是之时，遇贼风则其入深，其病人也卒暴。

乘年之衰，逢月之空，失时之和，因为贼风所伤，是谓三虚。

逢年之盛，遇月之满，得时之和，虽有贼风邪气，不能危之也。

（《灵枢·岁露论》）

『讲义』

人类肉眼所见的月亮，天体名称为月球，古时又称太阴、玄兔、婵娟、玉盘，是地球的卫

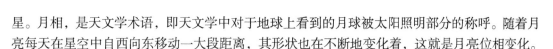

星。月相，是天文学术语，即天文学中对于地球上看到的月球被太阳照明部分的称呼。随着月亮每天在星空中自西向东移动一大段距离，其形状也在不断地变化着，这就是月亮位相变化。

月相的周期性变化，即月节律，月球绕地球公转一周，即月亮圆缺的一个周期，称为一个"朔望月"，把完全见不到月亮的一天称"朔日"，定为阴历的每月初一；把月亮最圆的一天称"望日"，为阴历的每月十五（或十六）。从朔到望，是朔望月的前半月；从望到朔，是朔望月的后半月，一个朔望月为 29 天半。

月亮的运行轨道，月相的阴晴圆缺，催生了人类的历法，直接作用于农耕、航海、衣食住行，如月球引力影响地球海水的潮起潮落，地球本身在月球引力的作用下也发生变化等，对人类文明影响深远。

人与天地日月相参相应，月亮盈亏对人体也有影响。月节律，也称"月生物钟"。根据《黄帝内经》所论，月之初生，血气始精，卫气始行；月之盈满，则血气充实，皮肤腠理致密，肌肉丰满健壮；月之空虚，则肌肉减少，经络血气亏虚，卫气不足。因此，月圆盈满之时，虽遇不正常之贼风，其病变一般较为轻浅；而月亏空虚之时，遇不正常之贼风，其病变一般较为深重。

中医学治疗疾病，无论用药还是针刺，主张月生之时，勿用泻法，以免伤及血气营卫；月满之时，勿用补法，以免血气营卫壅实；月亏空虚之时，疾病深重，多暴卒无治；是谓得时而调之。

中医学将年节律、月节律以及时令气候变化结合起来，有"三虚""三实"之说。所谓"三虚"，即"乘年之衰，逢月之空，失时之和"，五运六气不及之年，月亏空虚之时，以及不正常的时令气候，人体正气相对不足，易于感受外邪致病，病情相对深重。所谓"三实"，即"逢年之盛，遇月之满，得时之和"，五运六气平气之年，月圆盈满之时，以及正常的时令气候，人体正气相对充足，虽有贼风邪气，不会导致很重的疾病。

养生也与月节律密切相关。有研究文献指出，月满之时，高血压、心脏病、呼吸窘迫、血证等患者，不要进食过于辛辣刺激或过于温补的食物，以免加重病情；血压低，体质虚弱，呼吸较慢，肾虚排泄无力等患者，可在此时食疗进补，有助精血的充盈旺盛。月亏、月空之时，低血压、代谢减弱、呼吸功能弱等患者，往往容易复发，要避免受寒，增强体质，勿食用寒凉清冷食物，多吃温性食物，可适当进补。人体经脉分为阴经、阳经，根据月节律进行经络养生，如月满之时，脾胃虚弱之人宜取足阳明胃经的原穴足三里进行针刺、按摩或温灸，可以引阳入胃，增强胃功能。气功的呼吸吐纳，以吸入清气为阳，呼出浊气为阴。吐纳最好的时间是太阳升起之时以及月亮最圆之时，练功效果事半功倍。

第 15 讲　昼 夜 阴 阳

『原典』

故曰：阴中有阴，阳中有阳。平旦至日中，天之阳，阳中之阳也；日中至黄昏，天之阳，阳中之阴也；合夜至鸡鸣，天之阴，阴中之阴也；鸡鸣至平旦，天之阴，阴中之阳也。故人亦应之。

（《素问·金匮真言论》）

故阳气者，一日而主外。平旦人气生，日中而阳气隆，日西而阳气已虚，气门乃闭。是故暮而收拒，无扰筋骨，无见雾露，反此三时，形乃困薄。

（《素问·生气通天论》）

夫百病者，多以旦慧昼安，夕加夜甚，何也？岐伯曰：四时之气使然。

黄帝曰：愿闻四时之气。岐伯曰：春生，夏长，秋收，冬藏，是气之常也，人亦应之，以一日分为四时，朝则为春，日中为夏，日入为秋，夜半为冬。朝则人气始生，病气衰，故旦慧；日中人气长，长则胜邪，故安；夕则人气始衰，邪气始生，故加；夜半人气入脏，邪气独居于身，故甚也。

（《灵枢·顺气一日分为四时》）

每日寅时从肺起，卯时流入大肠经，辰胃巳脾午心火，未时应注小肠经，申属膀胱酉属肾，戌走包络亥焦宫，子胆丑肝寅又肺，十二经脉周环行。

注：人有十二经，昼夜有十二时，每一经主一时。先从寅时入肺起，卯入于大肠，辰入于胃，巳入于脾，午入于心，未入于小肠，申入于膀胱，酉入于肾，戌入于包络，亥入于三焦，子入于胆，丑入于肝，至于寅时，则又从肺起，此十二经与十二时，相循环而行者也。

（《刺灸心法要诀·地支十二经流注歌》）

『讲义』

中医学认为，阴阳之气的消长转化形成一日的昼夜交替变化。白昼太阳当令，故为阳：上午（平旦至日中）为阳中之阳，阳长阴消；中午（午时）阳气盛极而一阴生；下午（日中至黄昏）为阳中之阴，阳气渐消；夜间太阴当令，故为阴：前半夜（合夜至鸡鸣）为阴中之阴，阴长阳消；子夜（子时）阴气盛极而一阳生；后半夜（鸡鸣至平旦）为阴中之阳，阴气渐消。由于一日的阴阳之气消长变化（日节律）与一年的阴阳之气消长变化（年节律）规律相同，故又形象比拟一日分为四时，朝则为春，日中为夏，日入为秋，夜半为冬。上午阳长阴消，像春季阳气发陈，故主生发；中午阳气隆盛，像夏季阳气蕃秀，故主盛长；下午阴长阳消，像秋季阳气容平，故主收敛；夜半阴气偏盛，像冬季阳气闭藏，故主蛰藏。

人体与天地同气同律。白天人体阳气多趋于体表，脏腑功能活动比较活跃，趋于兴奋状态，工作因努力而充实；太阳西下，阳气开始趋于体内，则汗孔（气门）处于关闭状态，人们转入安静休息；夜间人体阳气多趋于里，脏腑功能活动相对减弱，趋于抑制状态，人就需要睡眠，这些反映了人体随昼夜阴阳二气的盛衰变化而出现相应的调节。

古人根据十二地支，将一日分为十二时辰，每个时辰等于现在的 2 小时，十二时辰与 24 小时对照见表 2-1。

根据人体气血随自然界阴阳二气的盛衰而有相应的变化，并应时有规律地循行于经脉之中，古代医家创立 "子午流注" 的日节律理论。所谓"子午"即每日的子时、午时，为阴阳消长转化的时点；"流注"，即气血的流行灌注。子午流注与人体脏腑、经脉、气血的功能活动密切相关。根据 "子午流注" 理论，中医学制定了日节律养生方法（表 2-1）。

表 2-1　十二时辰气血"子午流注"与中医日节律养生方法

十二时辰	当令脏腑	对应经脉	生理状态	常见症状	宜	忌
子时（23:00-0:59）	胆	足少阳经	胆新陈代谢	难以入睡，头晕目眩，口苦咽干	入睡	熬夜吃夜宵
丑时（1:00-2:59）	肝	足厥阴经	肝贮藏血液	烦躁或抑郁，胁痛，善太息，多梦，睡眠表浅，早醒	熟睡	熬夜久视生闷气
寅时（3:00-4:59）	肺	手太阴经	肺气助心行血	胸闷胀满，咳嗽气喘，痰多	睡眠	熬夜
卯时（5:00-6:59）	大肠	手阳明经	大肠排出糟粕	牙齿疼痛，颈部肿大，排便不畅	晨饮温水定时排便	饮酒
辰时（7:00-8:59）	胃	足阳明经	胃受纳腐熟饮食	食少纳呆，脘腹胀满，嗳气吞酸	早餐营养丰富	不吃早餐
巳时（9:00-10:59）	脾	足太阴经	脾运化水谷	乏力困倦，腹胀便溏	适量饮水调理脾经	思虑过度久坐不动
午时（11:00-12:59）	心	手少阴经	心气血脉通畅	心悸胸闷，咽干口燥，头痛眩晕	餐后小憩静养阴血	午餐过多，餐后马上运动
未时（13:00-14:59）	小肠	手太阳经	小肠受盛化物	咽痛颔肿，肩臂疼痛	适量饮水调理小肠	多吃食物
申时（15:00-16:59）	膀胱	足太阳经	膀胱贮尿排尿	头痛，目痛，颈项痛	及时排便适量饮水	久坐不动，憋尿
酉时（17:00-18:59）	肾	足少阴经	肾藏精主水	畏寒肢冷，或手足心热，腰酸膝软，耳鸣耳聋	休息调理肾经	过劳
戌时（19:00-20:59）	心包	手厥阴经	心包卫护心脏	胸痛，心悸，手部灼热	晚餐少食心情快乐餐后散步	肥甘饮食，饮酒，生气
亥时（21:00-22:59）	三焦	手少阳经	三焦通行元气水液	耳聋，听力减退，咽喉肿痛，喉咙闭塞	心平气和，入睡	熬夜饮茶

　　十二经脉气血运行状态，根据不同的时间变化，在十二经脉及其井、荥、输（原）、经、合等特定腧穴上，有相应气血盛衰变化，根据这个原理，按时选穴进行治疗，即为子午流注针法，按日按时取穴针灸，可更有效地调理气血、协调阴阳以防治疾病。

　　昼夜晨昏的变化，对疾病也有一定影响。清晨至中午，人身阳气随自然界阳气渐生、渐旺，故病情转轻；午后至夜晚，人身阳气又随自然界阳气渐退、渐衰，故病情加重。因此，从中医学"治未病"理论出发，未病先防、既病防变、愈后防复，可以获得更好的养生与治疗效果。

第16讲　男女阴阳

『原典』

　　男子属阳，当合阳数，女子属阴，当合阴数；而今女反合七，男反合八，何也？盖天地万物之道，惟阴阳二气而已，阴阳作合，原不相离，所以阳中必有阴，阴中必有阳，儒家谓之互根，道家谓之颠倒，皆所以发明此理也。

故天癸者，言天一之阴气耳，气化为水，因名天癸，此先圣命名之精而诸贤所未察者。其在人身，是为元阴，亦曰元气。人之未生，则此气蕴于父母。是为先天之元气；人之既生，则此气化于吾身，是为后天之元气。第气之初生，真阴甚微，及其既盛，精血乃王，故女必二七、男必二八而后天癸至。天癸既至，在女子则月事以时下，在男子则精气溢泻，盖必阴气足而后精血化耳。

男女有阴阳之质不同，天癸则精血之形亦异……若必欲得其实理，则乾道成男，坤道成女，阳胜阴者为男，阴胜阳者为女，此为不易之至论。然阴阳盛衰之说固如此，而亦何以见其详？如老阳少阴，强弱判矣；赢阳壮阴，盛衰分矣。壮而不蓄，同乎弱矣；老而知养，同于少矣。

（《类经·藏象类》）

『讲义』

男性、女性在先天禀赋、身体形态、脏腑结构等方面有差别，相应的生理功能、心理特征也就有区别，因而体质上存在着性别差异。男为阳，女为阴：男性多禀阳刚之气，脏腑功能较强，体魄健壮魁梧，能胜任繁重的体力和脑力劳动，性格多外向，粗犷，心胸开阔；女性多禀阴柔之气，脏腑功能较弱，体形小巧苗条，性格多内向，喜静，细腻，多愁善感。男性以肾为先天，以精、气为本；女性以肝为先天，以血为本。男性多用气，故气常不足；女性多用血，故血常不足。男性病多在气分，女性病多在血分。男性之病，多由伤精耗气；女性之病，多由伤血。此外，女性由于经、带、胎、产、乳等特殊生理过程，还有月经期、妊娠期和产褥期的体质改变，与男性完全不同。

有如上述，男性、女性在养生方面有所差异。中医学讲究术数，以奇数为阳数，以偶数为阴数。男为阳，阳中有阴；女为阴，阴中有阳。如《素问·上古天真论》所言，男子属阳，但以八为基数，合于阴数；女子属阴，但以七为基础，合于阳数。男性养生首要保养阳气，并顾护阴血；女性养生首要保养阴血，并顾护阳气。

1. 男女生殖生理

男性、女性共同以天癸启动生殖功能，天癸是基于肾中精气盛衰、维持性功能和生殖功能的精微物质。男女间正常的"房事"，即性生活，是生理所需，对身体无害。《金匮要略·脏腑经络先后病脉证》说"房室勿令竭乏"，即是说性生活要有节制，不可纵欲无度以耗竭其精。若性生活得不到满足，亦每易形成气机郁滞之证。故中医学重视房事有节，为护肾保精之法。男性以肾为先天，以精、气为本，二八开始精气溢泻，多形劳神劳，伤及精气，故当保精固肾。《备急千金要方·房中补益》论及男性泄精的节度："人年二十者，四日一泄；三十者，八日一泄；四十者，十六日一泄；五十者，二十日一泄；六十者，闭精勿泄，若体力犹壮者，一月一泄。"女性以肝为先天，以血为本，二七开始月经来潮，生理有月经、妊娠、生产、哺乳，多损耗阴血，故当养血荣阴。月经期、妊娠期、产后 1 个月，应禁忌房事。此外，《素女经》提出"合阴阳""避九殃"，所谓"合阴阳"，即男女性生活。所谓"避九殃"，即性生活禁忌，如日中、日蚀、夜半、月蚀、月之圆缺、雷电、冬至夏至、醉饱等日，皆应禁忌房事。《千金翼方·养性禁忌》也有类似论述："日月薄蚀、大风大雨、虹霓地动、雷电霹雳、大寒大雾、四时节变，不可交合阴阳。慎之。"

2. 男女养生注意事项

男性相对女性而言，吸烟、嗜酒者较多，烟草含数百种有害物质，酒精可能导致 60 多种疾病，因此，应注意尽可能开始就不吸烟饮酒；有应酬也要控制不要过量饮酒；有烟酒嗜好，尽早戒掉，才能保持健康。男性多喜食肥甘厚味，饮食不注意，就容易导致脂肪肝、胃黏膜损伤，故应告别高盐、高油饮食，减少应酬，改变生活不良方式，加强体育锻炼，增强体质。男性痛风发病率明显高于女性，痛风是一种由于嘌呤生物合成代谢增加，尿酸产生过多或因尿酸排泄不良而致血中尿酸升高，尿酸盐结晶沉积在关节滑膜、滑囊、软骨及其他组织中引起的反复发作性炎性疾病。典型症状是常于深夜因关节痛而惊醒，疼痛进行性加剧，呈撕裂样、刀割样或咬噬样，受累关节及周围组织红、肿、热、痛和功能受限。痛风应积极预防"病从口入"，不吃或少吃含嘌呤较多的食物，如海鲜、动物内脏等。有文献提出，锌会影响男性雄激素的分泌，在正常排泄中，男性每天丢失的锌也要多于女性，因此，应多吃紫菜、牛肉、猪肝、芝麻等富含锌的食物。

女性多内伤七情，急躁、忧郁、思虑、多愁、善感等情绪变化，可导致气机升降失调、脏腑功能损伤，甚则引起抑郁症等精神神经类疾病。养生要注意保持乐观，心情愉悦，性格开朗，善于交流，不仅可以提高机体免疫功能，而且有助于身心健康。女性由于哺乳、看护子女以及性格、心理等因素，常出现睡眠障碍，如入睡困难、睡眠表浅、多梦纷纭、早醒等，除合理安排家庭生活外，努力保持一份阳光心态，尝试"备睡"技巧，如玫瑰花、百合、合欢花代茶饮，或睡前喝点牛奶，吃点燕麦等助眠食物，睡前 2 小时不剧烈运动，睡前不玩手机等，亦可奏效。女性认知障碍症患病率高于男性，且随年龄增加，大脑萎缩趋势更明显。平素中老年女性要注重培养兴趣、爱好，多与同龄人交流，跳轻柔广场舞，参加社区活动等，都有益于延缓大脑衰老。女性有月经、妊娠等生理，血常不足，铁流失较多；更年期后，由于雌激素变化，骨质流失速度也会加快，因此应注重摄入含铁和钙的食物，如牛肉、鸡胸肉、三文鱼、动物肝脏、黑巧克力等富含铁的食物，以及奶制品、豆制品、鸡蛋等富含钙的食物。

第 17 讲　左右阴阳

『原典』

天地者，万物之上下也；阴阳者，血气之男女也；左右者，阴阳之道路也；水火者，阴阳之征兆也；阴阳者，万物之能始也。

天不足西北，故西北方阴也，而人右耳目不如左明也。地不满东南，故东南方，阳也，而人左手足不如右强也。

故善用针者，从阴引阳，从阳引阴，以右治左，以左治右，以我知彼，以表知里，以观过与不及之理，见微得过，用之不殆。

（《素问·阴阳应象大论》）

脏有要害，不可不察，肝生于左，肺藏于右，心部于表，肾治于里，脾为之使，胃为之市。

（《素问·刺禁论》）

肝热病者左颊先赤，心热病者颜先赤，脾热病者鼻先赤，肺热病者右颊先赤，肾热病者颐先赤，病虽未发，见赤色者刺之，名曰治未病。

（《素问·刺热》）

《内经》但言左右者，阴阳之道路，未尝以人身之气血分左右也。人之气血，周流于一身，气如橐籥，血如波澜，气为血行，血为气配，阴阳相维，循环无端，何尝有左右之分？自丹溪论中风症，半身不遂分左右，谓在左者属血虚，以四物为主，加竹沥、姜汁；在右者属气虚，以四君为主，加竹沥、姜汁。夫以脾肺在右，而右半身不遂者，主乎脾肺之为病；肾肝在左，而左半身不遂者，主乎肾肝之为病则可。若必主乎在右属气，在左属血，岂血仅行于左，而右半身无血；气仅行于右，而左半身无气？是气血在人身，已分离而不相属矣。夫气主煦之，血主濡之；气行则血行，气滞则血滞。血与气原相维，而何有左右之分？世医执此，以分左右气血治中风半身不遂之症，未有能愈人者也。果属血虚，亦当补气，以气有生血之功；果属气虚，亦当养血，以血有和气之力。若血自血，气自气，则阴阳乖格，岂云治病之权衡乎？

（《质疑录·论中风半身不遂在左属血在右属气》）

产后麻瞀，气血虚而夹痰也，右半身麻而晕，经脉空而痰饮袭入也，六君子汤加归、芪、肉桂。左半身麻而晕，营血亏而风火袭入也，十全大补汤。

（《类证治裁·产后论治》）

『讲义』

古时，中国人的方位习惯于面南背北，如此，左手方向为东方，右手方向为西方。日月之行，东方上升而西方降下，东方上升则为阳，西方降下则为阴，故所谓"左右者，阴阳之道路也"。

中医学讲究"天人合一"。中国地势东南海拔低而西北海拔高，古人认为，西北地高天低，故"天不足西北"；东南地低天高，故"地不满东南"。左侧为东，"阳者其精并于上"；右侧为西，"阴者其精并于下"。以此推论，人的左耳目获得精气大于右耳目，故"右耳目不如左明"；右手足获得精气大于左手足，故"左手足不如右强也"。人类习惯所使用的手，多数人更习惯使用右手，称为右利手（右撇子），少数人习惯使用左手，称为左利手（左撇子）。据文献记载，右利手的人占85%，左利手占15%。

以此观点研究人体气机升降，中医学认为，左侧主升发，由于肝气主升，具生发之气，故所谓"肝生于左"；右侧主肃降，由于肺气主降，具收敛之气，故所谓"肺藏于右"；此气机升降之左右，非脏器所在之左右。张景岳认为，胃（脾）肺主降，在右，而肾肝主升，在左。运用于中医望诊，肝热病者，左颊先赤；心热病者，颜先赤；脾热病者，鼻先赤；肺热病者，右颊先赤；肾热病者，下巴先赤，对临床实践有一定指导意义。进一步推理，无形之气为阳，有形之血为阴，朱丹溪据此认为，气血有所侧重，人之左半身以气为主，右半身以血为主；中风病症，半身不遂分左右，谓在左者，多属血虚，以四物为主，加竹沥、姜汁；在右者，多属气虚，以四君为主，加竹沥、姜汁。清代林珮琴《类证治裁》亦赞同此论，治疗产后肢体麻木、眩晕，大概右半身麻而晕，以气虚导致经脉空虚而痰饮袭入，治以六君子汤加归、芪、肉桂；左半身麻而晕，以血虚导致营血不足而风火袭入，治以十全大补汤。但张景岳主张，气血阴阳相维，可分而不可离，不应分为左右气血。

中医学的经络系统为人体运行气血、联络脏腑、沟通内外、贯穿上下的特殊系统。经络有经脉、络脉之别。其中，十二经脉包括手三阳经、手三阴经、足三阳经、足三阴经。十二正经是经络系统的核心，有一定的起止，有一定的循行路径和分布规律，有一定的走向及交接规律，与脏腑有直接的属络关系，相互之间有表里关系，各有专属的穴位。十二经脉多纵行，又有左右交叉而行。例如，手阳明大肠经的分支，从缺盆上行，经颈部至面颊，入下齿中，还出挟口两旁，左右交叉于人中，至对侧鼻翼旁（迎香穴），交于足阳明胃经；足太阳膀胱经起于目内眦（睛明穴），向上到达额部，左右交会于头顶部（百会穴）；手少阳三焦经的分支，从膻中分出，上行出缺盆，至肩部，左右交会于大椎，分开上行到项部，沿耳后（翳风穴），直上出耳上角，然后屈曲向下经面颊部至目眶下；足少阳胆经沿项侧面下行至肩上（肩井穴），左右交会于大椎穴，分开前行入缺盆；等等。左侧为阳、右侧为阴，由于经脉的左右交叉交会，气血相互贯通，因此，"善用针者，从阴引阳，从阳引阴，以右治左，以左治右"，可以取得很好的养生与治疗效果。

中医养生最高法则是"法于阴阳"，效法天地阴阳，以指导人们健康管理。未病先防，调摄阴阳，调和气血，调顺脏腑，左右动静，相因相济。既病防变，如有明显左侧或右侧病变，以调和气血为治疗法则，或以调气为主，调血为辅；或以调血为主，调气为辅；亦可"通经活络"，以右治左，以左治右，针灸治之，皆同此法。

第18讲 体质阴阳

『原典』

黄帝问于少师曰：余尝闻人有阴阳，何谓阴人？何谓阳人？少师曰：天地之间，六合之内，不离于五，人亦应之，非徒一阴一阳而已也，而略言耳，口弗能遍明也。黄帝曰：愿略闻其意，有贤人圣人，心能备而行之乎。少师曰：盖有太阴之人，少阴之人，太阳之人，少阳之人，阴阳和平之人。凡五人者，其态不同，其筋骨气血各不等。（六合之内，数不离五，义见下章。心能备而行之乎，谓贤圣之心本异于人，其有能兼备阴阳者否也？太阴少阴太阳少阳者，非如经络之三阴三阳也，盖以天禀之纯阴者曰太阴，多阴少阳者曰少阴，纯阳者曰太阳，多阳少阴者曰少阳，并阴阳和平之人而分为五态也。此虽以禀赋为言，至于血气疾病之变，则亦有纯阴纯阳、寒热微甚及阴阳和平之异也。故阳脏者偏宜于寒，阴脏者偏宜于热，或先阳而后变为阴者，或先阴而后变为阳者，皆医家不可不察也。）

（《类经·藏象类·人有阴阳治分五态》）

人有偏阴偏阳者，此气禀也。

（《张氏医通·诸血门》）

然有性禀偏阴偏阳，又当从法外之治。假如性偏阴虚，虽当隆冬，阴精亏竭，水既不足，不能制火，阳无所根据，外泄为热，或反汗出，药宜滋阴，设从时令，误用辛温，势必立毙。假如性偏阳虚，虽当盛夏，阳气不足，不能外卫其表，表虚不任风寒，洒淅战栗，思得热食，及御重裘，是虽天令之热，亦不足以敌真阳之虚，病属虚寒，药宜温补，设从时令，误用苦寒，亦必立毙。故变通合宜之妙，存乎其人。

（《冯氏锦囊秘录·制方和剂治疗大法》）

『讲义』

　　体质，是指个体在生命过程中，在先天遗传性和后天获得的基础上表现在形态结构、生理功能和心理活动方面综合的相对稳定的特性。

　　体质，在中医学史上有过各种不同的称谓。在《黄帝内经》中常用"形""质"等以表体质之义。其后，唐代孙思邈《备急千金要方》以"禀质"言之，宋代陈自明《妇人良方》称为"气质"，《小儿卫生总微论方》称为"赋禀"，明代张介宾以"禀赋""气质"而论的同时，较早运用"体质"一词，如《景岳全书·杂证谟·饮食门》说："矧体质贵贱尤有不同，凡藜藿壮夫，及新暴之病，自宜消伐。"明清时代，也有医家称之为"气体""形质"等，清代徐大椿则将"气体""体质"合用，自清代叶桂、华岫云始直称"体质"，自此，人们渐趋接受"体质"一词，普遍用来表述不同个体的生理特殊性。

1. 体质的阴阳二分法

　　《黄帝内经》首创运用阴阳学说进行体质分类。理想的体质应是阴阳平和之质。但是，机体的精气阴阳在正常生理状态下，总是处于动态的消长变化之中，使正常体质出现偏阴或偏阳

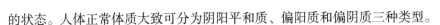

的状态。人体正常体质大致可分为阴阳平和质、偏阳质和偏阴质三种类型。

（1）阴阳平和质：是功能较为协调的体质类型。体质特征：身体强壮，胖瘦适度；面色与肤色虽有五色之偏，但都明润含蓄；食量适中，二便通调；舌红润，脉象缓匀；目光有神，性格开朗、随和；夜眠安和，精力充沛，反应灵活，思维敏捷，工作潜力大；自身调节和对外适应能力强。

具有这种体质特征的人，不易感受外邪，较少生病。即使患病，多为表证、实证，且易于治愈，康复亦快，有时则不药而愈。如果后天调养得宜，无暴力外伤、慢性疾患及不良生活习惯，其体质不易改变，易获长寿。

（2）偏阳质：是指具有亢奋、偏热、多动等特点的体质类型。体质特征：形体适中或偏瘦，但较结实；面色多略偏红或微苍黑，或呈油性皮肤；食量较大，消化吸收功能健旺，大便易干燥，小便易黄赤；平时畏热喜冷，或体温略偏高，动则易出汗，喜饮水；唇、舌偏红，苔薄易黄，脉多滑数；性格外向，喜动好强，易急躁，自制力较差；精力旺盛，动作敏捷，反应灵敏，性欲较强。

具有这种体质特征的人，对风、暑、热等阳邪的易感性较强，受邪发病后多表现为热证、实证，并易化燥伤阴；皮肤易生疔疮；内伤杂病多见火旺、阳亢或兼阴虚之证；容易发生眩晕、头痛、心悸、失眠及出血等病证。

（3）偏阴质：是指具有抑制、偏寒、多静等特点的体质类型。体质特征：形体适中或偏胖，但较弱，容易疲劳；面色偏白而欠华；食量较小，消化吸收功能一般；平时畏寒喜热，或体温偏低；唇舌偏白偏淡，脉多迟缓；性格内向，喜静少动，或胆小易惊；精力偏弱，动作迟缓，反应较慢，性欲偏弱。

具有这种体质特征的人，对寒、湿等阴邪的易感性较强，受邪发病后多表现为寒证、虚证；表证易传里或直中内脏；冬天易生冻疮；内伤杂病多见阴盛、阳虚之证；容易发生湿滞、水肿、痰饮、血瘀等病证。

此外，《黄帝内经》还有阴阳五态人、肥膏脂瘦、勇怯耐痛等体质类型。宋代钱乙提出小儿体质特征，元代朱丹溪提出"肥人湿多、瘦人火多"等体质特点等。现代，关于体质的研究更加深入，以王琦院士主持的"九种常见体质类型"（平和质、气虚质、阳虚质、阴虚质、痰湿质、湿热质、血瘀质、气郁质、特禀质）最具优势与特色，其作为中华中医药学会的体质判定标准，得到广泛推广应用。

2. 体质学说的应用

中医学应用体质学说，研究正常人体的生理特殊性，强调脏腑经络的偏颇和精气阴阳的盛衰对形成体质差异的决定性作用，揭示了个体的差异规律、特征及机理。体质与养生防病、生理功能、病因病机、辨证论治等均有密切关系，中医学强调的"因人制宜"，就是体质学说个体化养生、诊疗思想的体现。

善于养生者，就要修身养性，形神共养，以增强体质，预防疾病，增进身心健康。调摄时就要根据各自不同的体质特征，选择相应的措施和方法。中医学的养生方法，贯穿于衣食住行的各个方面，主要有顺时摄养、调摄精神、起居有常、劳逸适度、饮食调养及运动锻炼等，无论在哪一方面的调摄，都应兼顾体质特征。例如，在食疗方面，体质偏阳者，进食宜凉而忌热；体质偏寒者，进食宜温而忌寒；形体肥胖者多痰湿，食宜清淡而忌肥甘；阴虚之体，饮食宜甘润生津之品，忌肥腻厚味、辛辣燥烈之品；阳虚之体宜多食温补之品。在精神调摄方面，要根据个体体质特征，采用各种心理调节方法，以保持心理平衡，维持和增进心理健康。如气郁质者，精神多抑郁不爽，神情多愁闷不乐，性格多孤僻内向，多愁善感，气度狭小，故应注意情感上的疏导，消解其不良情绪，以防过极。阳虚质者，精神多萎靡不振，神情偏冷漠，多自卑而缺乏勇气，应帮助其树立起生活的信心。

应用保健药物或非药物疗法，应注意中药具有不同的性味特点，针灸也具有相应的补泻效果，能够调整脏腑精气阴阳之盛衰及经络气血之偏颇，用之得当，将会收到补偏救弊的功效，使病理体质恢复正常；用之不当，或针药误施，将会加重体质损害，使体质由壮变衰，由强变弱。一般规律：体质偏阳者宜甘寒、酸寒、咸寒、清润，忌辛热温散；体质偏阴者宜温补益火，忌苦寒泻火；素体气虚者宜补气培元，忌耗散克伐；阴阳平和质者宜视病情权衡寒热补泻，忌妄攻蛮补；痰湿质者宜健脾芳香化湿，忌阴柔滋补；湿热质者宜清热利湿，忌滋补厚味；瘀血质者，宜疏利气血，忌固涩收敛等。疾病初愈或趋向恢复时，促其康复的善后调理非常重要，皆需兼顾患者的体质特征。如体质偏阳者热病初愈，慎食狗肉、羊肉、桂圆等温热及辛辣之味；体质偏阴者大病初愈，慎食龟鳖、熟地等滋腻之物和五味子、诃子、乌梅等酸涩收敛之品。

第三章

调摄精神

　　调摄精神，即精神养生，是在中医养生学的基本原则指导下，通过主动的修德养神、积精全神、顺时调神、调志摄神、节欲凝神、养精静神、调气安神、雅趣怡神、兼养形神等，保护和增强人的精神心理健康；通过节制、疏泄、移情、开导、暗示等措施及时排解不良情绪，恢复心理平衡，达到形与神俱、尽终天年的养生方法。

　　精神，是指人的内心现象，包括思维、意志、情感及其他各种心理活动。中医学将其统一归为神的范畴，认为形是神的物质基础，神是形的生命表现；强调神的主导地位，认为神为形之主，神可驭形。调摄精神对于保持机体内外环境的相对平衡，维持机体的整体特性、整体功能和整体规律具有重要作用。中医养生学既重视养形，更强调养神，调摄精神得当，则人体七情调和，脏腑协调，气顺血充，阴平阳秘，健康少病，正所谓"恬惔虚无，真气从之；精神内守，病安从来"。

第19讲　修德养神

『原典』

　　古之欲明明德于天下者，先治其国。欲治其国者，先齐其家。欲齐其家者，先修其身。欲修其身者，先正其心。欲正其心者，先诚其意。欲诚其意者，先致其知，致知在格物。

（《礼记·大学》）

　　扁善之度，以治气养生则后彭祖，以修身自名则配尧禹。宜于时通，利以处穷，礼信是也。凡用血气、志意、知虑，由礼则治通，不由礼则勃乱提僈；食饮、衣服、居处、动静，由礼则和节，不由礼则触陷生疾；容貌、态度、进退、趋行，由礼则雅，不由礼则夷固僻违、庸众而野。

　　治气养心之术：血气刚强，则柔之以调和；知虑渐深，则一之以易良；勇胆猛戾，则辅之以道顺；齐给便利，则节之以动止；狭隘褊小，则廓之以广大；卑湿、重迟、贪利，则抗之以高志；庸众驽散，则劫之以师友；怠慢僄弃，则焰之以祸灾；愚款端悫，则合之以礼乐，通之以思索。凡治气养心之术，莫径由礼，莫要得师，莫神一好。夫是之谓治气养心之术也。

（《荀子·修身》）

『讲义』

古人所谓"德"，包括明德、齐家、修身、正心、诚意、致知、格物。修德怡神就是通过培养良好的道德情操，养成良好的性格，树立崇高的人生目标，从而促进身心健康的养生保健方法。古人早有"养生莫若养性，养性莫若养德"的论述，如《礼记·中庸》："大德……必得其寿。"道德高尚的人行事光明磊落，性情豁达开朗，如此则神安志宁，气顺血调，形与神俱，乃得健康长寿。唐代孙思邈认为："德行不充，纵服玉液金丹，未能延寿。"明代王文禄《医先》记载："养德、养生无二术也。"由此可见，古代养生学家将道德修养视为养生的根本，养生即养德，二者密不可分。现代社会仍继承其积极的一面，对道德修养、摄生延年还是颇有益处的。

《素问·上古天真论》曰："所以能年皆度百岁而动作不衰者，以其德全不危也。"修德怡神是养生延年的重要方法，受到历代养生家的重视，儒家、道家、墨家、法家以及古今医家将养性修德列为摄生首务。荀子（约公元前 313—公元前 238），名况，字卿（一说时人相尊而号为卿），战国末期赵国人，著名的思想家、哲学家、教育家，先秦时代百家争鸣的集大成者。荀子对于修身养生的论述，强调"善""礼""信"为修德修身之要，行善用来治气养生，寿命可追随彭祖；行善用来修养品德，名声可比尧禹。遵守礼信，既适宜通达之时，也适宜于窘困之时。人的衣食住行，守礼则和，失礼则病。调理性情、修养身心之法是：心平气和、平易温良、举止得当、思想开阔、志向高远，有良师益友之助，有祸福贫富之戒，有礼乐润色之合，坚持不懈，用心专一，则可以福佑长寿。孙思邈认为，养性就是以"善"为特征的道德修养，乐善好施之人必喜悦之情常现，鲜有烦恼、忧愁、厌恶等不良情绪，因此而神安志宁，气顺血调，阴阳气和。

"夫养性者，欲所习以成性，性自为善。"养性就是以"善"为特征的道德修养。一个人性善好施，以奉献为荣，乐于助人，可以激发人们对他的友爱感激之情，他从中获得的内心温暖缓解了他在日常生活中常有的焦急，从而能很好地维持其脏腑阴阳的协调和平衡，因此有利于身体健康。乐善好施、豁达开朗之人不会因个人得失而整天愁容满面。德行不充之人，纵服玉液金丹也未见能延寿。"道德日全"，则不祈善而福自到，不求寿而寿自延，这就是养生的大要。近年来对 90 岁以上长寿老人的调查也表明，长寿的主要原因不在物质而在精神。长寿老人能够长寿与其心胸豁达，性格开朗，广交朋友，与世无争，随遇而安的精神状态密切相关。

养生以修德为首务，道德与人的健康和寿命密切相关。养德即养生，从中医角度讲，良好的道德修养对于维持人体脏腑的阴阳平衡至关重要。孔子、孟子身体力行儒家的仁德思想，孔子活到 73 岁，孟子活到 84 岁，成为当时了不起的寿星。道德高尚的人，行事光明磊落，性情豁达开朗，如此则神志怡然安宁，气血和调，生理功能平稳，形与神俱，得以健康长寿。隋唐时代名医杨上善认为："修身为德，阴阳气和。"所谓"阴阳气和"即阴阳和谐，机体呈现阴平阳秘之态。研究发现，乐于助人、与他人相处融洽的人预期寿命显著延长，男性尤其明显；相反，损人利己、心怀恶意的人的死亡率较正常人高出 1.5～2 倍。唐代著名诗人白居易，自幼体弱多病，中年亲人零落，仕途险恶，但其以"枕上愁烦多发病，床上欢笑胜寻医"的豁然大度而闻名，自号"乐天"，诗多寿高，享年七十有四。而与其同时代的李贺则不然，孤芳自赏，自我封闭，自寻烦恼，仅 26 岁便拂袖而归。

现代医学则认为，道德修养高的人，大脑皮质的兴奋和抑制相对稳定，包括多种活性物质分泌正常，神经系统的调节能力增强，脑中激素释放增多，强化神经活动，可以延缓衰老，因此对健康有利。

第20讲 积 精 全 神

『原典』

欲不可纵，纵则精竭。精不可竭，竭则真散。盖精能生气，气能生神，营卫一身，莫大乎此。故善养生者，必宝其精，精盈则气盛，气盛则神全，神全则身健，身健则病少，神气坚强，老而益壮，皆本乎精也。广成子曰：必静必清，无劳女形，无摇女精，乃可以长生。正此之谓。

（《类经·摄生》）

聚精之道，一曰寡欲，二曰节劳，三曰息怒，四曰戒酒，五曰慎味。今之谈养身者，多言采阴补阳，久战不泄，此为大谬。肾为精之府，凡男女交接，必扰其肾。肾动则精血随之而流外，虽不泄，精已离宫。未能坚忍者，亦必有真精数点，随阳之痿而溢出。此其验也，如火之有烟，焰岂有复反于薪者哉，是故贵寡欲。精成于血，不独房室之交，损吾之精，凡日用损血之事，皆当深戒。如目劳于视，则血以视耗。耳劳于听，则血以听耗。心劳于思，则血以思耗。吾随事而节之，则血得其养，而与日俱积矣，是故贵节劳。

主闭藏者肾也，司疏泄者肝也。二脏皆有相火，而其系上属于心，心，君火也。怒则伤肝，而相火动，动则疏泄者，用事而闭藏，不得其职。虽不交合，亦暗流而潜耗矣，是故当息怒。人身之血，各归其舍则常凝。酒能动血，人饮酒则面赤，手足俱红，是扰其血而奔驰之也。血气既衰之人，数月无房事，精始厚而可用。然使一夜大醉精随薄矣，是故宜戒酒。《内经》云：精不足者，补之以味。然醴郁之味，不能生精；惟恬澹之味，乃能补精耳。盖万物皆有真味，调和胜而真味衰矣。不论腥素淡煮之得法，自有一段冲和恬澹之气，益人肠胃。《洪范》论味而曰：稼穑作甘。世间之物，惟五谷得味之正。但能淡食谷味，最能养精。又凡煮粥饭而中有厚汁，滚作一团者，此米之精液所聚也。食之最能生精，试之有效。

（《摄生三要·聚精》）

『 讲义 』

积精全神，首见于《素问·上古天真论》："中古之时，有至人者，淳德全道，和于阴阳，调于四时，去世离俗，积精全神，游行天地之间，视听八远之外，此盖益其寿命而强者也，亦归于真人。"所谓积精，是指积累、固护人体的精气，使之充实；所谓全神，是指神志健全，精神活动保持正常状态。人体三宝，精、气、神是也。精是物质基础，无精则无气，无气则无神，从而阐明了"积精全神"的道理。可见，"积精全神"是重要的养神方法。正如王冰《重广补注黄帝内经素问》说："爱精保神，如持盈满之器，不慎而动，则倾竭天真。"

《灵枢·经脉》载："人始生，先成精。"《素问·金匮真言论》亦指出："夫精者，身之本也。"精不仅是生命产生的本原，也是维持生命活动的重要物质。因此，人体精气的充盈与否备受历代养生学家的重视。只有精气充盈，才能神气健旺。欲使神旺，必先积精，积精的重要性可见一斑。

积精之法，明代袁黄《摄生三要》论之较详。袁黄（1533—1606），后人常以其号"了凡"称之。著名之作《了凡四训》结合儒释道三家思想，阐明种德立命、修身治世之宗旨，鼓励向善立身，慎独立品，自求多福，远避祸殃。自明末以来流行甚广，影响较大。

《摄生三要》以聚精、养气、存神为摄生的三大纲要，聚精的要点有五——寡欲、节劳、息怒、戒酒、慎味，至今仍值得我们借鉴。

其一，积精重在养肾，也即狭义的"精"。男女生殖之精，是人体先天生命之源泉，不宜过分泄漏，如果纵情泄欲，会使精液枯竭，真气耗散而致未老先衰。《备急千金要方·养性》中指出："精竭则身惫。故欲不节则精耗，精耗则气衰，气衰则病至，病至则身危。"告诫人们宜保养肾精，这是关系到机体健康和生命安危的大事。保养肾精，一要宁心神以息相火妄动，正如朱丹溪《格致余论·阳有余阴不足论》："主闭藏者肾也，司疏泄者肝也，二者皆有相火，而其系上属于心。心，君火也，为物所感则易动，心动则相火亦动，动则精自走，相火翕然而起，虽不交会，亦暗流而疏泄矣。"二要慎房事以防阴精妄耗，房事过度会损伤肾之精气。中医认为，欲不可绝，亦不可纵。采取正确的行房方法，注意行房宜忌。

其二，注重摄情保精。七情为五脏所主，神、魂、魄、意、志与五脏精气密切相关，七情妄动皆能损伤五脏阴精，故应摄情保精。七情尤以怒、恐对阴精的损伤更为明显，主张息怒、防恐以固精。

其三，注重饮食益精。《养老奉亲书·饮食调治》："主身者精，养气者精，益精者气，资气者食。食者生民之天，活人之本也。"说明饮食可以气化成精以全神。通过调和饮食可以调养精气神以养生延年。就古今养生活动中常用的饮食物和食疗配方的主要作用而言，多以直接滋养精、气者多，如米、麦、肉、蛋、乳等主要在于益气生精，有些食物如茯苓、莲子、小麦、猪心等兼具补气养神之功，有些食物如桂圆、枸杞子、核桃肉等兼有益精养血生神的作用，运用时若能根据食物的作用特征，适当选择调配，便可在补精益气的基础上达到体健神旺。

其四，谨慎饮用酒类。酒性大热，味苦甘辛，具有活血脉之功效。虽然在医药上应用较多，但无节制的饮酒则伤神损寿，甚则夺人性命。酒对人体的作用具有两重性，如何取其利而避其弊，需要掌握科学的方法。饮酒宜少而不宜多，饮酒宜适时，禁"醉以入房"，酒后行房事损害健康。

其五，虚者补药益精。《神农本草经》将具有养生作用的中药列为上品，如人参、黄芪、天门冬、干地黄、菟丝子、麦门冬、薏苡仁、石斛、巴戟天等。根据阴阳气血偏衰之不同，可以有针对性地选择用药，补养脏腑精气。六味地黄丸、左归丸等，为补肾益精名方；右归丸、金匮肾气丸等补肾助阳名方；四君子汤、补中益气丸等，为补益脾胃名方；四物汤、当归补血汤等为补血名方。需要注意的是，如果并无疾病及不适症状，不需服用补药。《卫生宝鉴·无病服药辨》谓之："补精益气，倘用之不时，食之不节，犹或生疾，况药乃攻邪之物，无病而可服焉？"即使为老年人，可以饮食调补，若无目的滥用补药，则可能招致阴阳失衡、疾病丛生之祸。

第 21 讲　顺 时 调 神

『原典』

春三月，此为发陈。天地俱生，万物以荣，夜卧早起，广步于庭，被发缓形，以使志生，生而勿杀，予而勿夺，赏而勿罚，此春气之应，养生之道也；逆之则伤肝，夏为寒变，奉长者少。

夏三月，此为蕃秀。天地气交，万物华实，夜卧早起，无厌于日，使志勿怒，使华英成秀，使气得泄，若所爱在外，此夏气之应，养长之道也；逆之则伤心，秋为痎疟，奉收者少，冬至重病。

秋三月，此谓容平。天气以急，地气以明，早卧早起，与鸡俱兴，使志安宁，以缓秋刑，收敛神气，使秋气平，无外其志，使肺气清，此秋气之应，养收之道也；逆之则伤肺，冬为飧泄，奉藏者少。

冬三月，此为闭藏。水冰地坼，勿扰乎阳，早卧晚起，必待日光，使志若伏若匿，若有私意，若已有得，去寒就温，无泄皮肤，使气极夺。此冬气之应，养藏之道也；逆之则伤肾，春为痿厥，奉生者少。

（《素问·四气调神大论》）

『讲义』

《素问·四气调神大论》记载："阴阳四时者，万物之终始，死生之本也。逆之则灾难生，从之则苛疾不起，是谓得道。"顺应四时气候的变化规律，在生活起居中注意调节精神情志是顺时调神的主要含义，也是养生的重要环节。春生、夏长、秋收、冬藏的自然变化规律与人体健康密切相关，四时对人的情志、气血运行以及脏腑经络的功能也产生不同程度的影响，正如《灵枢·五癃津液别》云："天暑衣厚则腠理开，故汗出……天寒则腠理闭，气湿不行，水下留于膀胱，则为溺与气。"《素问·四时刺逆从论》指出："春气在经脉，夏气在孙络，长夏气在肌肉，秋气在皮肤，冬气在骨髓中。"人体的脏腑功能活动须与外界环境协调统一，才能保持阴阳平衡，这也正是"天人相应"思想的具体体现。

春季调神：春三月，万物推陈出新，生机勃勃，故人的精神情志也一定要生机盎然，使之生发，万不可扼杀。唯有助其畅达，赏心怡情，才能与"春生"之气相应。精神愉快，条达舒畅，"以使志生"。

夏季调神：夏三月，天气之气交会，万物繁荣，人的精神情绪也要像含苞待放的花朵一样饱满，以顺应夏日自然繁茂之势。夏季养神的关键是"使志无怒"，夏季应使机体的气机宣畅、通泄自如、情绪外向，恰如"使气得泄，若所爱在外"之意，才能使情志与"夏长"之气相应。

秋季调神：秋三月，阳气渐收，阴气渐长，万物收获，为冬季的闭藏做准备，因此秋季养生应遵循"秋收"的原则，人们要保持精神上的安宁，才能减缓肃杀之气对人体的影响，同时要不断地收敛神气，使神志不外驰，尽量排除杂念，以保肺之清肃之气。

冬季调神：冬三月，阳气潜藏，阴气盛极，草木凋零，蛰虫伏藏，用冬眠状态养精蓄锐，以便为春来生机勃发做好准备。人体的阴阳消长相对缓慢，因此，冬季养生要着眼于"藏"，保持精神宁静，控制精神活动，做到"藏而不露"，这和夏季的"使华英成秀"截然相反。冬季养生除要做到"神藏"外，还要防止季节性情感失调症，也就是我们通常所说的冬季忧郁症。适当增加光照时间，加强体育锻炼、增加富含维生素 C 及 B 族维生素的食物的摄入，以此来调节因寒冷而受抑制的大脑功能。

中医学强调"神藏于内"对于养生有很重要的价值，正如《黄帝内经》所说："精神内守，病安从来""静则神藏，躁则消亡"。由此可见，神藏于内，不仅是冬三月要做到，春、夏、秋也要注意藏神。

顺时调神还有一层含义，即顺一日之平旦、日中、日西的时间节律而调神。《素问·生气通天论》载："平旦人气生，日中而阳气隆，日西而阳气已虚，气门乃闭。"人体一日气机之升降浮沉，犹如一年四季生长收藏的变化，人的精神情志状态也随之变化。故清晨神气始生，精神爽慧，应使情绪振奋；日中则应保持饱满的精神状态，唯夏季中午阳气极盛，盛极则转阴，所以保持精力旺盛，多宜午间小憩；日落则情志活动不易过分激发；晚间困倦思眠，因此不要强使情绪兴奋，以免影响睡眠。总之，应建立顺应时间节律的"顺时调神"规律，使情志与机体的外环境（自然节律）、内环境（生理节律）同步。

第 22 讲　调 志 摄 神

『原典』

余知百病生于气也，怒则气上，喜则气缓，悲则气消，恐则气下，寒则气收，炅则气泄，惊则气乱，劳则气耗，思则气结。九气不同，何病之生？

岐伯曰：怒则气逆，甚则呕血及飧泄，故气上矣。喜则气和志达，荣卫通利，故气缓矣。悲则心系急，肺布叶举，而上焦不通，荣卫不散，热气在中，故气消矣。恐则精却，却则上焦闭，闭则气还，还则下焦胀，故气不行矣。寒则腠理闭，气不行，故气收矣。炅则腠理开，荣卫通，汗大泄，故气泄。惊则心无所依，神无所归，虑无所定，故气乱矣。劳则喘息汗出，外内皆越，故气耗矣。思则心有所存，神有所归，正气留而不行，故气结矣。

（《素问·举痛论》）

悲可以治怒，以怆恻苦楚之言感之。喜可以治悲，以谑浪亵狎之言娱之。恐可以治喜，以恐惧死亡之言怖之。怒可以治思，以污辱欺罔之言触之。思可以治恐，以虑彼志此之言夺之。凡此五者，必诡诈谲怪，无所不至，然后可以动人耳目，易人听视。

（《儒门事亲·九气感疾更相为治衍》）

怒甚偏伤气，思多太损神，神疲心易役，气弱病来侵。勿使悲欢极，常令饮食均。再三防夜醉，第一戒晨嗔……安神宜悦乐，惜气保和纯。寿夭休论命，修形在本人。若能遵此理，平地可朝真。

（《寿世青编·孙真人养生铭》）

『讲义』

　　情志，是指"七情"和"五志"的合称。"七情"包括怒、喜、忧、思、悲、恐、惊七种情志活动，其中，怒、喜、思、悲（忧）、恐为"五志"。情志，包括情感与情绪，是人在接触客观事物时，精神心理的综合反映。一般情况下，人体的情志属于正常活动，不会致病。情志活动有度，调和而有节制，则有利于机体各脏腑组织生理功能的进行，在一定的条件下可以起到保护人体，增强机体的免疫功能和抗病能力，促进人体健康的作用。

　　人的情志是不断变化的，自然、社会、心理及生理病理变化，都会激发人体情志的变化。当人遭遇突然、强烈、持久的情志刺激，并超过了人体自身的生理调节范围与耐受能力，则会引起机体的生理功能紊乱，导致疾病甚或引起死亡，例如，《灵枢·本神》："肺喜乐无极则伤魄，魄伤则狂，狂者意不存人，皮革焦，毛悴色夭，死于夏。"因此，当情志过激时，应积极主动地调节和控制，调志以摄神，避免不良情绪对人体内环境的进一步损害。

　　怒为肝志，暴怒则肝气上逆，血随气逆，甚则呕血，或肝气乘脾发生飧泄，故称气上。喜则气和顺而志意畅达，荣卫之气通利，此为气缓。悲哀太过则心系急迫，但悲为肺志，悲伤则肺叶张举，上焦闭塞不通，营卫之气得不到布散，热气郁闭于中而耗损肺气，即为气消。恐惧使精气下却，精气下却则升降不交，故上焦闭塞，上焦闭塞则气还归于下，气郁于下则下焦胀满，此为"恐则气下"。寒冷之气侵袭人体，则使腠理闭密，荣卫之气不得畅行而收敛于内，此为气收。火热之气能使人腠理开发，荣卫宣畅，汗液大量外出，使气随津泄。受惊则心动悸无所依附，神志无所归宿，心中疑虑不定，因此气乱。劳逸过度则气动喘息，汗出过多，喘则内气泄，汗出过多则外气越，内外之气皆泄越，此为气耗。思则精力集中，心有所存，神归一处，以致正气留结而不运行，因此气结。

　　中医认为，情志活动与脏腑气血密切相关。在五行学说中，将七情归纳为"五志"（悲、惊分别属于忧、恐），并配以五脏，指出"肝在志为怒""心在志为喜""脾在志为思""肺在志为忧""肾在志为恐"。七情致病，主要是影响脏腑气机，导致气血运行紊乱而发病。当机体产生不良情绪时，可根据情志及所属脏腑的五行生克制化规律，以相互制约、相互克制的情志，转移和干扰原来的有害情志，恢复和重建精神平和的状态，这就是所谓的"情志相胜"法。具体而言，喜伤心者，以恐胜之；思伤脾者，以怒胜之；悲伤肺者，以喜胜之；恐伤肾者，以思胜之；怒伤肝者，以悲胜之。

运用"情志相胜"法调节异常情志时，要注意刺激的强度，即所用之强度要超过致病情志刺激的强度，或采用突然强大的刺激，或采用持续不断的强化。同时要关注患病对象的性格，需其有一定的承受能力，而非极端性格。

《续名医类案》曰："失志不遂之病，非排遣性情不可。""投其所好以移之，则病自愈。"通过一定的方法和措施改变人的情绪和意志，或改变周围环境，脱离不良因素刺激，我们称之为"移情法"。《北史·崔光记》载："取乐琴书，颐养神性。"可见，琴棋书画移情，可排解愁绪、寄托情怀、舒畅气机，颐养心神，"有胜于服药者矣"。此外，运动会使引起精神愉快的内啡肽分泌增多，既强健了体魄，又愉悦了心神。

《灵枢·师传》："人之情，莫不恶死而乐生，告之以其败，语之以其善，导之以其所便，开之以其所苦，虽有无道之人，恶有不听者乎。"明确指出语言开导的调畅情志方法。《老老恒言·燕居》："人借气以充其身，故平日在乎善养。所忌最是怒，怒心一发，则气逆而不顺，窒而不舒，伤我气，即足以伤我身。"可见怒对人体健康的危害最大，节制自己的情感，才能维持心理的协调平衡。现代医学也认为，情志可直接作用于神经系统而影响内环境。除此之外，节制法、疏泄法、超脱法、暗示法等对于调志摄神也有积极作用。

第23讲 节欲宁神

『原典』

志闲而少欲，心安而不惧，形劳而不倦，气从以顺，各从其欲，皆得所愿。故美其食，任其服，乐其俗，高下不相慕，其民故曰朴。是以嗜欲不能劳其目，淫邪不能惑其心，愚智贤不肖，不惧于物，故合于道。所以能年皆度百岁而动作不衰者，以其德全不危也。

（《素问·上古天真论》）

肺者，脏之长也，为心之盖也，有所失亡，所求不得，则发肺鸣，鸣则肺热叶焦。故曰五脏因肺热叶焦，发为痿躄，此之谓也。悲哀太甚，则胞络绝，胞络绝，则阳气内动，发则心下崩，数溲血也。思想无穷，所愿不得，意淫于外，入房太甚，宗筋弛纵，发为筋痿，及为白淫。

（《素问·痿论》）

『讲义』

欲，指欲望，包括物质和精神上的欲望。欲望，本来是世界上所有动物最原始的、最基本的一种本能；从人的角度讲是心理到身体的一种渴望、满足，是一切动物存在必不可少的需求。"人有七情六欲"，"六欲"最早见于《吕氏春秋·贵生》："所谓全生者，六欲皆得其宜也。"东汉高诱注释:"六欲,生、死、耳、目、口、鼻也。"现代,一般所说六欲,即求生欲、求知欲、表达欲、表现欲、舒适欲、情欲。无论古今,人类最高的欲望,是长生久视,益寿延年。

人要生存,惧怕死亡,于是有饮食滋味,所谓"食欲";对物质享受的欲望,所谓"物欲";对性的渴望,以繁衍后代的需求,所谓"性欲";又有对个人的欲望或不正当的欲望,所谓"私欲";贪得无厌的欲望、无休止地索取、过分的要求,所谓"贪欲"等。

欲望长生,必须节制其他欲望。"五色令人目盲,五音令人耳聋,五味令人口爽,驰骋畋猎令人心发狂,难得之货令人行妨",出自《老子·第十二章》,意思是说人不可只寻求官能的刺激,流逸奔竞,游艺放荡,使心灵激扰不安。老子提出:不可沉沦于外界物欲生活的诱惑,应持守内心的安足,确保固有的天真,要人心灵保持清净,不要追逐欲念而耗损精神。多欲会招致祸患,诚如:"罪莫大于可欲,祸莫大于不知足,咎莫大于欲得。故知足之足,常足矣。"人若知足心自能静。人重视身体,爱惜生命,毋因外物而伤生,正如老子所言:"名与身孰亲?身与货孰多?得与亡孰病?甚爱必大费,多藏必厚亡。故知足不辱,知止不殆,可以长久。"

对外在事物的欲求之心,是喜怒恶怨的起点。欲望得到满足便暗自窃喜,若无法满足便怨憎横生,《韩非子·解老》说:"憎爱无度,则争斗之爪角害之;嗜欲无限,动静不节,则痤疽之爪角害之。"说明欲望的满足要适度,过度的贪欲流害无穷。佛教以"贪、嗔、痴"为世间众生所染三种根本毒害,故有"戒贪""戒痴""戒嗔""之"三戒"说,"贪"是佛教修行的大敌,是产生一切烦恼的根本。现代心理学认为,人的需要是个体行为积极性的源泉,是人进行各种活动的基本动力,但由于自身条件或社会规范的限制,人的欲望往往不能被全部满足,因此受到挫折,产生不利情绪。一个人的贪欲、私欲过盛,久而久之,必然损伤心神,影响健康。若能节制欲望,有助于心身状态的调整,对身心健康的发展大有裨益。

性欲为人的天性,但"性欲不可放纵",必有所节制方能宁神,正如《养性延命录》:"房中之事,能生人,能煞人,譬如水火,知用之者,可以养生,不能用之者,立可死矣。"过度放纵追逐欲望会耗散精气,戕害心神,违反生理规律会导致人体快速衰老,正如《素问·上古天真论》论述:"今时之人不然也,以酒为浆,以妄为常,醉以入房,以欲竭其精,以耗散其真,不知持满,不时御神,务快其心,逆于生乐,起居无节,故半百而衰也。"

嗜欲是因喜好太过而致偏爱成癖之欲,实为"心"的贪欲在目、耳、口、鼻、舌上的具体反映。《庄子》早有嗜欲伤人的记载:"且夫失性有五:一曰五色乱目,使目不明;二曰五声乱耳,使耳不聪;三曰五臭熏鼻,困惾中颡;四曰五味浊口,使口厉爽;五曰趣舍滑心,使性飞扬。此五者,皆生之害也。"因此要从断嗜欲、寡嗜欲、敛五官等方面节欲以宁神。

节欲宁神,对现代社会尤其重要。人生在世无法事事顺心,遇到不如意的事难免发怒、悲伤,但人之七情不可放恣,《淮南子·精神训》中说:"嗜欲者使人之气越,而好憎者使人之心劳,弗疾去则志气日耗。"说明嗜欲使人的元气散失,好恶使人的心神病损,不尽快去除贪欲好恶,人的神气就会日渐耗损。

第24讲 养性静神

『原典』

致虚极,守静笃。万物并作,吾以观其复。夫物芸芸,各复归其根。归根曰静，静曰复命。复命曰常，知常曰明，不知常妄作凶。知常容，容乃公，公乃王，王乃天，天乃道，乃道久。没身不殆。

（《老子·第十六章》）

夫上古圣人之教下也，皆谓之虚邪贼风，避之有时，恬惔虚无，真气从之，精神内守，病安从来。是以志闲而少欲，心安而不惧，形劳而不倦，气从以顺，各从其欲，皆得所愿。故美其食，任其服，乐其俗，高下不相慕，其民故曰朴。是以嗜欲不能劳其目，淫邪不能惑其心，愚智贤不肖，不惧于物，故合于道。所以能年皆度百岁而动作不衰者，以其德全不危也。

（《素问·上古天真论》）

故善摄生者，常少思少念，少欲少事，少语少笑，少愁少乐，少喜少怒，少好少恶，行此十二少者，养性之都契也。多思则神殆，多念则志散，多欲则志昏，多事则形劳，多语则气乏，多笑则脏伤，多愁则心慑，多乐则意溢，多喜则忘错昏乱，多怒则百脉不定，多好则专迷不理，多恶则憔悴无欢。此十二多不除，则营卫失度，血气妄行，丧生之本也。

（《备急千金要方·道林养性》）

『讲义』

精神摄生，首贵静神，源于老子道家学说。老子主张，清净无为，恬惔寡欲，谦让俭啬，守中不争，即"无为"思想，所谓"致虚极，守静笃"。若是致虚、宁静的功夫达到极致，万物生长壮大、众生运动变化，从无到有，由有到无，动极而静，静极复动，往复循环，乃自然规律之根本。回归根本，返朴归真，即"静"，又称"复命"，为万物变化的常道。了解此常道可称为明智，不了解此常道而轻举妄为，就要产生祸害。了解常道的人才能无事不通，坦然大公，符合自然，体道而行，才能长久。如此，终身也就可免于危殆。道家清净无为的主张，虽然有消极的一面，但在摄生方面却有可取之处。

《素问·上古天真论》遵老子道家之学，以"恬惔虚无，真气从之，精神内守，病安从来"为静神思想的核心，认为心境要清净安闲，排除过多的私心杂念，以使真气运行顺畅，精神守持于内，疾病无从发生。因此，人们就可以心志安闲，少有欲望，情绪安定而没有焦虑，形体劳作而不使疲倦，真气因而调顺，各人都能随其所欲而满足自己的愿望。服用食物自觉甘美，随便着衣自感满意，顺应地方风俗习尚，愉快生活，社会地位无论高低，都不相倾慕，可称朴实无华。任何不正当嗜欲皆不加注目，任何淫乱邪僻事物也皆不惑乱心志，无论愚笨聪明、能力大小，不因外界事物的变化而心动焦虑，而符合养生之道。如此，方可以年龄超过百岁而动作不显得衰老，正是"德全不危"，即领悟养心静神、修身养性的养生方法，从而达到长生久视之目的。

《黄帝内经》提倡静神养生思想，散在各篇多有论述。如《素问·阴阳应象大论》曰："为无为之事，乐恬惔之能，从欲快志于虚无之守，故寿命无穷，与天地终，此圣人之治身也。"

心神清静，精气日渐充实，形体随之健壮，则有助于益寿延年。心神躁动，精气日渐耗损，形体必然早衰。《素问·生气通天论》："清静则肉腠闭拒，虽有大风苛毒，弗之能害。"保持思想宁静，意志平和调顺，人体正气充盈，则腠理固密，邪气难以侵害人体；相反，若心躁乱而不静，则如《素问·痹论》所言："静则神藏，躁则消亡。"

静神学说对中医养生之道具有重要指导作用，历代医家皆效法遵从之。如《备急千金要方》著名的"十二少"之论：少思、少念、少欲、少事、少语、少笑、少愁、少乐、少喜、少怒、少好、少恶，正是"静神"养性之基本要领（都契）所在。心不可乱思，神不可过用，思太乱则伤，神过用则疲。反之，则有"十二多"之伤："多思则神殆，多念则志散，多欲则志昏，多事则形劳，多语则气乏，多笑则脏伤，多愁则心慑，多乐则意溢，多喜则忘错昏乱，多怒则百脉不定，多好则专迷不理，多恶则憔悴无欢。"不必详解，其义自见，不能静神，十二多不除，则营卫失度，血气妄行，乃为丧生之本。慎之慎之！

总之，养性静神，"恬惔虚无"为关键。内无过分妄想，外无过分追求，摒弃杂念，畅遂情志，神静淡泊，则精神情绪稳定，脏腑功能协调平衡，营卫气血运行调畅，正气充沛维持人体的健康。现代医学认为，凝神敛思是一种良好的自我调节方式，能够避免神经系统遭受外界干扰，调整人体生理功能的最佳状态，有利于防病和健康长寿。

第25讲　调气安神

『原典』

调气之方，必别阴阳，定其中外，各守其乡，内者内治，外者外治，微者调之，其次平之，盛者夺之，汗之下之，寒热温凉，衰之以属，随其攸利，谨道如法，万举万全，气血正平，长有天命。

（《素问·至真要大论》）

《服气经》曰：道者，气也。保气则得道，得道则长存。神者，精也。保精则神明，神明则长生。精者，血脉之川流，守骨之灵神也。精去则骨枯，骨枯则死矣。是以为道，务宝其精。从夜半至日中为生气，从日中后至夜半为死气，当以生气时正僵卧，瞑目握固，闭气不息，于心中数至二百，乃口吐气出之，日增息。如此，身神具，五脏安，能闭气至二百五十，华盖明，耳目聪明，举身无病，邪不干人也。凡行气，以鼻纳气，以口吐气，微而引之，名曰长息。纳气有一，吐气有六。纳气一者谓吸也。吐气有六者，谓吹、呼、唏、呵、嘘、呬，皆出气也。凡人之息，一呼一吸，元有此数。欲为长息吐气之法，时寒可吹，时温可呼。委曲治病，吹以去风，呼以去热，唏以去烦，呵以下气，嘘以散滞，呬以解极。凡人极者，则多嘘呬。道家行气，率不欲嘘呬。嘘呬者，长息之心也。

行气闭气，虽是治身之要，然当先达解其理，又宜空虚不可饱满。若气有结滞，不得空流，或致发疮，譬如泉源不可壅遏。若食生鱼、生菜、肥肉，及喜怒忧患不除而以行气，令人发上气。凡欲学行气，皆当以渐。

（《养性延命录·服气疗病》）

春嘘明目本扶肝，夏呵心火可自闲，
秋呬定收金肺润，冬吹肾水得平安，
三焦嘻却除烦热，四季常呼脾化餐，
切忌出声闻口耳，其功尤胜保神丹。

（《孙真人卫生歌》）

肝若嘘时目睁睛，肺知呬气手双擎，
心呵顶上连叉手，肾吹抱取膝头平，
脾病呼时须撮口，三焦客热卧嘻宁。

（《类修要诀·去病延年六字诀》）

『讲义』

调气，首见于《黄帝内经》。调气内涵，有广义、狭义之别。广义调气，泛指调和内外、阴阳、脏腑、气血、经络等的治疗大法。狭义调气，专指针刺治法；或指养生调气法。

1. 广义调气

调和内外，外指外环境，或指人的体表，包括皮肤、肌腠等；内指内环境，或相对于体表，指脏腑、气血、骨髓等。治疗时应注意调节内外环境，辨清表里、主次、先后，抓住病变的主要矛盾，方能获得良效。

调和阴阳，阴阳偏盛、偏衰、互损、格拒、转化、亡失之病变，调治以"盛者夺之，微者调之，汗之下之，寒热温凉，衰之以属"等，形成"阴病治阳、阳病治阴""从阴引阳、从阳引阴""寒之而热者取之阴，热之而寒者取之阳"等治则，后世有明代张景岳"阴中求阳、阳中求阴"等治疗大法，要在"调其气使其平也"。

调和脏腑，脏腑是人体生理活动的中心。五脏、六腑、奇恒之腑的生理功能以及脏腑之间的相互协调关系失调，是疾病发生的主要内在机制。脏腑失和的主要病因，在于内伤病因如情志、饮食、劳逸失常等以及病理产物性病因如痰饮、瘀血、结石、毒邪等，外感病因、外伤等其他病因亦可内侵影响脏腑导致生理功能失常。

调和气血，气血是人体生命活动的主要物质基础。气为阳，血为阴，阴阳相倾而失调，则导致虚实、寒热等病变。因此，《素问·至真要大论》论述"调气之方"，除重视"必别阴阳，定其中外"，同时强调"气血正平，长有天命"。

调和经络，经络是人体运行气血、联系脏腑、沟通内外、感传信息的特殊通路系统。经络有不荣、不通之虚实，亦有凝涩、厥绝之病变，故《素问·五常政大论》提出："夫经络以通，血气以从，复其不足，与众齐同，养之和之，静以待时，谨守其气，无使倾移，其形乃彰，生气以长，命曰圣王。"其中，更以针刺、灸法、推拿、按摩法等为临床常用。

2. 狭义调气

狭义调气，又指针刺治法，包括：针刺之道，在于调气；针刺调气，要在持心本神；正确的针刺方法。此不赘述。

本文所谓调气安神，首先可通过调息行气，以使气聚精充神旺。调整呼吸，吐故纳新，吸入天地之精气，呼出身中之浊气，就是调息以调气安神。通过调息，人体经络畅通，气机升降有序，神行气行，神往气往，形神合一，达到调气安神。

调气养生，源自道家，如《庄子·刻意》："吹呴呼吸，吐故纳新，熊经鸟申，为寿而已矣。"可谓中国古代对呼吸导引养生法论述最广泛的方法。

南北朝时期陶弘景《养性延命录》有较为详细的记载。《服气疗病》为专论，论及调气的呼吸吐纳方法。调气的目的，在于保精，保精之目的，在于安神。精气神三宝正常，则可以延年益寿。

调气适宜时间：宜夜半后至日中前，谓之"生气"；不宜日中后至夜半前，谓之"死气"。

调气方法：宜仰卧床上，舒手展脚，两手握大拇指节，离开身体四五寸，两足宜离开四五寸；上下叩击牙齿，徐徐吞下唾液，从鼻吸气，深入腹、足，闭气不息，令气停留，心中默数二百次，然后从口细细完全吐出，再从鼻细细引入。呼吸吐纳，调气安神，吸气有一，呼气有六，谓之吹、呼、唏、呵、嘘、呬，为六个字的不同发音口型，唇齿喉舌的用力不同，但不宜发出声音。如此，身体精神皆具，五脏安定。如能闭气至二百五十，华盖头脑神明，耳目聪明，全身无病，邪气不能侵犯。

四季调气法：春季属木，肝气通应，以嘘为主，可疏肝明目；夏季属火，心气通应，以呵为主，可清心宁神；秋季属金，肺气通应，以呬为主，可润肺敛气；冬季属水，肾气通应，以吹为主，可益肾固精；四季之末十八日，五行属土，脾气通应，以呼为主，可健脾助运；上、中、下三焦，以嘻为主，可却除烦热。

调气注意事项：如遇天阴、有雾、恶风、猛寒，不宜调气。若食生鱼、生菜、肥肉，及喜怒忧患不除，不宜调气。若气有结滞，不宜调气。调气之法，应掌握正确方法，逐渐深习之。

呼吸吐纳，调气安神，吸气有一，呼气有六。呼气有六者，谓吹、呼、唏、呵、嘘、呬。从明代开始又加以动作配合，称为"去病延年六字诀"，其最大特点是通过呼吸导引，强化人体内部的组织功能，充分调动脏腑的潜在能力来抵抗疾病的侵袭，防止出现过早衰老。

健身气功六字诀，是在对传统六字诀进行挖掘整理的基础上，运用相关现代科学理论与方法编创而成，并由国家体育总局于 2003 年统一向全国推广。

第 26 讲 雅 趣 怡 神

『原典』

笔墨挥洒，最是乐事，素善书画者兴到时，不妨偶一为之。书必草书，画必兰竹，乃能纵横任意，发抒性灵，而无拘束之嫌。饱食后不可捉笔，俯首倚案，有碍胃气。若因应酬促逼，转成魔障。

棋可遣闲，易动心火；琴能养性，嫌磨指甲。素即擅长，不必自为之。幽窗邃室，观奕听琴，亦足以消永昼。

能诗者偶尔得句，伸纸而书，与一二老友共赏之，不计工拙，自适其兴可也。若拈题或和韵，未免一番着意。至于题照，及寿言挽章，概难徇情。

书法名画，古人手迹所存，即古人精神所寄。窗明几净，展玩一过，不啻晤对古人；谛审其佳妙，到心领神会处，尽有默然自得之趣味在。

院中植花木数十本，不求名种异卉，四时不绝便佳。呼童灌溉，可为日课。玩其生意，伺其开落，悦目赏心，无过于是。

鹤，野鸟也，性却闲静，园圃宽阔之所，即可畜。去来饮啄，任其自如，对之可使躁气顿蠲。若笼画眉、架鹦鹉，不特近俗，并烦调护，岂非转多一累。阶前大缸贮水，养金鱼数尾，浮沉旋绕于中，非必池沼，然后可观。伫时观鱼之乐，即乐鱼之乐，既足怡情，兼堪清目。

拂尘涤砚，焚香烹茶，插瓶花，上帘钩，事事不妨身亲之。使时有小劳，盘骸血脉，乃不凝滞。所谓"流水不腐，户枢不蠹"也。

（《老老恒言·消遣》）

『讲义』

雅趣怡神不仅是文人墨客所擅长，也是中医养生的重要措施。消遣是人类生活的基本方式之一，也是人类生活必不可少的部分。现代社会繁重紧张的工作，快节奏的生活，需要琴棋书画、音乐舞蹈、花木园艺、垂钓旅游等来提升休闲文化素养、愉悦身心、陶冶情操、缓解压力，做到怡养性情。

雅趣怡神的消遣娱乐方式多种多样，但并非皆具有养生的作用，如通宵达旦的上网、废寝忘食的玩牌、乐而忘返的夜生活，这些虽然也是娱乐，但因为没有适当节制，不仅不能达到养生的目的，还会成为影响健康的因素。雅趣怡神，强调不仅要有"趣"的环节，还必须要有"雅"的取向。仅拘泥于"乐"，一旦过了头，不仅不"养"生，反而可能"害"生。

古代雅趣怡神的养生方法丰富多彩，儒家的诗词抒怀、书画言情，道家的亲山近水、琴棋勉志、隐逸修行，都极大地提升了养生的品味，传承和发展了养生的精髓。自古以来，音乐就是一种不用针、药，便能达到舒体悦心，流通气血，畅通经络的养生最佳方。美国加利福尼亚大学的医学教授阿特拉斯经过长期的研究认为：音乐能使人长寿。琴为"四艺"之首，明代医家张景岳在《类经附翼》中记载："乐者，天地之和气也。"并认为"律乃天地之正气，人中之声也"。抚琴不仅有利于神静体康，调和五脏，而且把五脏的功能活动及人的五志和五音的外在变化联系起来。琴有角徵宫商羽五音，以应木火土金水五行和人体的肝心脾肺肾五脏。

《老老恒言》载："笔墨挥洒，最是乐事。"在日常生活中常练字或作画，融学习、健身和艺术欣赏于一体，是养生的良好途径。书法、绘画可通过凝神静气、心神专注于其中，用以陶冶情操、活跃心智、愉悦心理，其养生机理可涉及调血气、通经脉，静心凝神而达到心理平衡，同时可培养高尚情操，从而达到防病、治病的手段。

花木园艺是指栽花草、培植果木与塑造盆景艺园来达到陶冶情操、修身养性和防治疾病的目的。花木园艺活动一方面是一项活络舒筋骨的全身活动，园艺劳作使人忘却烦恼，睡眠香甜，精力充沛，心态安静，静心寡欲，或激情回荡，抒发情感。实验证明，进入花木园艺室，参加劳作活动后，其血压、心率与皮肤温度等生理值趋于最佳状态，由此可见，花木园艺可给人们以形神上的安抚。对于中老年人来说，园艺活动也是防止衰老的较好措施。

养鸟观鱼可愉悦身心，自古以来便是高雅的养生途径。尽管现代人们的居住环境拥挤，但只要兴趣所在，养鸟观鱼，赏心悦目，可锻炼身体、修身养性，给生活带来美好的享受，获得精神上的愉悦和快感，消除生活中的单调和烦闷。鱼类的活泼可爱，亲昵怡人，可使情绪平静、心静；观鱼赏鸟可休养视力，转移脑力，流畅气血，心神松弛，更能增加生活的气息。

茶饮养生在中国有着悠久的历史，《茶谱》早有相关记载："能止渴，消食，除痰，少睡，利水道，明目，益思，除烦，去腻，人固不可一日无茶。"结合中医五行理论及茶制作方法，茶可分为绿茶、红茶、黄茶、白茶、黑茶等五种基本茶类，按不同时节、不同体质，选择相对应五脏的茶来饮用，具有沟通身体气机，调和阴阳之作用。

温泉作为一种对人体健康具有特殊功效的神奇之水而备受人们青睐，运用温泉浴摄生已有久远的历史记载，《温泉赋》曰："六气淫错，有疾疠兮。温泉汩焉，以流秽兮。蠲除苛慝，服中正兮。熙哉帝载，保性命兮。"这说明泡温泉不仅是一项备受喜爱和推崇的活动，而温泉本身，除了健体强身外，也开始被赋予了修身养性、陶冶情操的人文含义。

旅游作为一种重要的休闲方式，可以使我们见识异域的奇异风光和名山大川，体验历史、文化，品尝民族美味佳肴。旅游时人们与大自然密切接触，促进了身心健康，是实现养生的一种重要的手段；另一方面，旅游活动也让身心做一次短暂的"流浪"，有效地消除紧张状态，调节神经功能，益智健脑，陶冶性情以体现其养生的目的。可以说，旅游成为人们生活中修身养性必不可少的内容。

怡养性情，就是把休闲养生从自发、随意的状态提高到形成概念，并在《黄帝内经》理论指导下有计划、有组织、有目的地养生活动，克服盲目性，更能提高生活质量，以享遐寿。不论是动态的登山、森林浴、温泉浴，还是静态的音乐冥想、瑜伽、打坐等，都是以人精神愉悦、身体健康为目标的养生活动。

第27讲 兼养形神

『原典』

夫人只知养形，不知养神，只知爱身，不知爱神。殊不知形者，载神之车也，神去人即死，车败马即奔也。

养生大要："一曰啬神，二曰爱气，三曰养形，四曰导引，五曰言语，六曰饮食，七曰房室，八曰反俗，九曰医药，十曰禁忌。"又曰："无劳尔形，无摇尔精，归心静默，可以长生。"

故摄生有三：曰养神，曰惜气，曰防疾。忘情去智，恬澹虚无，离事全真，内外清净，如是则神不内耗，境不外惑，真一不杂，神自宁矣，是曰养神。抱一元之本根，固归真之精气，三焦定位，六贼忘形，识界既空，参同斯契，虚实相通，名曰大通，则气自定矣，是曰惜气。饮食适时，温凉合度，出处无犯于八邪，动作不可为勉强，则身自安矣，是曰防疾。

善养生者养内，不善养生者养外。外贪快乐，恣情好尚，务外则虚内矣。所谓养内者，使五脏安和，三焦守位，饮食得宜，世务不涉，是可长寿。

动而不知其动者，超乎动者也；静而不知其静者，超乎静者也。超乎动，阳不可得而推；出乎静，阴不可得而移。阴阳不能变，而况万物乎？故不为物所诱者，谓之至静。

形动而心静，神凝而迹移者，无为也；闲居而神扰，拱默而心驰者，有为也。无为则理，有为则乱。无为至易，非至明者，不可致也。

形者，气之聚也，气虚则形羸；神者，精之成也，精虚则神悴。形者，人也，为万物之最灵；神者，生也，是天地之大德。最灵者，为万物之首；大德者，为天地之宗。万物以停育为先，天地以清净是务。故当养其形以爱其神，敬其身以重其生。

（《遵生八笺·清修妙论》）

『讲义』

形与神是既对立又统一的哲学概念，形神不仅是中国古代的哲学问题，也是养生的重要命题。广义的形泛指一切客观存在的有形之物，广义的神包括宇宙万物运动变化的表现及其内在规律。中医学将形神这对概念引入，用其对生命体进行高度概括。《素问·上古天真论》言："形与神俱，而尽终其天年。"形与神的关系，是形态与功能、精神与物质、本质与现象的关系，是相互依存、相互影响、密不可分、协调一体的整体。《类经》中指出："形者神之质，神者形之用，无形则神无以生，无神则形不可活。"神不能脱离形体，但形体若无神，生命也就结束了，所以中医养生学强调形神统一的养生法则，认为只有做到"形与神俱"才能保证生命的健康长寿。

健康人应"兼养形神"，健康的形体是精力充沛、思维敏捷的前提保证；而充沛的精神和乐观的情绪又是形体健康的主要条件，因此中医养生学非常重视形体和精神的整体调摄。所谓形，包括人体的脏腑、经脉、皮肉、筋骨以及气血津液等营养物质。所谓神，是指人的精神、意识、思维活动以及整个生命活动的外在表现。形乃神之宅，只有形体完备，才有正常的精神活动。形健则神旺，故水谷精气充盛、气血运行通畅，是神正常活动的前提；神乃形之主，是生命活动的主宰，只有精神调畅，才能促进脏腑的功能，保持阴平阳秘的状态。

中医养生理论的重要观点"形神兼养"源于《黄帝内经》。如《素问·上古天真论》："上古之人，其知道者，法于阴阳，和于术数，食饮有节，起居有常，不妄作劳，故能形与神俱，而尽终其天年，度百岁乃去。"明确提出养生的目的就是"形与神俱，尽终天年"。动以养形，静以养神，动静结合，形神共养，方能真气从之。形神兼养，即形体与精神的共同养护，这一传统养生思想对临床实践有着重大影响及深远意义。

"形神兼养"是中医传统养生的重要思想，形宜动，神宜静。"动以养形"是指通过适当的运动可使人体气血充盛、经脉通畅，形体宜动，以导引、推拿、调气、咽津等传统养生方法以及各种劳动、体育运动之类形体之动，使精气流通，气血和调，气机顺畅则百病不生。

"静"是相对"动"而言，包括精神上的清静和形体上的相对安静状态。"神清意平，百节皆宁，养生之本也。"《素问·痹论》言："静则神藏。"因神有任万物而理万机的作用，常处于易动难静的状态，故中医养生学提出"静以养神"之原则，指出人之心神总宜静，清静养神特别重要。静以养神，传统养生学统称为"守神"。心神之静，不是提倡饱食终日、无所用心，而是精神专一，摒除杂念，心无妄用。精神养生的方法也是多方面的，比如少私寡欲、调摄情志、顺应四时、常练静功等。

"形神兼养"养生思想，提出人们需要通过一定的运动及适量的静养来调理形与神，从而更好地适应自然与社会环境。静之意有二：一则身不过劳，二则心不轻动。身不过劳，强调动静互涵的养生法则。提出生命需要运动，倡导适宜运动的"小劳之术"。动，包括劳动和运动。"人欲劳于形，百病不能成。"形体的适宜运动可使精气流通，气血畅达，增强抗病能力，提高生命活力。现代医学研究也表明，经常运动可促进身体的新陈代谢，使各器官充满活力，延缓衰老。心不轻动，告诫人们心动太过，则精血俱耗，神气失养而不内守，从而发生脏腑和机体病变。

《景岳全书·传忠录》载："善养生者，可不先养此形以为神明之宅？"强调了形体摄养的重要性。《不居集·血证全书》则曰："夫神明生化之本，精气者万物之体。全其形则生，养其精气则从神全，神全则形全而无病，可长生矣。"由此可知形神兼养的重要性。《素问·金匮真言论》曰："夫精者，身之本也。"而《景岳全书·传忠录》认为："人之所赖者，谓有此气耳，气聚则生，气散则死。"人之形体由精气凝聚而成，五脏六腑的功能，血脉的运行以及精神情志活动，都以精气为源泉和动力。可见，精气是构成人体的基本物质，是立命之本，也是构成形体的基础。故《黄帝内经》云："人始生，先成精。"因此精与形是一致的。神是生命活动的外现，神依附于形，并主宰形。中医学认为，精形一体，形神合一。形神合一、形神共养是养生学中应当遵循的基本原则。

第四章

调养脏腑

中医学的脏腑，包括五脏（心、肺、脾、肝、肾）、六腑（胆、胃、小肠、大肠、膀胱、三焦）和奇恒之腑（脑、髓、骨、脉、胆、女子胞）。中医学脏腑的概念，是在形态结构基础上又赋予了功能系统所形成的认识，与西医学脏器基于解剖学器官对功能的认识，名同而实异。五脏的共同生理特点是化生和贮藏精气，并能藏神而称为"神脏"，又与时间、空间等环境因素密切相关；六腑多呈中空的囊状或管腔形态，共同生理功能是受盛和传化水谷；功能上贮藏精气与五脏相似，形态上中空有腔与六腑相类，似脏非脏，似腑非腑，故以"奇恒之腑"名之。

养生的目标是追求健康生存的高质量和生命寿限的延长，往往是在生命常态状况下的长期行为。调养脏腑的目的，在于调节脏腑阴阳气血，增强脏腑功能，故为中医养生理论核心。合理的养生，能够为心身奠定良好的基础，能够更有效地防止疾病发生，实现健康生存、益寿延年之理想。

『原典』

第28讲　养肝卫生

肝脏春旺论

肝者，干也，状如枝干，居在下，少近心，左三叶，右四叶，色如缟映绀。肝为心母，为肾子。肝有三神，名曰爽灵、胎光、幽精也。夜卧及平旦，叩齿三十六通，呼肝神名，使神清气爽。目为之宫，左目为甲，右目为乙。男子至六十，肝气衰，肝叶薄，胆渐减，目即昏昏然。在形为筋，肝脉合于木，魂之藏也。于液为泪，肾邪入肝，故多泪。六腑，胆为肝之腑，胆与肝合也。故肝气通，则分五色，肝实则目黄赤。肝合于脉，其荣爪也，肝之合也。筋缓脉而不自持者，肝先死也。日为甲乙，辰为寅卯，音属角，味酸，其臭臊膻，心邪入肝则恶膻。肝之外应东岳，上通岁星之精，春三月常存岁星，青气入于肝。故肝虚者，筋急也；皮枯者，肝热也；肌肉斑点者，肝风也；人之色青者，肝盛也；人好食酸味者，肝不足也；人之发枯者，肝伤也；人之手足多汗者，肝方无病。肺邪入肝则多笑。治肝病当用嘘为泻，吸为补。其气仁，好行仁惠伤悯之情，故闻悲则泪出也。故春三月木旺，天地气生，欲安其神者，当泽及群刍，恩沾庶类。无竭川泽，毋漉陂塘，毋伤萌芽，好生勿杀，以合太清，以合天地生育之气。夜卧早起，以合乎道。若逆之，则毛骨不荣，金木相克，而诸病生矣。

六气治肝法

治肝脏用嘘法，以鼻渐渐引长气，以口嘘之，肝病用大嘘三十遍，以目睁起，以出肝邪气，去肝家邪热，亦去四肢壮热、眼昏翳肉、赤红风痒等症。数嘘之，绵绵相次不绝为妙。疾平即止，不可过多为之，则损肝气。病止又恐肝虚，当以嘘字作吸气之声以补之，使肝不虚，而他脏之邪不得以入也。大凡六字之诀不可太重，恐损真气。人能常令心志内守，不为怒动，而生喜悦，则肝病不生。故春三月木旺，天地气生，万物荣茂，欲安其神者，当止杀伤，则合乎太清，以顺天地发生之气。夜卧早起，以合养生之道。

肝脏导引法（正二月三月行之）

治肝以两手相重，按肩上，徐徐缓捩身，左右各三遍。又可正坐，两手相叉，翻覆向胸三五遍。此能去肝家积聚风邪毒气，不令病作。一春早暮，须念念为之，不可懈惰使一曝十寒，方有成效。

（《遵生八笺》）

夫肝者，魂之处也，其窍在目，其位在震，通于春气，主春升发动之令也。然木能动风，故《经》曰：诸风掉眩，皆属于肝。又曰：阳气者，烦劳则张，精绝辟积于夏，使人煎厥。设气方升，而烦劳太过，则气张于外，精绝于内。春令邪辟之气积久不散，至夏未瘥，则火旺而真阴如煎，火炎而虚气逆上，故曰煎厥。按《脉解论》曰：肝气失治，善怒者名曰煎厥。戒怒养阳，使生生之气相生于无穷。又曰：大怒则形气绝，而血菀于上，使人薄厥。菀，结也。怒气伤肝，肝为血海，怒则气上，气逆则绝，所以血菀上焦，相迫曰薄，气逆曰厥，气血俱乱，故曰薄厥。积于上者，势必厥而吐也。薄厥者，气血之多而盛者也。所以肝藏血，血和则体泽，血衰则枯槁，故养肝之要在乎戒念，是摄生之第一法也。

（《寿世青编·养肝说》）

『讲义』

肝在五行属木，为阴中之少阳，与春季相通应，主生。卫生，其一，保卫生命之意，见于宋代陈无择《三因极一病证方论·癇冷积热证治》："时疫流行，平旦辄煮一釜[三建散]，不问老少良贱，各饮一大盏，则时气不入其门。平居无病，能空腹一服，则饮食快美，百疾不生，真济世卫生之宝也。"其二，保卫生发之气之意，春主生发之气，乃养肝而保养生气也。

中医学认为，肝位于腹腔，横膈之下，右胁之内。肝系统包括：肝藏魂，在志为怒，在体合筋，其华在爪，在窍为目，在液为泪。肝与胆通过经络构成表里关系。肝主疏泄而藏血，调和气血，刚柔相济，如《素问·灵兰秘典论》说："肝者，将军之官，谋虑出焉。"

肝藏血而主疏泄。肝主藏血，有"血海"之称，肝血濡养肝及其形体官窍，如《素问·五脏生成》所论："肝受血而能视，足受血而能步，掌受血而能握，指受血而能摄。"又能化生和濡养肝气，维护肝气充沛及冲和畅达，使之发挥正常的疏泄功能。肝以贮藏血液为前提，具有调节血量、防止出血的功能。肝主疏泄，具有维持全身气机疏通畅达，通而不滞，散而不郁的生理功能。肝主疏泄、调畅气机的生理作用，派生调畅精神情志、协调脾升胃降、促进胆汁泌泄、维持血液和津液循行输布以及调节排精行经等功能。肝的疏泄和藏血功能正常，气血充盈，能耐受疲劳，故称肝为"罢极之本"。

肝的常见病变：肝的气血不足，可见筋脉拘急，好食酸味，头发枯槁，爪甲纵纹，视物不清，见风流泪等；肝的阴阳失调，可见头晕头痛，眩晕耳鸣，皮肤枯槁，肌肉斑点，面色发青，甚则突然昏倒，不省人事，口眼㖞斜，半身不遂等。

养肝卫生，情志宜条达舒畅而恶抑郁恚怒。首要在于"戒念"，即防止情志内伤。肝属木，肝气以疏通、畅达为顺，不宜抑制、郁结。比类春天树木生长，枝叶伸展条畅。肝气疏通、畅达，对全身脏腑、经络、形体的功能活动等具有重要的调节作用。肝气疏通和畅达，与情志活动密切相关。情志的乐观愉悦，有助于肝气疏通和畅达。情志内伤，如抑郁、焦虑善怒等，加之烦劳，操劳过度，则肝之阴阳失调，气血失于条达而上逆，可见《寿世青编》所述之煎厥、薄厥等病，表现为突然昏倒，不省人事，半身不遂，口眼㖞斜，或吐血等症状。故"戒念"者，一曰戒怒，"戒怒养阳，使生生之气相生于无穷"；二曰戒嗔，嗔，生闷气、仇视、怨恨，"不以嗔报嗔，不嗔胜于嗔"；三曰戒烦劳，频繁劳神、思虑太过则伤肝，"四时去烦劳，五脏无风气"。

养肝卫生，饮食宜食酸而恶辛。见于《本草纲目·五味宜忌》："肝欲酸，心欲苦，脾欲甘，肺欲辛，肾欲咸，此五欲合五脏之气也。"根据五行理论，肝属木，木之味为酸，酸入肝，以养肝之气血，如酸奶、山楂、葡萄、柠檬、苹果、醋等，适量食用，对养肝有益。但需要注意的是，酸味太过，则伤肝，所谓"阴之所生，本在五味；阴之五宫，伤在五味"。这里的"阴之五宫"，指五脏。五味对五脏有一定的亲和性，谓之"五欲"。五味太过，则可伤及相关五脏。"味过于酸，肝气以津，脾气乃绝"。酸味太过，则肝气淫溢而亢盛，"木旺乘土"，肝气犯脾，则可导致脾气虚弱。辛味为养肝所忌，如葱、蒜、韭菜、生姜、辣椒、酒等，根据五行理论，辛味属金，金克木，故不利于养肝。

养肝卫生，春季宜顺应生机而忌抑郁恚怒、杀生夺罚。春季属木，发生之时，"天地俱生，万物以荣"，人类当顺应生机，清晨早起，舒展肢体，散步漫行；春日融和，踏春游春，眺望园林亭阁，抒缓心情，或歌或舞，以畅生气，"以使志生"，切勿抑郁、焦虑、恚怒、杀生、夺取、惩罚等,"逆之则伤肝"。根据孙思邈的观点,五味"宜减酸而增甘",春季属木,木气本亦充盛,故不宜多食酸味;木克土,故食用五行属土的甘味以补之,以养脾气,防止肝盛犯脾,为治未病之理。又有叩齿法,上下牙齿有节奏地互相叩击,铿锵有声,力度适宜即可,每日早晚各一次,每次叩齿36次,叩齿产生的口中唾液,徐徐咽下。现代科学表明,叩齿能兴奋牙体和牙周组织的神经、血管和细胞,促进牙体和牙周组织的血液循环,增强其抗病能力。

养肝卫生,春季肝脏导引方法,以春三月(正月、二月、三月)行之,两手左右交叉,互相重叠,按于肩上,慢慢缓和扭转身体,左右各三遍。又可正坐,两手相叉,翻覆向胸三五遍。"此能去肝家积聚风邪毒气,不令病作"。早晚皆可进行,不可懈惰,坚持日久,方有成效。

养肝卫生,有六气治肝法。保养肝脏,应用嘘法,以鼻慢慢长吸气,两唇微合有横绷之力,舌尖向前伸向内微缩,牙齿露有微缝,呼气念嘘字,不使发出声音。如肝病,用大嘘三十遍,以目睁起,呼气念嘘字,绵绵相次不绝为妙。"以出肝邪气,去肝家邪热,亦去四肢壮热、眼昏翳肉、赤红风痒等症"。疾病缓解即止,不可过多为之,则损肝气。

第29讲 养心宁神

『 原典 』

心脏夏旺论

心者,纤也,所纳纤微,无不贯注,变水为血也……心为肝子,为脾母。舌为之宫阙,窍通耳。左耳为丙,右耳为丁。液为汗,肾邪入心则汗溢,其味苦。小肠为心之腑,与心合……其声徵,其臭焦,故人有不畅事,心即焦躁。心气通则知五味,心病则舌焦卷而短,不知五味也。其性礼,其情乐。人年六十,心气衰弱,言多错忘。心脉出于中冲,生之本,神之处也,主明运用。心合于脉,其荣色也,血脉虚少,不能于脏腑者,心先死也。心合辰之己午,外应南岳,上通荧惑之精。故心风者,舌缩不能言也。血壅者,心惊也;舌无味者,心虚也;善忘者,心神离也;重语者,心乱也;多悲者,心伤也;好食苦者,心不足也;面青黑者,心气冷也;容色鲜好,红活有光,心无病也。肺邪入心则多言。心通微,心有疾,当用呵,呵者,出心之邪气也。故夏三月,欲安其神者,则含忠履孝,辅义安仁,定息火炽,澄和心神,外绝声色,内薄滋味,可以居高朗,远眺望,早卧早起,无厌于日,顺于正阳,以消暑气。逆之则肾心相争,水火相克,火病由此而作矣。

六气治心法

治心脏用呵,以鼻渐长引气,以口呵之,皆调气如上,勿令自耳闻之。若心有病，大呵三遍。呵时，以手交叉，乘起顶上为之。去心家劳热，一切烦闷。疾愈即止，过度即损，亦须以呼字吸旺气以补之。

心脏导引法

可正坐，两手作拳，用力左右互筑，各五六度。又以一手向上拓空，如擎石米之重，左右更手行之。又以两手交叉，以脚踏手中，各五六度，闭气为之。去心胸风邪诸疾，行之良久，闭目，三咽津，叩齿三通而止。

（《遵生八笺》）

夫心者，万法之宗，一身之主，生死之本，善恶之源，与天地而可通，为神明之主宰，而病否之所由系也。盖一念萌动于中，六识流转于外，不趋乎善，则五内颠倒，大疾缠身。若夫达士则不然，一真澄湛，万祸消除。老子曰：夫人神好清而人扰之，人心好静而欲牵之，常能遣其欲而心自静，澄其心而神自清，自然六欲不生，三毒消灭。孟子曰：养心莫善于寡欲。所以妄想一病，神仙莫医。正心之人，鬼神亦惮，养与不养故也。目无妄视，耳无妄听，口无妄言，心无妄动。贪嗔痴爱，是非人我，一切放下。未事不可先迎，遇事不宜过扰，既事不可留住，听其自来，应以自然，任其自去，忿懥恐惧，好乐忧患，皆得其正，此养之法也。

（《寿世青编·养心说》）

『讲义』

心在五行属火，为阳中之太阳，与夏季相通应，主长。儒家经典著作《大学》有"欲修其身者，先正其心"之论，可谓养心修身宁神之关键。

心位于胸中，两肺之间，膈膜之上，外有心包络卫护，形态尖圆，如未开之莲蕊。心尖搏动处触手可及，谓之"虚里"。心藏神，在志为喜，在体合脉，其华在面，在窍为舌，在液为汗，与夏气相通应。心与小肠通过经络构成表里关系。

心主血脉，指心气推动血液运行于脉中，流注全身，循环不休，发挥营养和濡润作用。心具有主宰五脏六腑、形体官窍等生命活动和意识、思维等精神活动的功能。见于《素问·灵兰秘典论》："心者，君主之官也，神明出焉。"人身之神，有广义与狭义之分。广义之神，指整个人体生命活动的主宰和总体现；狭义之神，指人的意识、思维、情志等精神活动。心主神明，既包括广义之神，又包括狭义之神。心主血脉而主神明，主宰人的整个生命活动，故称心为"五脏六腑之大主"。

心的常见病变：心的气血阴阳亏虚，可见心悸怔忡，胸闷气短，失眠善忘，多悲易惊恐，舌无味，好食苦等；心的气血瘀滞，可见胸痹心痛，甚则舌缩不能言，重语，面青黑等。

养心宁神，宜心静寡欲而恶心动贪嗔。心为神明之主宰，即生命活动之主宰，心欲静而神欲清，"澄其心而神自清"。心神不静，多因欲望过多，扰动心神所致；又与自身修养不够有关。"欲修其身者，先正其心"之论，正是教导人们不断修养自己的思想品德，提高个人素质，找准自己在社会的位置，调整心态平衡。所谓"目无妄视，耳无妄听，口无妄言，心无妄动"，才能修身养性，减少贪念私欲，而人心归于正道，自无是非病患之忧。《寿世青编·养心说》提醒，无事不要找事，遇到事情不要过分忧虑，过去的事情不要再追究，未来的事情任其自然，避免愤怒恐惧、贪嗔痴爱、好乐忧患等，皆为正心养心之法。喜为心之志，平素心情愉悦乐观，则营卫通利，气和志达，心身康健。

养心宁神，饮食宜食苦而恶咸。见于《本草纲目·五味宜忌》："肝欲酸，心欲苦，脾欲甘，肺欲辛，肾欲咸，此五欲合五脏之气也。"根据五行理论，心属火，火之味为苦，苦入心，以养心之气血，如苦瓜、苦苣、蒲公英、鱼腥草等，适量食用，对养心有益。但需要注意的是，苦味太过，则伤心。"味过于苦，心气喘满，色黑，肾气不衡。"苦味太过，反伤心气，而见心跳急促烦闷；心火不足则水乘之，则可导致肾水偏盛，面色黧黑。咸味为养心所忌，如食盐、咸菜以及海产品等，根据五行理论，咸味属水，水克火，故不利于养心。国内外食盐正常摄入量为每日 5g。现代医学证实，食盐过量可以使人罹患高血压，加重心脏负担，易诱发支气管哮喘，患有肾炎、肝硬化的人，也会因食盐过量而加重水肿或出现腹水，甚至与某些癌症发病有关。

养心宁神，夏季宜顺应长旺的特点而忌寒凉、喜怒不节。夏季属火，万物繁茂长秀之时，"天地气交，万物华实"，人类当顺应长机，夜卧早起，"无厌于日"，多晒太阳，以助阳气；"以志无怒"，暴怒伤阴、暴喜伤阳，喜怒不节，则易伤及阴阳；夏季天气炎热，热盛容易伤及阴津；人体阳气在表而体内阳气相对不足，切勿为声色、原味、寒凉所伤。根据孙思邈的观点，五味"宜减苦而增辛"，夏季属火，火气本亦充盛，故不宜多食苦味；火克金，故可略微增加一点辛辣以补其所胜，以防止火盛克金。但辛味也不能食用太多，太多易于耗散。

养心宁神，夏季心脏导引方法，以夏三月（四月、五月、六月）行之，正坐，两手握拳，用力左右相互敲打，各五六次。又可用一手向上拓空，有如举起一担米的重量，左右手更换行之。又可两手交叉，用脚踏于手中，各五六次，闭气而为之，"可去心胸风邪诸疾"。

养心宁神，有六气治心法。保养心脏，应用呵法，口半张，舌顶下齿，腮稍用力后拉，以鼻慢慢长吸气，呼气念呵字，不使发出声音。如心病，用大呵三遍，同时双手交叉向上，举过头顶，"去心家劳热，一切烦闷。"疾病缓解即止，过多为之，则损心气。

第30讲 养脾运化

『原典』

脾脏四季旺论

脾脏属中央土，旺于四季，为黄帝，神肖凤形，坤之气，土之精也。脾者，裨也，裨助胃气。居心下三寸，重一斤二两，阔三寸，长五寸。脾为心子，为肺母，外通眉阙，能制谋意辩，皆脾也。口为之官，其神多嫉。脾无定形，主土阴也。妒亦无准，妇人多妒，乃受阴气也。食熟软热物，全身之道也。故脾为五脏之枢，开窍于口，在形为颊，脾脉出于隐白，脾乃肉之本意处也。谷气入于脾，于液为涎，肾邪入脾则多涎。六腑，胃为脾之腑，合为五谷之腑也。口为脾之官，气通则口知五味，脾病则口不知味。脾合于肉，其荣唇也，肌肉消瘦者，脾先死也。为中央，为季夏，日为戊己，辰为丑辰未戌，为土。其声宫，其色黄，其味甘，其嗅香，心邪入脾则恶香也。脾之外应中岳，上通镇星之精。季夏并四季各十八日，存镇星黄气入脾中，连于胃上，以安脾神。脾为消谷之腑，如转磨然，化其生而入于熟也。脾不转则食不消也，则为食患。所以脾神好乐，乐能使脾动荡也。故诸脏不调则伤脾，脾脏不调则伤质，质神俱伤，则人之病速也。人当慎食硬物，老人尤甚。不欲食者，脾中有不化食也。贪食者，脾实也；无宿食而不喜食者，脾虚也；多惑者，脾不安也；色憔悴者，脾受伤也；好食甜者，脾不足也；肌肉鲜白滑腻者，是脾无病征也。肺邪入脾则多歌，故脾有疾当用呼，呼以抽其脾之疾也。中热亦宜呼以出之。当四季月后十八日，少思屏虑，屈己济人，不为利争，不为阴贼，不与物竞，不以自强，恬和清虚，顺坤之德而后全其生也。逆之则脾肾受邪，土木相克，则病矣。

六气治脾法

治脾脏吐纳用呼法，以鼻渐引长气以呼之。病脾大呼三十遍，细呼十遍。呼时须撮口出之，不可开口。能去冷气、壮热、霍乱，宿食不化，偏风麻痹，腹肉结块。数数呼之，相次勿绝，疾退即止，过度则损。损则吸以补之，法具前。

脾脏导引法（六月行之）

可大坐，伸一脚，以两手向前反掣三五度。又跪坐，以两手据地回视，用力作虎视，各三五度，能去脾家积聚风邪毒气，又能消食。

（《遵生八笺》）

脾者后天之本，人身之仓廪也。脾应中宫之土，土为万物之母。如婴儿初生，一日不再食则饥，七日不食则肠胃涸绝而死。《经》曰：安谷则昌，绝谷则亡。盖谷气入胃，洒陈六腑而气至和，调五脏而血生，而人资以为生者也。然土恶湿而喜燥，饮不可过，过则湿而不健；食不可过，过则壅滞而难化，病由是生矣。故饮食所以养生，而贪馋无厌，亦能害生。《物理论》曰：谷气胜元气，其人肥而不寿。养性之术，常令谷气少则病不生。谷气且然，矧五味餍饫为五内害乎！甚而广搜珍错，争尚新奇，恐其性味良毒，与人脏腑宜忌，尤未可晓。故西方圣人使我戒杀茹素，本无异道。人能戒杀则性慈而善念举，茹素则心清而肠胃浓。无嗔无贪，罔不由此。外考禽兽肉食，谷者宜人，不可不慎。

（《寿世青编·养脾说》）

『讲义』

脾在五行属土，为阴中之至阴，与长夏（阴历六月）相通应，主化。又有"脾不主时"之说，根据古代"中土五行"观点，土居中央而长四方，主管四季之末各十八日，体现中央集权思想。由此，脾不单独与某一时令相通应，而是通过四季之末各十八日，统领心、肺、肝、肾四脏。在养生学中具有一定应用，如张仲景有"脾旺四时不受邪"之说，《遵生八笺》作"脾脏四季旺论"。

脾位于腹腔上部，横膈下方，与胃相邻。脾的形态，《医贯·内经十二官论》说"其色如马肝赤紫，其形如刀镰"；《医学入门·脏腑》说"形扁似马蹄，又如刀镰"。西医学的"胰"归属于中医学脾藏象范畴。

脾在五行属土，为阴中之至阴。脾藏意，在志为思，在形体为四肢及肌肉，其华在唇，在窍为口，在液为涎，与长夏之气相应。脾与胃通过经络构成表里关系。

脾主运化，指脾具有将水谷化为精微，将精微物质吸收并转输全身的生理功能。脾主运化是整个饮食物代谢过程的中心环节，也是后天维持生命活动的主要生理功能。人出生后，生命过程的维持及其所需精气血津液等营养物质的生成，均依赖于脾（胃）运化所化生的水谷精微，故称脾（胃）为"后天之本""气血生化之源"。脾主统血，脾气有统摄血液运行于脉中，不使其逸出于脉外的作用。

脾的常见病变：脾的气血不足，可见食少腹胀，便溏乏力，思虑不定，面色憔悴，好食甜食等；脾失健运，水谷不化而停滞，可见食欲不振，脘腹胀满，大便不畅等；进一步，水液代谢障碍，水湿痰饮中阻，变生他病。

养脾运化，情志宜从容和缓而恶思虑太过。脾为气血生化之源，五脏六腑气机升降之枢纽。"脾藏意，在志为思"，意，是将从外界获得的认识，经过思维取舍，保留下来形成回忆、意念的神志活动。"心有所忆谓之意。"思，指思考、思虑。脾供给全身气血与水谷精微，故脾具有思维、思考、记忆、意念的功能。脾气健运，营气化源充足，气血充盈，即表现出思路清晰，思考敏捷，意念丰富，记忆力强。《中西汇通医经精义·上卷》："脾阳不足则思虑短少，脾阴不足则记忆多忘。"思虑过度，或所思不遂，则会影响脾气健运；若脾虚则不耐思虑，思虑太过又易伤脾，致使脾胃之气结滞，脾气不能升清，胃气不能降浊，因而出现不思饮食、脘腹胀闷、头目眩晕等症，即所谓"思伤脾"。故《遵生八笺·脾脏四季旺论》谆谆教导人们，要减少思虑，减少名利之争，减少物欲，不为阴谋，不自大好强，凡事委屈自己而有利他人，情志恬惔柔和，清净从容，厚德载物，所以全生。

养脾运化，饮食宜食甘而恶酸。见于《本草纲目·五味宜忌》："肝欲酸，心欲苦，脾欲甘，肺欲辛，肾欲咸，此五欲合五脏之气也。"根据五行理论，脾属土，土之味为甘，甘入脾，以养脾之气血，如小米、粳米、红枣、山药、桂圆等，适量食用，对养脾有益。常用的补气药如人参、黄芪等，也多为甘味之品。但需要注意的是，甘味太过，则伤脾。《黄帝内经太素·调阴阳》："味过于甘，脾气濡，胃气乃厚。"甘味太过，反伤脾气，失于健运，而生湿阻气；脾与胃互为表里，脾失健运则胃失和降，"甘则令人中满"，则可导致脘腹胀满等。

养脾运化，四季宜顺应生化的特点而忌饮食不节、劳倦太过、情志内伤。四季之末各十八日为脾所主，以此长养肝、心、肺、肾四脏。饮食要有节制，养成良好的饮食习惯，提倡定时定量，"食熟软热物，全身之道也"；注意不可过饥过饱，不可过食肥甘厚味，不可过食辛温燥热、生冷寒凉；克服饮食偏嗜，注意饮食种类搭配和膳食结构的合理，平衡膳食，提倡全面合理营养的食养思想。更要注意饮食卫生，防止"病从口入"。人体每天需要适当的劳作、运动，阳气才得以振奋，气血才能流畅。较长时间、超大量的形体过度劳倦，或运动损伤，思虑太过，或病后体虚，勉强劳作，尤易耗伤脾肺之气。常见如少气懒言、体倦神疲、喘息汗出等。故《素问·举痛论》说："劳则气耗。"并且，可见肌肉、筋骨等形体损伤，导致积劳成疾。根据五行理论，长夏（阴历六月）归脾所主，季节多雨潮湿，应注意健脾助运，免生湿邪。

养脾运化，长夏导引方法，以六月行之，可行大坐，伸出一脚，以两手向前，相反牵拉三五次。又可跪坐，以两手按地，回视，用力作老虎回首之视，各三五次，"能去脾家积聚风邪毒气，又能消食"。

养脾运化，有六气治脾法。保养脾脏，应用呼法，以鼻逐渐引长气，唇齿张开，舌两侧上卷，口唇撮圆前伸，气从喉出后，在口腔中形成一股中间气流，经撮圆的口唇呼出体外。脾病大呼三十次，细呼十次。呼时必须撮口呼气，不可开口，不令出声。"能去冷气、壮热、霍乱、宿食不化，偏风麻痹，腹肉结块。"可以多次频数呼之，不必停顿。疾病缓解即止，不可过多为之，则损脾气。

第31讲 养肺益气

『原典』

肺脏秋旺论

肺居五脏之上，对胸，若覆盖然，故为华盖。肺者，勃也，言其气勃郁也。重三斤三两，六叶两耳，总计八叶。肺为脾子，为肾母，下有七魄，如婴儿，名尸狗、伏尸、雀阴、吞贼、非毒、阴秽、辟臭，乃七名也。夜卧及平旦时，叩齿三十六通，呼肺神及七魄名，以安五脏。鼻为之官，左为庚，右为辛。在气为咳，在液为涕，在形为皮毛也。上通气至脑户，下通气至脾中，是以诸气属肺，故肺为呼吸之根源，为传送之官殿也。肺之脉出于少商，又为魄门。久卧伤气，肾邪入肺则多涕，肺生于右为喘咳。大肠为肺之腑，大肠与肺合，为传泻行导之腑。鼻为肺之官，肺气通则鼻知香臭。肺合于皮，其荣毛也，皮枯而发落者，肺先死也。肺纳金，金受气于寅，生于巳，旺于酉，病于亥，死于午，墓于丑，为秋，日为庚辛，为申酉。其声商，其色白，其味辛，其臭腥，心邪入肺则恶腥也。其性义,其情怒。肺之外应五岳,上通太白之精,于秋之旺日,存太白之气入于肺,以助肺神。肺风者,鼻即塞也;容色枯者,肺干也;鼻痒者,肺有虫也;多恐惧者,魄离于肺也;身体黧黑者,肺气微也;多怒气者,肺盛也;不耐寒者,肺劳也,肺劳则多睡。好食辛辣者,肺不足也;肠鸣者,肺气壅也。肺邪自入者,则好哭,故人之颜色莹白者,则肺无病也。肺有疾,用呬以抽之,无故而呬,不祥也。秋三月金旺主杀,万物枯损,故安其魄而存其形者,当含仁育物,施惠敛容,藏阳分形,万物收杀,雀卧鸡起,斩伐草木,以顺杀气,长肺之刚,则邪气不侵。逆之则五脏乖而百病作矣。

六气治肺法

吐纳用呬,以鼻微长引气,以口呬之,勿使耳闻。皆先须调气令和,然后呬之。肺病甚,大呬三十遍,细呬三十遍,去肺家劳热,气壅咳嗽,皮肤燥痒,疥癣恶疮,四肢劳烦,鼻塞,胸背疼痛。依法呬之,病去即止,过度则损。呬时用双手擎天为之,以导肺经。

肺脏导引法（七八九月行之）

可正坐,以两手据地,缩身曲脊,向上三举,去肺家风邪积劳。又当反拳捶背上,左右各三度,去胸臆闭气风毒。为之良久,闭目叩齿而起。

(《遵生八笺》)

肺者脏之长也,心之华盖也,其藏魄,其主气,统领一身之气者也。《经》曰:有所失亡,所求不得,则发肺鸣,鸣则肺热叶焦。充之则耐寒暑,伤之则百邪易侵,随事痿矣。故怒则气上,喜则气缓,悲则气消,恐则气下,惊则气乱,劳则气耗,思则气结。七情之害,皆气主之也。直养无害,而后得其所以浩然者,天地可塞,人之气与天地之气可一也,道气可配,人之气与天地之气可通也。先王以至日闭关,养其微也。慎言语,节饮食,防其耗也。

(《寿世青编·养肺说》)

『讲义』

肺在五行属金,为阳中之少阴,与秋季相通应,主收。养肺益气,即保养肺脏,收敛气机,补益肺气,以与秋季之收相参相应。

肺位于胸腔,左右各一,覆盖于心之上。肺有分叶,"虚如蜂巢"。肺经肺系（指气管、支气管等）与喉、鼻相连,故称喉为肺之门户、鼻为肺之外窍。肺藏魄,在志为悲（忧）,在体合皮,其华在毛,在窍为鼻,在液为涕,与自然界秋气相通应。肺与大肠构成表里关系。

肺具有辅助心脏,治理调节全身气、血、津液的作用,概括为"肺主治节",如《素问·灵兰秘典论》说:"肺者,相傅之官,治节出焉。"

肺主气司呼吸,《素问·五脏生成》说:"诸气者,皆属于肺。" 肺具有吸入自然界清气,呼出体内浊气的生理功能。肺是气体交换的场所,通过肺气的宣发与肃降运动,吸清呼浊,吐故纳新,实现机体与外界环境之间的气体交换,以维持人体的生命活动。《素问·六节藏象论》说:"肺者,气之本。"肺主一身之气,主司一身之气的生成和运行。肺主通调水道,又称"肺主行水",通过肺气宣发肃降对体内水液的输布、运行和排泄具有疏通和调节作用。肺为华盖,在五脏六腑中位置最高,参与调节全身的津液代谢,故称"肺为水之上源"。肺朝百脉,全身的血液,都要通过经脉而汇聚于肺,经肺的呼吸进行气体交换,而后输布于全身,即肺气助心行血的生理功能。

肺的常见病变:外邪犯肺,可见鼻塞、打喷嚏、恶风寒等;肺气不足,可见久病咳喘,气短气少,自汗,易感冒,易悲,皮毛枯槁,身体黧黑,好食辛辣等,甚则多恐惧;肺阳虚者,不耐寒,畏寒肢冷等;肺气壅滞,可见咳喘,肠鸣,多怒气等。

养肺益气,宜慎言语、节饮食而恶多言、七情内伤、吸烟。肺为五脏之长,心之卫护,其主气,统领一身之气,言语过多则耗气。金元四大家之一李东垣在《脾胃论》中特别论及"省言箴":"气乃神之祖,精乃气之子。气者,精神之根蒂也。大矣哉!积气以成精,积精以全神,必清必静,御之以道,可以为天人矣。有道者能之,予何人哉,切宜省言而已。"年老之人,省言少语,对于养肺益气尤其重要。肺与脾,为母子之脏,土能生金,人体的气,先天来源于肾中精气,后天来源于吸入之清气与水谷之精气,二者合为宗气。水谷之精气依赖饮食之供给,脾之运化,若饮食失宜,则脾胃受伤,水谷之精气化源不足,则气少气衰。故饮食有节,不仅顾护脾胃,亦保养肺气。

人生之本,全在于气;百病之生,亦害于气。《黄帝内经》有"九气致病"说,其中,寒则气收、炅则气泄,多与气候环境有关;劳则气耗,多与过劳有关;怒则气上,喜则气缓,悲则气消,恐则气下,惊则气乱,思则气结,则多责之于情志内伤,导致气机失调。虽言怒伤肝,喜伤心,悲伤肺,恐伤肾,思伤脾,各有所伤,但肺主一身之气,主宰气的生成与气机调节,故养肺益气与调摄情志密切相关。

吸烟乃不良嗜好,科学家已经证实香烟燃烧时产生的烟草烟雾中含有毒有害物质多达几百种,如焦油、尼古丁、苯并芘、亚硝胺、β-萘胺、镉、放射性钋等,其中 69 种为致癌物。这些有毒化学物质吸入,沉积在呼吸道黏膜,并穿透肺泡进入血液,使肺、血管和周围组织受损、诱发炎症,导致肺功能损伤。长期吸烟,烟雾中的致癌物质反复刺激支气管黏膜或腺体,导致具有发生肺癌的危险。

养肺益气,饮食宜食白色养肺之品。如银耳、百合、燕窝、雪梨、白萝卜、荸荠、杏仁、白果、莲子等,适量食用,对养肺有益。辛味入肺,但辛味太过,则伤肺。"味过于辛,筋脉沮弛,精神乃央。"辛味太过,反伤于肺,或乘肝木,津液不布,筋脉失养,败坏弛缓;神气被殃,而见精神不振。

养肺益气,秋季宜顺应收敛的特点而忌耗气。秋季属金,生物收割、收敛之时,"天气以急,地气以明",人类当顺应收敛之机,早卧早起,"收敛神气",情志平定安宁,勿使发泄,"逆之则伤肺"。根据孙思邈的观点,五味"宜减辛而增酸",秋季属金,金气本亦充盛,故不宜多食辛味;金克木,故食用五行属木的酸味以补之,以养肺气。又可自制秋梨膏,以秋梨(带皮)为主要原料,配以银耳、百合、麦冬、藕节、蜂蜜等药食同源之品,精心熬制而成。

养肺益气，秋季肺脏导引方法，以秋三月（七月、八月、九月）行之，正坐，以两手按地，收缩身体，弯曲脊柱，向上三举，"去肺家风邪积劳"。又可反拳捶打后背，左右各三次，"去胸臆闭气风毒"。

养肺益气，有六气治肺法。保养肺脏，应用呬法，先须调气令和，以鼻慢慢长吸气，呼气时，上下门牙对齐，留有狭缝，舌尖轻抵下齿，气从齿间呼出体外，不使发出声音。肺病较严重时，大呬三十次，细呬三十次，"去肺家劳热，气壅咳嗽，皮肤燥痒，疥癣恶疮，四肢劳烦，鼻塞，胸背疼痛"。应用呬法时用双手上举擎天，以导肺经之气。疾病缓解即止，不可过多为之，则损肺气。

第32讲 养肾藏精

『原典』

肾脏冬旺论

肾附腰脊，重一斤一两，色如缟映紫。主分水气，灌注一身，如树之有根。左曰肾，右名命门，生气之腑，死气之庐。守之则存，用之则竭。为肝母，为肺子，耳为之官。天之生我，流气而变谓之精，精气往来谓之神。神者，肾藏其情智。左属壬，右属癸，在辰为子亥，在气为吹，在液为唾，在形为骨。久立伤骨，为损肾也。应在齿，齿痛者，肾伤也。经于上焦，荣于中焦，卫于下焦。肾邪自入则多唾，膀胱为津液之腑，荣其发也。《黄庭经》曰："肾部之宫玄阙圆，中有童子名十玄，主诸脏腑九液源，外应两耳百液津。"其声羽，其味咸，其臭腐。心邪入肾则恶腐。凡丈夫六十，肾气衰，发变齿动，七十形体皆困，九十肾气焦枯，骨痿而不能起床者，肾先死也。肾病则耳聋骨痿，肾合于骨，其荣在髭。肾之外应北岳，上通辰星之精。冬三月，存辰星之黑气，入肾中存之。人之骨疼者，肾虚也；人之齿多龃者，肾衰也；人之齿堕者，肾风也；人之耳痛者，肾气壅也；人之多欠者，肾邪也；人之腰不伸者，肾乏也，人之色黑者，肾衰也；人之容色紫而有光者，肾无病也；人之骨节鸣者，肾羸也。肺邪入肾则多呻。肾有疾，当吹以泻之，吸以补之。其气智，肾气沉滞，宜重吹则渐通也。肾虚则梦入暗处，见妇人、僧尼、龟鳖、驼马、旗枪、自身兵甲，或山行，或溪舟。故冬之三月，乾坤气闭，万物伏藏，君子戒谨，节嗜欲，止声色，以待阴阳之定。无竞阴阳，以全其生，合乎太清。

六气治肾法

治肾脏吐纳用吹法，以鼻渐长引气，以口吹之。肾病，用大吹三十遍，细吹十遍，能除肾家一切冷气、腰疼、膝冷沉重，久立不得，阳道衰弱，耳内虫鸣及口内生疮。更有烦热，悉能去之。数数吹去，相继勿绝，疾瘥则止，过多则损。

肾脏导引法（冬三月行之）

　　可正坐，以两手耸托，右引胁三五度，又将手返着膝挽肘，左右同挨身三五度，以足前后踏，左右各数十度。能去腰肾风邪积聚。

（《遵生八笺》）

　　肾者先天之本，藏精与志之宅也。《仙经》曰：借问如何是玄牝，婴儿初生先两肾。又曰：玄牝之门，是为天地根。是故人未有此身，先生两肾。盖婴儿未成，先结胞胎，其象中空，一茎透起，形如莲蕊。一茎即脐带，莲蕊即两肾也，为五脏六腑之本，十二脉之根，呼吸之主，三焦之原。人资以为始，岂非天地之根乎，而命寓焉者。故又曰：命门天一生水，故曰坎水。夫人欲念一起，炽若炎火，水火相克，则水热火寒，而灵台之焰，借此以灭矣。使水先枯涸，而木无所养，则肝病。火炎则土燥而脾败，脾败则肺金无资，咳嗽之症成矣。所谓五行受伤，大本已去，欲求长生，岂可得乎！《庄子》曰：人之大可畏者，衽席之间不知戒者故也，养生之要，首先寡欲。嗟乎！元气有限，情欲无穷。《内经》曰：以酒为浆，以妄为常，醉以入房，以竭其精，此当戒也。然人之有欲，如树之有蠹，蠹甚则木折，欲炽则身亡。《仙经》曰：无劳尔形，无摇尔精，无使尔思虑营营，可以长生，智者鉴之。

（《寿世青编·养肾说》）

『讲义』

　　肾在五行属水，为阴中之太阴，与冬季相通应，主藏。养肾藏精，即保养肾脏，重点在于顺应自然，蛰藏人体之精，对人的健康具有重要意义。

　　肾左右各一，位于腰部脊柱两侧。《素问·脉要精微论》说："腰者，肾之府。"中医学的肾，不仅指解剖学的肾，更包括整体的肾。肾系统包括：肾藏志，在志为恐，在体合骨，其华在发，在窍为耳和二阴，在液为唾，与冬气相通应。肾与膀胱通过经络构成表里关系。

　　肾为先天之本。先天指人诞生前的胚胎时期。《灵枢·决气》："两神相抟，合而成形，常先身生，是谓精。"先天之精，又称"元精"，禀受于父母，藏之于肾，为构成胚胎的基本物质和生命来源。临床与遗传有关的先天疾病，皆责之于肾。

　　《素问·六节藏象论》说："肾者主蛰，封藏之本，精之处也……通于冬气。"蛰藏，犹如以越冬虫类伏藏、闭藏、封藏，喻指肾有潜藏、封藏、闭藏精气之生理特性。肾的封藏作用，体现在人体的藏精、纳气、固摄冲任、固摄二便等方面。肾气封藏则精气盈满，人体生机旺盛；

若肾气封藏失职，则会出现滑精、喘息、遗尿，甚则小便失禁、多汗、大便滑脱不禁及女子带下、崩漏、滑胎等。

肾中精气的构成，以先天之精为基础，以后天之精为给养。先天生后天，后天养先天，先、后天之精结合为肾中精气。肾中精气分为肾精、肾气：肾精，即肾藏之精，来源于先天，充养于后天，是肾脏生理活动的物质基础；肾气，即肾精所化之气，是肾脏生理活动的物质基础及其动力来源。肾气又分为肾阴、肾阳：肾阴，又称为元阴、真阴，具有宁静、滋润和濡养作用；肾阳，又称为元阳、真阳，具有温煦、推动和振奋作用。肾阴与肾阳对立统一，相反相成，平衡协调，则肾气冲和。

肾藏精的主要生理作用：肾精、肾气具有促进机体生长发育以及维持促进生殖功能的作用；肾中精气阴阳对先天脏腑的生成和后天脏腑的功能具有重要的生理作用；肾藏精，精能生髓，精髓不仅可上充脑海，还可充养脊髓、骨骼等组织器官，促进骨骼的生长发育，使骨骼健壮有力、牙齿坚固等；肾精具有保卫机体、抵御外邪，使人免于疾病的作用。《素问·金匮真言论》："精者，身之本也。"

肾具有主持和调节人体水液代谢的功能。《素问·逆调论》说："肾者水藏，主津液。"津液的输布和排泄是一个十分复杂的生理过程，肾气的作用主要体现在调节参与津液代谢的相关脏腑、调节尿液的生成和排泄。

肾具有摄纳肺吸入的清气而维持正常呼吸的功能。肾气摄纳肺所吸入的自然界清气，保持吸气的深度，防止呼吸表浅。肺司呼吸，呼气赖肺气宣发，吸气赖肺气肃降。但吸气维持一定的深度，除肺气肃降作用外，还有赖于肾气的摄纳潜藏。故《难经·四难》说："呼出心与肺，吸入肾与肝。"《类证治裁·喘证》说："肺为气之主，肾为气之根。"

肾的常见病变：多见于老年人，多精气阴阳亏虚，或本虚标实。肾中精气亏虚，可见腰膝酸软，耳聋耳鸣，骨骼脆弱疼痛，牙齿松动脱落，面色黧黑等；肾阳不足，则伴有畏寒肢冷，下肢尤甚，冬不耐寒，小便清长，大便溏泄等；肾阴不足，则伴有五心烦热，潮热盗汗，骨蒸夜甚，夏不耐热等。标实者，多兼有血瘀、痰凝、水湿、毒邪等。

养肾藏精，重点在于保精护肾，利用各种手段和方法来调养肾精，使精气充足、体健神旺，从而达到延年益寿的目的。肾精不仅是人类繁衍的生命之源，亦是生命活动的重要基本物质。精化气，气生神，神御形，精是气、形、神的基础。肾为先天之本，主封藏，内涵元阴元阳，以维持全身阴阳平衡。故精和肾的正常与否，是决定人体是否健康长寿的关键因素。肾易虚而难盈，精易泄而难秘，因此，保精护肾实为养生健体、抗衰老的中心环节。保养肾精的原则，首重于节欲保精，使精气充盛，有利于心身健康。节欲并非禁欲，乃房事有节之谓。若恣情纵欲，施泄过多，则精液枯竭，真气耗散而未老先衰。保精护肾之法甚多，除节制房事外，尚有运动保健、导引固肾、按摩益肾、食疗补肾和药物调治等。

养肾藏精，饮食宜食咸而恶甘。见于《本草纲目·五味宜忌》："肝欲酸，心欲苦，脾欲甘，肺欲辛，肾欲咸，此五欲合五脏之气也。"根据五行理论，肾属水，水之味为咸，咸入肾，以养肾之气血，如盐、紫菜、海带、海蜇、牡蛎等，适量食用，对养肾有益。长期少食咸味，轻则如白毛女，头发变白，体弱无力，骨骼脆弱，牙齿松动等；甚者可致低钠血症，出现恶心呕吐、头痛嗜睡、肌肉痛性痉挛、昏迷等。咸味太过，则伤肾。"味过于咸，大骨气劳，短肌，心气抑。"味过于咸，损伤肾精，精少无以充养骨髓，则骨气劳伤；水邪盛则侮土，则导致肌肉短缩；水盛凌心，则导致心气抑。根据五行理论，甘味属土，土克水，故甘味为养肾所忌。过食甘味，伤肾损精，可致消瘅、肥胖、脱发等疾患发生。

养肾藏精，冬季宜顺应封藏之气而忌发泄、过劳、寒凉。三冬之月，阳气在内，阴气在外，天气寒冷，最宜居处密室，温暖衾服，调其饮食，适其寒温，不可轻出，触冒寒风。过劳，包括形劳、神劳、房劳，劳则气耗，又多伤精。阳气贵清静，"勿扰乎阳"，故不可运动、劳动太过，汗出发泄则阳气外越，气喘则阳气内耗。情志"若伏若匿，若有私意，若已有得"，以内藏、伏匿、有得为宜，不宜情志外达、宣泄过度，以伤阳气。根据孙思邈的观点，五味"宜减咸而增苦"，冬季属水，水气本亦充盛，故不宜多食咸味；水克火，故食用五行属火的苦味以补之，以养肾气，防止肾水过盛上凌于心，为治未病之理、养藏之道。冬燥煎炉之物，尤宜少食。

养肾藏精，冬季肾脏导引方法，以冬月（十月、十一月、十二月）行之，正坐，以两手直立上托，向右牵引胁肋三五次；又将手返回扶着两膝挽肘，左右扭转身体三五次；以足前后踏步，左右各数十次，"能去腰肾风邪积聚"。

养肾藏精，有六气治肾法。保养肾脏，应用吹法，以鼻逐渐长吸气，呼气时，舌体、嘴角后引，槽牙相对，两唇向两侧拉开收紧，气从喉出后，从舌两边绕舌下，经唇间缓缓吹出体外。肾病，用大吹三十次，细吹十次，"能除肾家一切冷气、腰疼、膝冷沉重，久立不得，阳道衰弱，耳内虫鸣及口内生疮。更有烦热，悉能去之"。频数吹去，继续不可中断。疾病缓解即止，过多为之，则损肾气。

第 33 讲　养 胆 生 发

『原典』

胆腑附肝总论

胆者，金之精，水之气，其色青，附肝短叶下。胆者，敢也，言人果敢。重三两三铢，为肝之腑。若据胆，当不在五脏之数，归于六腑。因胆亦受水气，与坎同道，又不可同六腑，故别立胆脏。人之勇敢，发于胆也。合于膀胱，亦主毛发。《黄庭经》曰：主诸气力摄虎兵，外应眼瞳鼻柱间，脑发相扶与俱鲜。故胆部与五脏相类也。且胆寄于坎宫，使人慕善知邪，绝奸止佞，敢行直道。胆主于金，金主杀，故多动杀之气。然而见杀则悲，故人悲者，金生于水，是以目有泪也。心主火，胆主水，火得水而灭，故胆大者心不惊；水盛火煎，故胆小者心常惧。阴阳交争，水胜于火，目有泪也。泪出于胆，发于肝，胆水主目瞳，受肝木之精二合。男子五十，目暗，肾气衰，胆水少耳，可补肾，长于肝。欲安其神，当息纷争，行仁义道德，以全其生也。胆合于膀胱，主于毛发。发枯者，胆竭也；爪干者，胆亏也；发燥毛焦者，有风也；好食苦味者，胆不足也；颜色光白者兼青色者，胆无病也。

六气治胆法

胆病以嘻出、以吸补之法：当侧卧，以鼻渐引长气嘻之，即以嘻字作微声，同气出之也。去胆病，除阴脏一切阴干盗汗，面无颜色，小肠膨胀，脐下冷痛，口干舌涩，数嘻之，乃愈。

胆腑导引法

可正坐，合两脚掌，昂头，以两手挽脚腕起，摇动，为之三五度。亦可大坐，以两手拓地，举身努力腰脊三五度，能出胆家风毒邪气。

（《遵生八笺》）

『讲义』

养胆生发，即保养胆腑，以助人体生发之机。胆居六腑之首，又为奇恒之腑，又可称胆脏。故养生需要保养胆腑，与生命活动密切相关。

胆位于右胁，附于肝之短叶间。胆是中空的囊状器官，内盛胆汁。古人认为，胆汁是精纯、清净的精微物质，称为"精汁"，故胆有"中精之府""清净之府"或"中清之府"之称。胆的形态中空、排泄胆汁参与消化类似六腑，但其内盛"精汁"则又与五脏"藏精"的生理特点相似，可见，胆具备似脏非脏、似腑非腑的特征，故又为奇恒之腑。

胆的主要生理功能是贮藏、排泄胆汁和主决断。胆汁由肝之精气汇聚而成，贮存于胆囊，排泄进入小肠，参与饮食物的消化、吸收。胆主决断，指胆具有对事物进行判断、做出决定的功能。《素问·灵兰秘典论》说："胆者，中正之官，决断出焉。"胆的决断能力取决于胆气强弱，胆气强者勇敢果断；胆气弱者则数谋虑而不决。

胆的常见病证：年逾五十，胆气不足，为视物不清；年事已高，则有发枯、爪干、发燥、毛焦等胆气亏虚之候；胆腑有热，可见口苦、胁痛等症。

《素问·六节藏象论》论及"凡十一脏取决于胆"，医家们对此一直见仁见智。胆属甲木，为天干地支之首。金元四大家之一李东垣所著《脾胃论·脾胃虚实传变论》解释："胆者，少阳春生之气，春气生则万化安，故胆气春生，余脏从之。"清代医家张志聪从之，《黄帝内经素问集注·卷二》说："五脏六腑，共为十一脏。胆主甲子，为五运六气之首，胆气升，则十一脏腑之气皆升。故取决于胆也，所谓求其至也，皆归始春。"中医学认为，胆主春生之气，具生发之机，故《遵生八笺》胆与五脏同，皆有导引及"六字诀"呼吸吐纳之法。

胆附于肝，与决断相关，情志宜柔和而忌胆大急躁。肝胆为表里，肝主谋虑，胆主决断，二者相成互济，谋虑定而后决断出。诚如《类经·藏象类》所说："胆附于肝，相为表里，肝气虽强，非胆不断，肝胆相济，勇敢乃成。"肝胆俱五行属木，条达舒畅为木之特性。情志柔和舒畅，有利于胆汁疏泄、胆气决断。胆的疏泄功能太过，则胆大、急躁、粗暴，每致情志失控，行为失常，甚则危害自己，牵连他人。西医学有"胆汁质"体质，又称不可遏止型或战斗型，气质特征是外向性、行动性和直觉性。常具有强烈的兴奋过程和比较弱的抑郁过程，情绪易激动，反应迅速，行动敏捷，暴躁而有力；在语言上、表情上、姿态上都有一种强烈而迅速的情感表现；不足之处是缺乏自制性、易生气、易激动。因此，需要在耐心、沉着和自制力等方面，加强个性修养。

胆与三焦同属少阳，经脉相通，皆主相火。相火与心之君火相对而言，是具有推动、兴奋、温煦的阳气，是人体生命活动的动力。一般认为，肝、胆、肾、三焦均内寄相火，而其根源则在命门。因此，胆之相火，与肝配合，对于脾升胃降、情志调和、气血运行等，发挥重要生理作用。或言，西医学有胆囊切除术，胆的功能是否全无？答曰：非也。

胆腑导引之法，春季可行。正坐，合两脚掌，昂头，以两手牵拉两脚踝，摇动，为之三五次。亦可大坐，以两手按地，努力上举腰脊躯体三五次，"能出胆家风毒邪气"。

养胆全生，有六气治胆法。保养胆腑，应用唏法。胆病以嘻（唏）音呼气、以吸气补之法：当侧卧，以鼻逐渐吸气，然后长呼气，发声吐气时，舌尖轻抵下齿，嘴角略从后引并上翘，槽牙上下轻轻咬合，呼气时使气从槽牙边的空隙中经过呼出体外，以嘻字作微声，同气出之也。"去胆病，除阴脏一切阴干盗汗，面无颜色，小肠膨胀，脐下冷痛，口干舌涩"，数嘻之，乃愈。"六字诀"即五脏各有呼吸吐纳之法，五脏之外，惟胆而已。故谨慎保养胆腑，非常重要。

第34讲　养胃健身

『原典』

《平人气象论》云：人以水谷为本，故人绝水谷则死，脉无胃气亦死。所谓无胃气者，非肝不弦，肾不石也。历观诸篇而参考之，则元气之充足，皆由脾胃之气无所伤，而后能滋养元气；若胃气之本弱，饮食自倍，则脾胃之气既伤，而元气亦不能充，而诸病之所由生也。

（《脾胃论·脾胃虚实传变论》）

胃属土，胃气即土气也。土为万物之源，胃为养生之本。胃强则人强，胃弱则人弱；有胃气，心淫精于脉，脉气流经，经气归于肺，肺朝百脉，输精于皮毛，毛脉合精，行气于腑，腑精神明，留于四脏。此可知脏腑形体，莫不皆有胃气也。凡证之现五善、七恶者，非脏腑胃气存亡之明征乎。胃气一失，便为凶候。故善治外证者，无论大小轻重，必先顾其胃气，察其能食不能食以验之。能食者，胃气强，内顾无忧，固可专治外证。不能食者，胃气弱，中州坐困，祸起萧墙。必须先定内患，令其能食，待血气有所资赖，然后再治外证，所谓本立而道生也。然理脾胃者，人只知参、苓、术、草、楂、朴、麦芽之类为脾胃之药，而不知风寒湿热、饮食劳倦，皆能伤脾。如风邪伤者宜散之，寒邪伤者宜温之，湿邪伤者宜燥之，热邪伤者宜清之，饮食伤者宜行之，劳倦伤者宜补之。但去其伤脾胃之病，即是理脾胃之正药也。奈何今之业外科，漫守一二成方，开口便云有毒，概用寒凉，漫施攻伐，以致受害而毙命者，不可胜数。岂古方之不宜于今也，抑药证之大相背谬耶；盖不察其胃气之强弱，病因之虚实为何如耳。且夫古人资禀朴质，其从七情干涉者少，而从风寒湿热外感凝滞者多，故证之初起，每每用霸药取效。今之穿凿太过，七情六欲烦扰之甚，而阴阳血气无有不亏伤者，亦偏用霸药成方以试之，是投之于井而更加之以石也。吾知其胃气微虚者，犹可出入，而胃气大虚者，断难假借也。故曰痛疽外证，肌肉之病，所用之药，有病则病受之，于脾胃何涉乎。

殊不知肌肉乃脾胃所主，治药乃胃气所关，肌肉不能自病，脾胃病之；诸药不能自行，胃气行之。诸药入口，必先入胃，而后行及诸经，以治其病也。未有药伤其脾胃而能愈病者，亦未有不能营运饮食之脾胃，而反能营运诸药者也。惟明鉴。

（《外科证治全书·胃气论》）

『讲义』

胃为六腑之一，五行属土，胃气即土气，土为万物之源，胃为养生之本，故养胃健身，时时顾护胃气，对于生命健康非常重要。

胃位于膈下，腹腔上部，上接食管，下通小肠，与脾以膜相连。胃又称为胃脘，分为上、中、下三部：胃的上部为上脘，包括贲门；胃的下部为下脘，包括幽门；上下脘之间的部分称为中脘。贲门上连食管，幽门下通小肠，是饮食物进出胃腑的通道。足阳明胃经与足太阴脾经相互属络而成表里关系。

胃主受纳腐熟水谷。胃接受和容纳饮食水谷，胃气推动而进行蠕动，将水谷与胃液进行充分混合、搅拌、研磨，形成食糜，并经胃液消化后，精微物质被吸收，并由脾气转输至全身；而食糜则下传于小肠进一步消化吸收。故胃有"太仓""水谷之海"之称。由于机体精气血津液的化生，都依赖于饮食水谷，故胃又有"水谷气血之海"之称。胃气的受纳、腐熟水谷功能，必须与脾气运化相互配合，惟有纳运协调，才能将水谷化为精微，进而化生精气血津液，供养全身。故脾胃合称为"后天之本""气血生化之源"。饮食营养和脾胃的消化功能，对人体生命和健康至关重要。

养胃健身，首在饮食水谷。饮食是人赖以生存和维持健康的基本条件，是人体后天生命活动所需精微物质的重要来源。饮食要有一定的节制，避免因饮食失宜而内伤脾胃，影响健康。正如张仲景《金匮要略·禽兽鱼虫禁忌并治》所说："凡饮食滋味以养于生，食之有妨，反能有害……若得宜则益体，害则成疾，以此致危。"如果饮食失宜，可成为内伤病因，影响人体的生理功能，导致脏腑功能失调或正气损伤而发生疾病。

养胃健身，重在胃的阳气与阴液。胃的动力、腐熟等功能全赖胃气、胃阳的推动与温煦作用，胃的消化功能全赖胃液（胃津）、胃阴的滋润与濡养作用。故饮食饥饱无常、寒热失调、偏食嗜好、酸馊不洁、饮酒无度等，皆可损伤胃气、胃阳、胃液、胃阴。胃的阳气不足，则虚寒内生，可见胃脘冷痛，胀满痞塞，食欲减退等症状；胃的阴液不足，则虚热内生，可见饥不欲食，善食而瘦，口干口渴，舌红无苔等症状。

西医学"胃液"概念，指胃内分泌物的总称，与中医学同中有异。现代所谓"胃液"，包括水、电解质、脂类、蛋白质和多肽激素。纯净胃液为无色透明液体，pH 为 0.9～1.5，偏酸性，人每日分泌量为 1.5～2.5L，胃液所含的固体物中的重要成分有盐酸、胃蛋白酶原、黏液蛋白和内因子，其作用有：杀死进入胃内的细菌，保护胃黏膜免受机械和化学损伤；促进胰液和胆汁的分泌，有益钙和铁的吸收；可激活胃蛋白酶原，并为胃蛋白酶的作用提供酸性环境，后者水解蛋白质为䏡和胨等；内因子保护维生素 B_{12} 并促进其在回肠的吸收。

养胃健身，情志宜调和而恶焦虑抑郁。若"七情六欲烦扰之甚，而阴阳血气无有不亏伤者"，临床常见七情内伤，精神紧张，压力较大，或经常熬夜，表现为焦虑、抑郁等，对胃的受纳腐熟皆有影响。因此，情志调和，身心愉悦，精神舒畅，减轻压力，起居有时，对胃的功能正常大有益处。吸烟、酗酒等不良生活方式，也会影响及胃，故应注意有胃病之人，最好戒除烟酒。

中医学认为，"有胃气则生、少胃气则病、无胃气则死"，可从舌苔、脉象、能食不能食等症状查验。中医诊断学特有的"舌诊"，舌苔为胃气胃津上潮而生，可见舌苔薄白润泽，颗粒均匀，薄薄地铺于舌面，揩之不去，干湿适中，不黏不腻，其下有根与舌质如同一体。"脉诊"所谓"胃、神、根"，有胃气的脉象，即正常脉象，不浮不沉，不快不慢，从容和缓，节律一致。即使是病脉，无论浮沉迟数，但有徐和之象者，便是有胃气。脉有胃气，则为平脉；脉少胃气，则为病变；脉无胃气，则属真脏脉，或为难治或不治之征象，故脉有无胃气对判断疾病凶吉预后有重要的意义。"胃气一失，便为凶候"。

第 35 讲　养 脑 益 髓

『原典』

灵机记性在脑者，因饮食生气血，长肌肉，精汁之清者，化而为髓，由脊骨上行入脑，名曰脑髓。盛脑髓者，名曰髓海，其上之骨，名曰天灵盖。两耳通脑，所听之声归于脑，脑气虚，脑缩小，脑气与耳窍之气不接，故耳虚聋；耳窍通脑之道路中，若有阻滞，故耳实聋。两目即脑汁所生，两目系如线，长于脑，所见之物归于脑，瞳人白色，是脑汁下注，名曰脑汁入目。鼻通于脑，所闻香臭归于脑，脑受风热，脑汁从鼻流出，涕浊气臭，名曰脑漏。看小儿初生时，脑未全，囟门软，目不灵动，耳不知听，鼻不知闻，舌不言，至周岁，脑渐生，囟门渐长，耳稍知听，目稍有灵动，鼻微知香臭，舌能言一二字。至三四岁，脑髓渐满，囟门长全，耳能听，目有灵动，鼻知香臭，言语成句。所以小儿无记性者，脑髓未满；高年无记性者，脑髓渐空。李时珍曰：脑为元神之府。金正希曰：人之记性皆在脑中。汪讱庵曰：今人每记忆往事，必闭目上瞪而思索之。脑髓中一时无气，不但无灵机，必死一时，一刻无气，必死一刻。

(《医林改错·脑髓说》)

一贯知足，知足常乐。不盲目与别人比较，量体裁衣地安排自己的生活，不求花天酒地，只求平淡人生。

二目远眺，远眺明目。无论何时，不可只看到眼前利益，不可患得患失，要登高望远。

三餐有节，食不过饱。早吃好，午吃饱，晚吃少。

四季不懒，勤于锻炼。根据季节的变换，选择不同的时间和项目进行适度的体育锻炼，贵在坚持。

五谷皆食，营养均衡。不可偏食，才能摄入人体所需的多种营养。

六欲不张，清心寡欲。欲节则养精气，纵欲伤身，后患无穷。

七分忍让，豁达大度。遇事达观，得让人处且让人。

八方交往，广结朋友。

九（酒）薄烟戒，神清气爽。饮酒不可过量，且根据各自身体条件限酒，不得贪杯豪饮；力求戒烟，以免危害身体。

十分坦荡，以诚待人。为人襟怀坦白，宽以待人，不做亏心事，保持心平气和的好心境，心平天地宽。

(《养脑长寿十字法》)

『讲义』

脑为奇恒之腑之一。脑藏于颅腔之中，为脑髓汇聚而成，位于头部之内，故又名"髓海"。脑与脊髓相通，"上至脑，下至尾骶，皆精髓升降之道路"(《杂病源流犀烛·头痛源流》)，故《素问·五脏生成》说："诸髓者，皆属于脑。"《灵枢·海论》说："脑为髓之海。"

脑为主宰生命活动之所。《素问·刺禁论》说："刺头，中脑户，入脑立死。"古人已认识到脑对生命至重的作用。精是构成脑髓的物质基础。《灵枢·经脉》说："人始生，先成精，精成而脑髓生。"两精相搏，随形具而生之神，即为元神。《灵枢·本神》说："两精相搏谓之神。"元神来自先天，属先天之神。脑为神明之所出，又称"元神之府"，是生命的枢机，主宰人体的生命活动。元神藏于脑，为"吾真心中之主宰也"(《乐育堂语录》)。元神旺盛，则人体精力充沛、思维敏锐、脏腑气血安和。元神失常，则人体脏腑功能失控失序。《景岳全书·阴阳》说："故凡欲保生重命者，尤当爱惜阳气，此即以生以化之元神，不可忽也。"元神存则生命立，元神亡则生命息。

脑主宰精神活动与感觉运动。意识、思维、情志是精神活动的高级形式，是外界客观事物作用于脑的结果，脑主元神而主志意。如《灵枢·本脏》说："志意者，所以御精神，收魂魄，适寒温，和喜怒者也。"人每忆往事，必凝神于脑，脑具有主司记忆的功能。故"灵机记性在脑"（《医林改错·脑髓说》）。口、舌、眼、鼻、耳五官诸窍，皆位于头面，与脑相通，故视、听、言、动等功能，皆与脑密切相关。"两耳通脑，所听之声归脑；两目系如线长于脑，所见之物归脑；鼻通于脑，所闻香臭归于脑；小儿周岁脑渐生，舌能言一二字。"（《医林改错·脑髓说》）。

中国中医科学院著名脑病专家程昭寰教授指出，脑疲劳可能会有 15 种现象：早晨醒来懒得起床；走路抬不起腿；不想参加社交活动，尤其不愿见陌生人；懒得讲话，说话声音细而短，自觉有气无力；坐下后不愿起来，时常呆想发愣；说话、写文章时常出错；记忆力下降，想不起朋友的叮嘱或者忘掉几小时前的事情；提不起精神来，过分地想用茶或者咖啡提神；口苦、无味、食欲差，感到饭菜没有滋味，厌油腻，总想在饭菜中加些刺激性调料；吸烟、饮酒的嗜好有增无减；耳鸣、头昏、目眩、眼前冒金星、烦躁、易怒；眼睛疲劳，哈欠不断；下肢沉重，休息时总想把脚架在桌上；入睡困难，想这想那，易醒多梦；打盹不止，四肢像抽筋一般。如果有上述 2~4 项情况，说明轻微脑疲劳，需要立即休息；有 5 项以上是重度疲劳，也许潜伏着疾病，应当去医院检查。

养脑关键在于藏精益髓。肾藏精，精生髓，髓充于脑，脑为髓海。人体之精贮藏于脏腑身形中。肾所藏先天之精，作为生命本原，在胎儿时期便贮藏于各脏腑之中。后天之精则经由脾肺等输送到各脏腑，化为各脏腑之精，并将其剩余部分输送于肾中，以充养肾所藏的先天之精。脑所藏之精，是其功能活动的物质基础。程昭寰教授提出《养脑长寿十字法》，其中，"三餐有节，食不过饱""五谷皆食，营养均衡""六欲不张，清心寡欲"三项皆与保养肾中精气、培育后天水谷精气密切相关。

养脑重在调节精神情志。精、气、神为人身"三宝"，可分而不可离。精是生命产生的本原，气是生命维系的动力，神是生命活动的体现与主宰。精、气、神三者之间存在着相互依存、相互为用的关系。精可化气，气能生精、摄精，精与气之间相互化生；精能生神、养神，气能养神，精和气是神的物质基础，而神又统御精与气。正如《类证治裁·内景综要》所说："一身所宝，惟精气神。神生于气，气生于精，精化气，气化神。故精者身之本，气者神之主，形者神之宅也。"精神情志贵在调和。程昭寰教授提出《养脑长寿十字法》，其中，"一贯知足，知足常乐""七分忍让，豁达大度""八方交往，广结朋友""十分坦荡，以诚待人"四项皆在于调和精神情志。《中庸》论及："喜怒哀乐之未发，谓之中；发而皆中节，谓之和；中也者，天下之大本也；和也者，天下之达道也。致中和，天地位焉，万物育焉。"中国传统文化的核心思想之一为"中和"，广义者，乃天下之大本、达道；狭义者，即喜怒哀乐不形于色，或七情有理性、有节制。忠、孝、悌、忍、善为儒家文化处理社会关系、人际关系、朋友关系、家庭关系等的"五伦"关系，在现代仍有其积极因素，应予以继承和发扬。

养脑还需要培养良好的生活习惯。例如，戒除烟酒、起居有时、体育锻炼等，良好的生活习惯对于养脑健身大有益处。吸烟是心脑血管疾病的独立危险因素，可导致冠心病、脑卒中、主动脉瘤和外周血管疾病；烟雾中含有数百种有害物质，其中已知的 69 种致癌物质可以直接导致很多癌症的发生。研究表明，即使少量的饮酒，也容易对大脑产生一定的损害，很有可能会导致神经系统的异常，如欣快的作用，注意力、判断力、自控能力下降，肌肉不协调，甚至反应迟钝、记忆力减退、智力衰退等。现代年轻人喜欢熬夜、晚起，中医学所谓"起居不时"，长期熬夜，轻则容易导致失眠，或诱发抑郁、肥胖，大脑得不到充分休息，可致神经-内分泌-免疫失调，由此产生多种疾病，甚则引发猝死，每晚睡眠时间少于 5 小时的人死亡概率比普通人高 15%。因此。根据中医学"形神一体观""四季不懈，勤于锻炼"，顺应四时，选择不同的时间和项目进行适度的体育锻炼，坚持数年，必有好处。

第 36 讲 养 胞 固 精

『原典』

女子七岁，肾气盛，齿更发长，二七而天癸至，任脉通，太冲脉盛，月事以时下。夫天为天真之气，癸为壬癸之水。壬为阳水，癸为阴水。阴阳之气以冲任为都会也。盖冲属血海，任主胞胎，胎脉流通，经水渐盈，应时而下，天真气降与之从事，故曰天癸。常以三旬一见，以象月盈则亏，又曰月信。故经行最宜谨慎，与产后相类。若外被风寒，内伤生冷，及七情郁结，余血未净，瘀积于中，名曰血滞。若用力太过，入房太甚，及服食偏燥，邪火妄动，津血衰少，名曰血枯。若被惊恐恚怒，则气血错乱，逆于上则从口鼻而出，变为吐衄。逆于身则与水气相搏，变为肿胀。逆于腰腿心腹之间则重痛不宁，经行则发，过期则正。若外溢阳经则头眩呕血、瘰疬痈毒，若内渗阴络则窍穴生疮，淋沥不断，湿热相搏，遂为崩带。气血相滞，遂为癥瘕。凡此变症百出，不过血滞与血枯而已。犯时微若秋毫，成病重于山岳，可不畏哉！按妇人童幼天癸未行属少阴，天癸既行属厥阴，天癸已极属太阴。此三者祖气生化之源也，故血之资根在于肾，血之资生赖于脾，血之藏纳归于肝。三者并重，乃先天之体耳。若夫后天之用，则独重于脾经，曰中焦受气取汁，变化而为赤，是为血。血者，水谷之精，和调五脏，洒陈六腑。在男子则化为精，在女人则上为乳汁，下为月水，故虽心主血，肝藏血，亦皆统摄于脾，补脾和胃，血自生矣。凡经行之时，禁用寒凉辛散，以伐生气。诗云：妇人平和则乐有子。和则阴阳不乖，平则气血无争，则天癸应时而下矣。

(《女科折衷纂要·总论》)

《上古天真论》曰："女子二七天癸至，任脉通，太冲脉盛，月事以时下，故有子。"盖天癸者，言后天之阴气，阴气足而月事通，是即所谓月经也。正以女体属阴，其气应月。月以三旬而一虚，经以三旬而一至，月月如期，经常不变，故谓之月经，又谓之月信。夫经者常也，一有不调，则失其常度，而诸病见矣。然经本阴血，何脏无之？惟脏腑之血，皆归冲脉，而冲为五脏六腑之血海。故经言太冲脉盛，则月事以时下，此可见冲脉为月经之本也。然血气之化，由于水谷，水谷盛则血气亦盛，水谷衰则血气亦衰。而水谷之海，又在阳明。

考之《痿论》曰："阳明者，五脏六腑之海，主润宗筋，宗筋主束骨而利机关也。冲脉者，经脉之海也。主渗灌溪谷，与阳明合于宗筋，阴阳总宗筋之会，会于气街，而阳明为之长。"是以男精女血，皆由前阴而降。此可见冲脉之血，又总由阳明水谷之所化。而阳明胃气，又为经脉之本也。故月经之本，所重在冲脉；所重在胃气；所重在心脾生化之源耳。其他如七情、六淫、饮食、起居之失宜者，无非皆心脾胃气之贼。何者当顾、何者当去？学人于此，当知所从矣。

（《妇人规·经脉之本》）

『讲义』

胞宫，简称为"胞"。女子之胞，谓之子宫、子脏、胞脏、子处等，是女性生殖器官，包括卵巢、输卵管、子宫等，位于小腹部，呈倒置的梨形，在膀胱之后，直肠之前，下口（即胞门，又称子门）与阴道相连。女子胞的主要生理功能是主持月经和孕育胎儿。

男子之胞，名曰"精室"，是男性生殖器官，包括睾丸、输精管道（附睾、输精管、射精管和尿道）和附属腺（精囊腺、前列腺、尿道球腺）等，具有藏精、生殖功能。

女子胞、精室，与肾中精气、肝之气血关系密切。如《中西汇通医经精义·下卷》说："女子之胞，男子为精室，乃血气交会，化精成胎之所，最为紧要。"肾主封藏，肝主疏泄，二者之间存在着相互制约、相互为用的关系。封藏与疏泄相反相成，从而调节女子的月经来潮、排卵和男子的藏精、排精功能。若二者失调，女子可见月经失调，月经量多或闭经，以及排卵障碍；男子可见阳痿、遗精、滑精、早泄或阳强不泄等症。

养胞第一要务在于精气充盈。《素问·上古天真论》论及，女子二七、男子二八，为生殖功能逐渐成熟时期，肾中精气逐渐充盈，故天癸至，女子任脉通，太冲脉盛，月事以时下；男子精气溢泻，阴阳和，故能有子。女子三七至五七、男子三八至五八，为生殖功能成熟时期，肾中精气充盈，智齿生长，筋骨隆盛，肌肉满壮，生儿育女。女子五七至七七、男子五八至七八，为生殖功能逐渐衰退时期，面焦发白齿槁；"天癸竭"，女子 49 岁左右，任脉虚，太冲脉衰少，而绝经；男子 56 岁左右，精少，肾脏衰，形体皆极。天癸是依赖肾中精气而产生与消亡，促进并维持人体生长、发育和生殖的精微物质，现代解释多以下丘脑-垂体-性腺轴为其科学内涵。金元四大家朱丹溪《格致余论·阳有余阴不足论》："故人之生也，男子十六岁而精通，女子十四岁而经行，是有形之后，犹有待于乳哺水谷以养，阴气始成而可与阳气为配，以能成人，而为人之父母。古人必近三十、二十而后嫁娶，可见阴气之难于成，而古人之善于摄养也。"故谨养胞宫，要节制性欲，精气盈泄有度，方可万全。

养胞重在气血调和。男女在先天禀赋、身体形态、脏腑结构等方面有差别，相应的生理功能、心理特征也就有区别，因而体质上存在着性别差异。男性多禀阳刚之气，体魄健壮魁梧，性格多外向，粗犷，心胸开阔；女性多禀阴柔之气，体形小巧苗条，性格多内向，喜静，细腻，多愁善感。男子多用气，故气常不足；女子多用血，故血多亏虚。

男子固精养胞，应注意：①勿犯手淫：青春萌动，气盛精溢，偶有手淫，为常见现象。但过度手淫，损伤精气，会出现腰酸神疲、乏力倦怠，甚则阳痿不举、滑精早泄等症状，常伴有抑郁、焦虑、健忘、失眠等一系列表现。此时，应杜绝手淫，积极治疗。如包皮过长、包茎等，应进行手术治疗，消除形成手淫习惯的生理原因。②房事有节：肾藏精，为封藏之本，肾精不宜过度耗泄。房事不节则肾精、肾气耗伤，根本动摇，常见腰膝酸软，眩晕耳鸣，精神萎靡，性功能减退等。房劳过度也是导致早衰的重要原因。故医家无不强调"戒色欲""节房劳"。③饮食适宜：过食肥甘厚味、嗜好饮酒等，醇酒厚味，损伤脾胃，酿湿生热，或蕴痰化火，湿热痰火流注于下；或湿热之邪侵袭下焦，湿热痰火扰动精室，发为遗精。如《明医杂著·梦遗滑精》："梦遗滑精……饮酒厚味，痰火湿热之人多有之。"中医有"酒后勿同房"之说，性生活前一定不能大量饮酒；长期过量的饮酒会导致耗伤精血，对性功能也会产生一定的抑制作用。④情志调和：七情所伤，气有余便是火，劳神过度，心阴暗耗，心火偏亢，心火不能下交于肾，肾水不能上济于心，心肾不交，水亏火旺，扰动精室，发为遗精。如《折肱漫录·遗精》："梦遗之证，其因不同……非必尽因色欲过度，以致滑泄。大半起于心肾不交，凡人用心太过则火亢于上，火亢则水不升而心肾不交。士子读书过劳，每有此病。"又有心有妄想，情动于中，所欲不遂，心神不宁，君火偏亢，相火妄动，扰动精室，也可发为遗精。⑤切勿忍精不泄：突然中断性交，忍精不泄，会加重性器官的负担。久之，易发生无菌性前列腺炎和精囊炎，或诱发阳痿。

女子固精养胞，重在气血。女性生理特点的月经、胎孕、产育和哺乳等，与男性不同。月经为气血所化，妊娠需气血养胎，分娩靠血濡气推，产后则气血上化为乳汁以营养婴儿。气血由脏腑化生，通过冲、任、督、带、胞络、胞脉运达胞宫，在天癸的作用下，为胞宫的行经、胎孕、产育及上化乳汁提供基本物质，完成胞宫的特殊生理功能。因此，女性保养胞宫，调和气血，应注意以下六点。①情志调和：女子七情内伤，影响气血运行，则易致痛经、月经失调等病证。②房事节制：性生活放纵，或月经期性交，或不洁性交，胞宫气血首当其冲受害，病原可经阴道进入子宫腔内，引起子宫内膜感染。③防止堕胎：反复多次人工流产，很容易造成宫腔感染、宫颈或宫腔粘连，导致继发性不孕。④产后保养：产后不注意休息，经常下蹲劳动或干重活，使腹压增加，可导致子宫脱垂或阴道脱垂。⑤饮食有节：过食肥甘厚味、辛辣、酒类及冰冻等食品，常可导致脾胃损伤，化湿生痰，痰瘀互结，而致子宫肌瘤等形成。⑥未病先防：注意外阴及经期卫生，如发现白带增多或黄带，经期出血异常，要及时就医，早诊断早治疗。

总之，谨遵《素问·上古天真论》之训诫：避免"以酒为浆，以妄为常，醉以入房，以欲竭其精，以耗散其真，不知持满，不时御神，务快其心，逆于生乐，起居无节，故半百而衰"；做到"法于阴阳，和于术数，食饮有节，起居有常，不妄作劳，故能形与神俱，而尽终其天年，度百岁乃去"。此为养生大道，亦为养胞固精之法则。

第五章

饮 食 有 节

　　"民以食为天"是每一个中国人都耳熟能详的古语。饮食是生存的必要物质基础，因此人们把饮食看得比什么都重要，认为饮食是"活人之本"。在中华民族悠久的历史中，承载了丰富的饮食文化，饮食不仅能满足生理需求，也能满足心理需求。中医学植根于中国传统文化之中，蕴含独具特色的饮食养生文化，收载很多关于饮食养生的专著，如《食疗本草》《食医心镜》《饮膳正要》等，对于养生保健、延年益寿起到重要的指导作用。

第 37 讲　饮 食 气 味

『原典』

　　阳为气，阴为味。

　　阴味出下窍；阳气出上窍。

　　气味，辛甘发散为阳，酸苦涌泄为阴。

　　形不足者，温之以气；精不足者，补之以味。

（《素问·阴阳应象大论》）

　　夫五味入胃，各归所喜攻，酸先入肝，苦先入心，甘先入脾，辛先入肺，咸先入肾。久而增气，物化之常也；气增而久，夭之由也。

（《素问·至真要大论》）

　　多食咸，则脉凝泣而色变；多食苦，则皮槁而毛拔；多食辛，则筋急而爪枯；多食酸，则肉胝䐢而唇揭；多食甘，则骨痛而发落，此五味之所伤也。故心欲苦，肺欲辛，肝欲酸，脾欲甘，肾欲咸，此五味之所合也。

（《素问·五脏生成》）

　　五谷亦百草之结子者也。谷者，善也；五者，五行也。圣人取其性善、形色气味之可以养五脏者，教民树艺以养生焉。五谷何以为善？味甘淡也。人系倮虫，属土。土味甘，以甘补土，故取甘也。尤必以淡为善者何也？盖味之至重者必毒，稍重者必偏，惟淡多甘少者，得中和之气，故曰谷也。且淡开五味之先，不在五味之中而能统领五味者也。五味皆属地气，地食人以五味也。惟淡属天气，清华冲和，最能渗泄土中之浊气，而使之复其清明之体，故必以淡为善也。

（《医医病书·五谷论》）

『讲义』

饮食气味，可概括为"四气五味"，药食同法、药食同源。本节主要介绍食物。四气，是指寒、热、温、凉四种食物特性，温、热者为阳，寒、凉者为阴。五味，是指酸、苦、甘、辛、咸（淡）的味道，辛、甘、淡者为阳，酸、苦、咸者为阴。不同的气、味，对人体有不同的作用。

1. 四气

寒、热、温、凉的食物特性，是从食物作用于人体发生的反应归纳出来的，例如，紫苏、生姜煎汤饮服后，可以使人发汗，有温热感，说明紫苏、生姜属于温热类。服用金银花、菊花，可以使人感到头目咽喉清爽，说明金银花、菊花属于寒凉类。

（1）寒、凉之性：属阴，具有清热、泻火、解毒的作用。寒与凉具有程度上的不同，即"凉次于寒"。能够减轻或消除热证的食物，一般属于寒性或凉性。如苦瓜、绿豆、赤小豆、西瓜等具有清热解毒的作用，对于发热烦渴、面红目赤、咽喉肿痛等热证具有较好的缓解或消除作用，说明是寒凉性质的。

（2）温、热之性：属阳，具有温中、散寒、助阳的作用。温与热也具有程度上的不同，即"温次于热"。能够减轻或消除寒证的食物，一般属于温性或热性。如羊肉、韭菜、桂圆、茴香等对于腹中冷痛、四肢厥冷等具有温中散寒的作用，用后症状可缓解或消除，说明是温热性质的。

《素问·至真要大论》载："寒者热之，热者寒之。"《神农本草经》曰："疗寒以热药，疗热以寒药。"具有温热性质的药食多用于腹中冷痛、阳痿不举、宫冷不孕、血寒闭经等一系列阴寒病证或体质者；具有寒凉性质的药食可用于火毒疮疡、热结便秘、发热烦渴等阳热症状或体质者。

此外，四性以外还有一些平性食物，是指寒热界限不很明显、性质平和、作用缓和的药食，如苹果、山药等。常见的食物中，以平性食物居多。

2. 五味

酸、苦、甘、辛、咸五味，另有淡味，作用不同。五味与五脏之间有特殊的亲和关系，五味入五脏的理论基础是古代哲学中的五行学说。另外，五脏也各有嗜欲，适量进食五味可以分别滋养五脏。若五味太过或偏于嗜好，反能为害，导致脏腑之气偏盛或偏衰。因此提示我们一定要全面合理地调配饮食，讲究吃得科学，即根据需要选择饮食，不能随心所欲。

（1）酸：酸味属阴，入肝，可以调和肝气，同时促进食欲，有健脾开胃之功。现代研究认为酸味可促进钙、磷等元素的吸收。例如，《本草正》记载："木瓜，用此者用其酸敛，酸能走筋，敛能固脱，得木味之正，故尤专入肝益筋走血。"但过食酸则会伤胃，引起消化道痉挛及消化功能的紊乱，脾胃有病者宜少食，尤其要避免空腹的时候服用。原因在于酸味能刺激胃液分泌，胃酸分泌过多，会损伤胃黏膜，影响消化功能。

（2）苦：苦味属阴，入心，苦味通其心气，苦味是人类最不喜欢的味道之一，因此也常被放弃，但苦味具有清心泻火、燥湿、解毒及坚固阴精等作用。例如，莲子心味苦，能补益十二经脉气血，抑制体内阳热过盛、火旺，并可补中养神，除百病。经常服用，能让人轻身耐老、延年益寿；还能交通心肾，厚肠胃，固精气，强筋骨，补虚损，利耳目，除寒湿。但多食苦味则会引起消化不良、腹泻等。

（3）甘：甘味属阳，入脾，甘味被称为"百味之王"，几乎是人们最喜欢的味道，具有调和脾胃、止痛、解毒等作用。例如，山药味甘，长期服用，能镇心神，安魂魄，补心气不足，可开通心窍，增强记忆；还能令人耳聪目明，身体轻健，不容易饥饿，延年益寿，强壮筋骨，治疗遗精、健忘。甘味本来可以补脾，过食甘味则会壅塞气机，脾无法为胃运化津液，导致饮食积滞，血糖升高，胆固醇代谢异常，甚至诱发心血管疾病。

（4）辛：辛味属阳，入肺，可发散、行气，助长人体的阳气，同时具有温通及温补的作用。《本草纲目》记载，生姜加入杏仁煎汤喝，能治疗腹部急痛；捣烂取汁和蜜一起服用，能治疗中暑呕吐。但饮食过辛，日久可致胃肠燥热，如口干口渴、便秘痔疮等。

（5）咸：咸味属阴，入肾，能软坚润下、补益肾精等，具有调节细胞和血液渗透压平衡及水钠钾代谢等作用。《素问·五脏生成》指出："多食咸，则脉凝泣（涩）而变色。"过咸危害很大，有可能损伤肾、心等多个脏腑。现代医学对于盐摄入过量导致的水钠潴留，进而加重心肾负担，导致血压升高、心力衰竭等的认识已经相当成熟。

（6）淡：淡味属阳，能渗、能利，有渗湿利水的作用，多用于水肿、小便不利等。晋唐时期，养生学家就明确提出"淡味饮食养生说"。例如，《备急千金要方·道林养性》："故每学淡食，食当熟嚼，使米脂入腹，勿使酒脂入肠"。清代吴鞠通亦谓之"必以淡为善"。《食鉴本草·味》亦曰："阴之所生，本于五味。人之五脏，味能伤耗。善养生者，以淡食为主。"

在五味与健康的关系方面，调查研究发现，骨关节病的发生与苦味食物的摄取有相关性，苦味食物的摄取是骨关节疾病的保护因素。呼吸系统疾病和内分泌系统疾病的发生与摄取甘味食物有关系，甘味食物是呼吸系统疾病的保护因素，却是内分泌系统的危险因素。心血管系统疾病与咸味食物有关，喜食咸味是心血管系统疾病的危险因素。谨和五味，就是根据人体的生理需要，合理调配膳食，适度地摄取膳食营养，以此滋养人体脏腑气血，四肢百骸。若能五味调和，饮食合宜，则健康能获保证，寿命就长。若五味过偏，不仅对健康不利，还可导致某些疾病的产生。

第 38 讲　饮 食 结 构

『原典』

五谷为养，五果为助，五畜为益，五菜为充，气味合而服之，以补益精气。

此五者，有辛、酸、甘、苦、咸，各有所利，或散或收，或缓或急，或坚或软，四时五脏，病随五味所宜也。

（《素问·脏气法时论》）

五谷：杭②米甘，麻酸，大豆咸，麦苦，黄黍辛。五果：枣甘，李酸，栗咸，杏苦，桃辛。五畜：牛甘，犬酸，猪咸，羊苦，鸡辛。五菜：葵甘，韭酸，藿咸，薤苦，葱辛。

（《灵枢·五味》）

五脏不可食忌法：多食酸则皮槁而毛夭；多食苦则筋急而爪枯；多食甘则骨痛而发落；多食辛则肉胝而唇褰；多食咸则脉凝泣而色变。

五脏所宜食法：肝病宜食麻、犬肉、李、韭；心病宜食麦、羊肉、杏、薤；脾病宜食稗③米、牛肉、枣、葵；肺病宜食黄黍、鸡肉、桃、葱；肾病宜食大豆黄卷、豕肉、栗、藿。

五味所配法：米饭甘，麻酸，大豆咸，麦苦，黄黍辛；枣甘，李酸，栗咸，杏苦，桃辛；牛甘，犬酸，豕咸，羊苦，鸡辛；葵甘，韭酸，藿咸、薤苦、葱辛。

（《千金食治·序论》）

『讲义』

饮食结构，又称"膳食结构"，是指饮食中各类食物的数量及其所占的比重。由于影响饮食结构的因素是在逐渐变化的，因人、因时、因地不同，所以饮食结构不是一成不变的，人们可以通过均衡调节各类食物所占的比例，充分利用食品中的各种营养，达到膳食平衡，促使其向更利于健康的方向发展。

1. 中国人的饮食结构

古人早就认识到各种食物中所含的营养素不同，只有做到各种食物合理搭配，才能使人体得到各种不同的营养素，满足各种生理功能的基本要求。中医学经典著作《黄帝内经》将食物概括为五谷、肉类、蔬菜、果品等几个方面，是饮食结构的主要组成内容，在体内具有补益精气的作用。人们必须根据需要，兼而取之。只有主食副食的全面搭配，即以谷类为主，肉类为副，蔬菜为充，水果为助的调配法，才能称为合理的营养，有益于人体健康。由于人体需要多方面的营养，偏食则会导致气血阴阳的平衡失调。

古人所说的"五谷"包括麻、黍（糯米）、稷（小米）、麦、菽（豆类）。"五果"，即桃、

---

②杭："粳"的异体字。
③稗：稷。

李、杏、栗、枣。"五畜",即牛、羊、豕(猪)、犬、鸡。"五菜",即葵、藿、薤、葱、韭。葵,是古代蔬菜,现在还有零星种植,但已很少作为蔬菜,和现代的向日葵并非一物。藿,是大豆叶,今已不再作为蔬菜。很明显,五菜变化较大,这和社会的进步与发展密切相关。古人根据五行理论,将五谷、五果、五菜、五畜等,分别配属(表 5-1);再根据五脏所属,以五行生克制化规律,说明饮食结构的宜忌。

表 5-1　饮食结构的五行属性

五行	五谷	五果	五菜	五畜
木	麻	李	韭	犬
火	麦	杏	薤	羊
土	稷	枣	葵	牛
金	黍	桃	葱	鸡
水	菽	栗	藿	猪

　　古人以"五谷为养",充分证明了其重要性。谷物是主食,现代医学认为,人体的热量和蛋白质主要由粮食提供,谷物一方面是 B 族维生素的重要来源,同时还可以提供无机盐。"五果为助",水果作为辅助之物。对于擅长烹调的中国人而言,尤为重要。首先,果品中含有丰富的无机盐和维生素,和谷物不同的是,多数水果有一定的食疗作用,其效果虽弱于药物,但强于谷物。五谷杂粮和五果为我们提供了丰富的维生素,而肉类则能给人类提供丰富的蛋白质。"五畜为益",将五畜作为滋养之物。现代医学则认为不同食物的蛋白质构成是不同的,一般而言,鱼、肉、蛋、奶的蛋白质含量较高,更适合人体,因此被称为"优质蛋白质"。《黄帝内经》对五畜的性味进行了归纳总结,认为牛肉为甘,犬肉为酸,猪肉为咸,羊肉为苦,鸡肉为辛。在日常饮食中,不仅要粗细粮混食,还要荤素搭配,这样可以提高蛋白质的利用价值。"五菜为充",将五菜作为补充之物,使膳食更完备。人们都知道绿色蔬菜的重要性,因为蔬菜能为人体提供维生素。根据维生素水溶性的不同,可将其分为水溶性维生素和脂溶性维生素。前者主要包括 B 族维生素和维生素 C,而维生素 A、D、K、E 是脂溶性维生素。维生素通常是人体不能合成或者合成的量不能满足机体需要,而必须从食物获取的营养素,而且当一些维生素缺乏时就会出现一些临床症状。尤其是脂溶性维生素,需要和"五畜"等搭配才能吸收更完全。

　　现代社会膳食的种类繁多,人们的选择也很丰富。其所含的蛋白质、脂肪、糖类、维生素、矿物质等基本营养元素是人体生命活动所必需的。因此,合理膳食、平衡结构是人体生长发育和健康长寿的必要条件。

　　从现代科学研究来看,谷类食品以糖类和一定数量的蛋白质为主;肉类食品主要含有蛋白质和脂肪;蔬菜、水果中包含丰富的维生素和矿物质。只有将这些食物相互配合起来,才能满足人体对各种营养素的需求。可见,古人"五谷""五果""五畜""五菜"的食物搭配的合理性。相反,不注意食物种类的合理调配,就会影响人体对所需营养物质的摄取,影响健康。

2. 现代中国居民膳食指南

　　中国营养学会组织编写的《中国居民膳食指南科学研究报告(2021)》(以下简称《报告》)提出:受社会经济发展水平不平衡、人口老龄化和不健康饮食生活方式等因素的影响,我国仍存在一些亟待解决的营养健康问题。一是膳食不平衡的问题突出，是慢性病发生的主要危险因素。高油高盐摄入在我国仍普遍存在，青少年含糖饮料消费逐年上升，全谷物、深色蔬菜、水果、奶类、鱼虾类和大豆类摄入普遍不足。二是居民生活方式明显改变，身体活动总量下降，能量摄入和消耗控制失衡，超重和肥胖成为重要公共卫生问题，膳食相关慢性病问题日趋严重。三是城乡发展不平衡，农村食物结构有待改善。农村居民奶类、水果、水产品等食物的摄入量仍明显低于城市居民，油盐摄入、食物多样化等营养科普教育急需下沉基层。四是婴幼儿、孕妇、老年人等重点人群的营养问题应得到特殊的关注。五是食物浪费问题严重，居民营养素养有待提高。

中国人群不同膳食模式对健康结局的影响研究结果显示，以多蔬菜水果、多鱼虾水产品、经常吃奶类和大豆制品、适量的谷类和肉禽类、烹调清淡少盐为主要特点的江南地区模式，代表了东方健康膳食模式。具有这些膳食特点的地区，人群发生超重和肥胖、2型糖尿病、代谢综合征和脑卒中等疾病的风险均较低。《报告》中汇总了与主要健康结局风险降低相关联的膳食因素主要有全谷物、蔬菜、水果、大豆及其制品、奶类及其制品、鱼肉、坚果类、饮水（饮茶）等，证据等级均为B级（表5-2）。过多摄入可增加不良健康结局风险的膳食因素主要有畜肉、烟熏肉、食盐、饮酒、含糖饮料、油脂等，证据等级均为B级及以上。

《报告》建议，多摄入鱼肉可降低成年人全因死亡的发病风险，适量增加鱼肉摄入可降低成年人脑卒中的发病风险，多摄入鱼肉可降低中老年人痴呆及认知功能障碍的发病风险。

表5-2 各种食物与健康的关系

食物	与健康的关系
全谷物	增加全谷物可降低全因死亡风险
	增加摄入量，可降低心血管疾病、2型糖尿病、结直肠癌发病风险
	有助于维持正常体重、延缓体重增长
蔬菜	增加摄入可降低心血管疾病的发病和死亡风险
	增加蔬菜摄入总量及十字花科蔬菜和绿色叶菜摄入量可降低肺癌的发病风险，可降低食管鳞（腺）癌、结肠癌的发病风险；十字花科蔬菜可降低胃癌、乳腺癌发病风险
	增加绿色叶菜、黄色蔬菜摄入量可降低2型糖尿病发病风险
水果	增加水果摄入量可降低心血管疾病、消化道肿瘤（胃癌、结直肠癌、食管癌）发病风险
蔬菜和水果（联合摄入）	可降低心血管疾病的发病和死亡风险
	可降低肺癌的发病风险
大豆及其制品	可降低心血管疾病的发病风险
	降低绝经期女性骨质疏松的发病风险
坚果类	降低成年人心血管疾病的发病和死亡风险
	降低全因死亡风险
奶类及其制品	牛奶及其制品摄入与儿童骨密度的增加有关；但是与成人骨密度或骨质疏松无关
	奶类及其制品摄入可能与前列腺癌、乳腺癌发病风险无关
鱼肉	增加摄入可降低全因死亡风险
	增加摄入可降低脑卒中的发病风险
	增加摄入可降低中老年人痴呆及认知功能障碍的发病风险
水	增加饮水可降低肾脏及泌尿系统感染的发生风险
	增加饮水降低肾脏及泌尿系统结石的发生风险

注：全谷物是指未经精细化加工或虽经碾磨、粉碎、压片等处理，仍保留了完整谷粒所具备的胚乳、胚芽、麸皮及其天然营养成分的谷物。

第 39 讲 饮 食 营 养

『原典』

食能排邪而安脏腑，悦神爽志以资血气。若能用食平疴释情遣疾者，可谓良工。长年饵老之奇法，极养生之术也。夫为医者，当须先洞晓病源，知其所犯，以食治之。食疗不愈，然后命药。

又食啖鲑肴，务令简少。鱼肉果实取益人者而食之。凡常饮食，每令节俭。若贪味多餐，临盘大饱，食讫觉腹中膨亨短气，或至暴疾，仍为霍乱。又夏至以后迄至秋分，必须慎肥腻饼臛酥油之属，此物与酒浆瓜果理极相妨。夫在身所以多疾者，皆因春夏取冷太过、饮食不节故也。又鱼脍诸腥冷之物，多损于人，断之益善。乳酪酥等常食之，令人有筋力胆干，肌体润泽。卒多食之，亦令胪胀泄利，渐渐自已。

（《备急千金要方·食治方·序论》）

善养身者养内，不善养身者养外，养内者以恬脏腑、调顺血脉，使一身流行冲和、百病不作；养外者恣口腹之欲，极滋味之美，穷饮食之乐，虽机体充腴，容色悦泽，而酷烈之气，内蚀脏腑，精神虚矣。安能保令太和，以臻遐龄？……人之可畏者，衽席饮食之间；而不知之为戒，过者。

（《寿世保元·饮食》）

『讲义』

现代社会的快速发展，人们的生活水平不断提高，温饱再也不是普通大众所关注的问题。相反，营养过剩及随之而来的问题日益凸显。事实证明，很多疾病是吃出来的，例如临床常见的高血脂、高血压、高血糖、高尿酸、高体重等，甚至日益高发的肿瘤，可能都与无节制的饮食相关。饮食，不仅仅是维持温饱的问题，更关系着人体的健康与长寿。吃得好不如吃得健康；吃得健康，关键是营养均衡。

1. 常见食物的营养价值

（1）谷类食物的营养价值：谷类食物包括大米、小麦、大麦，以及称作杂粮的玉米、高粱等。谷类是人体能量的主要来源，我国居民膳食中约 66% 的能量、58% 的蛋白质来自谷类。谷类含有丰富的 B 族维生素，但加工精细，B 族维生素也大量流失，因此不要吃得过于精细，日常多吃一些糙米、燕麦等，对人体健康十分有益。黑米具有补血、健脾、滋阴补肾及明目活血

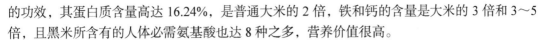

的功效，其蛋白质含量高达 16.24%，是普通大米的 2 倍，铁和钙的含量是大米的 3 倍和 3~5 倍，且黑米所含有的人体必需氨基酸也达 8 种之多，营养价值很高。

（2）豆类及坚果类的营养价值：豆类含有丰富的 B 族维生素、钙、磷、铁、大豆异黄酮等。大豆可调节妇女更年期综合征、降低绝经期女性骨质疏松的发病风险；防治乳房小叶增生和乳腺癌、降低胆固醇吸收。绿豆清热解毒、健脾除湿，适合夏季煮汤。红豆健脾、养心、养血、利水除湿、排脓通乳，被日本人认为是很好的长寿食品。黑豆补脾益肾、养阴补气，具有高蛋白、低热量的特性，是强壮滋补食品，具有预防动脉粥样硬化、抗老防衰、防止便秘及美容护发的功效。

坚果的营养价值丰富，含有蛋白质、脂肪、糖类以及维生素、微量元素、膳食纤维等，另外还含有单、多不饱和脂肪酸，包括亚麻酸、亚油酸等人体必需脂肪酸。榛子、核桃、杏仁、腰果被称为"四大坚果"。榛子中含有很强的抗癌成分，对于卵巢癌、乳腺癌等具有很好的抑制作用。坚果类还可降低成年人心血管疾病的发病和死亡风险。

（3）蔬菜、薯类和水果的营养价值：蔬菜主要提供维生素 C，每天应保证餐桌上有新鲜蔬菜。十字花科蔬菜和绿色叶菜可降低肺癌、食管癌、胃癌、结肠癌、乳腺癌发病风险。大白菜被认为是"菜中之王"，含水量高，热量低，可益胃生津、除烦解渴、利尿。菠菜是绿叶菜中的黄金菜，其所含的胡萝卜素可预防多种癌症和心脏病，叶酸可预防胎儿先天缺陷，钾可帮助维持细胞内电解质平衡和维持心脏及血压的正常，钙和镁能使骨骼强壮和血压平衡。

薯类富含丰富的营养，其中红薯纤维素很高，富含维生素，被称为长寿果，可预防便秘，防止胆固醇形成，预防动脉硬化及冠心病。马铃薯是低热量、高蛋白食物，含有多种维生素和微量元素及钾、锌、铁等，对心脑血管有保护作用。芋头富含矿物质和维生素，可预防肥胖。

水果主要供给维生素 C 及容易消化吸收的糖和膳食纤维，可有效降低胆固醇、预防动脉粥样硬化。水果中含有丰富的果胶，能够促进铅自体内排出，减少铅的吸收，预防铅中毒。苹果中含有的苹果酸，能促进能量代谢、疲劳恢复，增强食欲。但苹果糖分较高，性凉，因而糖尿病及心肾功能较差者宜少食。梨可润肺、化痰、止咳、清心降火及解毒等，常食可补充人体营养，特别适合肝炎、肺结核、便秘及急慢性支气管炎患者食用。但梨属于凉性水果，凡脾胃虚寒、腹泻及产后妇女不宜食用。

（4）肉类和水产品的营养价值：肉类蛋白质与人体蛋白质很接近，吸收率极高，生物学价值高。肉类分畜肉和禽肉，猪肉、牛肉、羊肉属于畜肉，含饱和脂肪较高；禽肉如鸡肉中含饱和脂肪较少。猪肉性平味甘，富含蛋白质、脂肪、无机盐、维生素等，功可滋阴润燥、营养补虚，可用于治疗热病伤津、消渴瘦弱、燥咳、便秘、风湿痛等。猪皮可抗衰老，功可滋阴养心、补血、活血，对下痢、贫血、嗓音嘶哑等均有疗效。牛肉在肉类中营养价值排第一，性温味甘，可用于补胃、壮腰脚、止消渴、益气血、强筋骨、消水肿。羊肉，性热味甘，有补气养血、温中暖肾、开胃健力、通乳治带的功效。对气血不足、虚劳羸瘦、脾胃虚冷等有一定疗效。但羊肉性热，虽为冬令补益佳品，但痰火湿热实邪热病及疫病初期者，均不宜食用。

水产品中较常见的是鱼、虾、贝及蟹等，它们是蛋白质、无机盐和维生素的良好来源，尤其蛋白质丰富。水产品的蛋白质利用率要高很多，而且脂肪含量一般都在 5% 以下。鱼类肌纤维纤细，较易为人体吸收，所以比较适合病人、老年人和儿童食用。其脂肪低的特性，对冠心病有一定预防作用。鱼类蛋白质的氨基酸组成与人体组织蛋白质的组成相似，因此其生理价值高。鲫鱼，有益气健脾、利水消肿、清热解毒等功能；鲢鱼，有温中益气、暖胃、滋润肌肤等功能，是温中补气养生食品。虾的营养极为丰富，含蛋白质是鱼、蛋、奶的几倍到几十倍；还含有丰富的钾、碘等矿物质及维生素 A 等。虾的通乳作用较强，对孕妇尤其有补益功效。尤其值得一提的是，老年人常食虾皮，可预防骨质疏松症。此外，贝类具有高蛋白、高铁、高钙、少脂肪的特点。蟹类味鲜美，有丰富的蛋白质、钙和维生素，主要用来食用，其营养成分、利用价值极高。

（5）乳和乳制品的营养价值：乳及其产品是最接近"完善的食品"，在人类食品中占有特殊的地位。牛奶含有人体必需的蛋白质、脂肪、糖类、维生素、矿物质和水六大成分，具有供给人体热量和能量，供给青少年发育和成人弥补损伤，以及维持和调节生理功能等三大功能。酸奶内含有乳酸菌，可以调节肠道菌群，促进排便。常饮用酸奶可降低血液中胆固醇水平，预防癌症和贫血，并可改善牛皮癣和儿童营养不良。

（6）蛋类的营养价值：蛋类是营养价值较高的天然食品之一，家中应常备鸡蛋。鸡蛋所含的蛋白质属于优质蛋白质，吸水率可达 99.7%，是各种食物中最高的。鸡蛋蛋白质对肝脏组织损伤有修复作用，蛋黄中的卵磷脂可促进肝细胞再生。鸡蛋是含维生素 B2 最丰富的食物之一，所含有的维生素 B2 可分解和氧化人体内的致癌物质。鸡蛋含有人体所需要的几乎所有的营养物质，故被称作"理想的营养库"。但同时也要注意，蛋黄中含有的卵磷脂和胆固醇，不适合胆固醇过高的人过量食用。

2. 因人而异与清淡饮食

饮食营养，还要"因人制宜"。不同人具有不同的体质，应根据各自体质选取与之相适应的食物，故"当以身体察，各随禀气所宜而食之"。阳盛体质者，进食宜凉而忌热；阴盛体质者，进食宜温而忌寒。阳虚之体宜温补，忌生冷寒凉之品等；阴虚之体，饮食宜甘润生津，忌肥腻厚味、辛辣燥烈之品。

当今社会，代谢综合征患者越来越多，因此大多数人食宜"淡薄"。所谓"淡薄"，即清淡饮食。古人有云："厚味伤人无所知，能甘淡薄是吾师，三千功行从此始，淡食多补信有之。"《黄帝内经》有"高粱之变，足生大丁"的记载。龚廷贤也认为，饮食厚味过度的伤害较大。孙思邈《备急千金要方·道林养性》说："每食不用重肉，喜生百病，常须少食肉，多食饭及少菹菜，并勿食生菜、生米、小豆、陈臭之物。勿饮浊酒、食面，使塞气孔。勿食生肉伤胃，一切肉须煮烂停冷食之，食毕当漱口数过，令人牙齿不败口香。"菹菜，多年生水草类。这里说的"勿食"，并非不可吃，而是要注意食量，不要多吃。

第 40 讲　饮　食　清　洁

『原典』

凡肝脏，自不可轻啖，自死者弥甚。

凡心皆为神识所舍，勿食之，使人来生复其报对矣。

凡肉及肝，落地不着尘土者，不可食之。

猪肉落水浮者，不可食。

诸肉及鱼，若狗不食，鸟不啄者，不可食。

诸肉不干，火灸不动，见水自动者，不可食之。

肉中有朱点者，不可食之。

六畜肉，热血不断者，不可食之。

父母及身本命肉，食之令人神魂不安。

食肥肉及热羹，不得饮冷水。

诸五脏及鱼，投地尘土不污者，不可食之。

秽饭，馁肉，臭鱼，食之皆伤人。

自死肉口闭者，不可食之。

六畜自死，皆疫死，则有毒，不可食之。

兽自死，北首及伏地者，食之杀人。

食生肉，饱饮乳，变成白虫—作血蛊。

疫死牛肉，食之令病洞下，亦致坚积，宜利药下之。

脯藏米瓮中有毒，及经夏食之，发肾病。

（《金匮要略·禽兽鱼虫禁忌并治》）

『讲义』

饮食清洁，是饮食卫生所必需的安全保障。食用不清洁、不卫生或陈腐变质或有毒的食物，多由于缺乏良好的卫生习惯。饮食不洁而致的病变以胃肠病为主。如进食腐败变质食物，则胃肠功能紊乱，出现脘腹疼痛、恶心呕吐、肠鸣腹泻或痢疾等。若进食被寄生虫污染的食物，则可导致各种寄生虫病，如蛔虫病、蛲虫病等，常表现有腹痛时作、嗜食异物、面黄肌瘦等。若进食被疫毒污染的食物，可发生某些传染性疾病。如果进食或误食被毒物污染或有毒性的食物，则会发生食物中毒，轻则脘腹疼痛，呕吐腹泻；重则毒气攻心，神志昏迷，危及生命。

远古时期，人们处于饥不择食的状态，见于《淮南子·修务训》："古者，民茹草饮水，采树木之实。"这种最原始的摄取食物方式，必然导致"时多疾病毒伤之害"的结果。先秦诸子，百家争鸣，洁食以养，备受重视。提倡人们食物要新鲜清洁，并且要经过烹饪加工变熟后再食用。告诫人们经久腐臭、变味的食物不能食，烹调不当、佐料不当的食物不能吃，不合时令的食物不吃等。注意饮食清洁，是我国人民的优良传统。自古以来，饮食清洁一直被人们所重视，注意饮食清洁是养生防病的重要内容之一。

1. 择食新鲜清洁

选择食物要新鲜，提倡熟食。新鲜、清洁的食物，可以补充机体所需要的营养。饮食不新鲜甚至变质，其营养成分很容易丢失，对人体有害而无益。《金匮要略方论·禽兽鱼虫禁忌并治》记载的"肉中有朱点者""秽饭、馁肉，臭鱼"皆是不新鲜的食物，"食之皆伤人"。因疫而病死的六畜和兽类是不可以食用的，饮食物的清洁可以防止病从口入，降低或避免细菌或毒素污染的食物进入人体而发病。"脯藏米瓮中有毒，及经夏食之，发肾病。"提示人们放置陈久、腐败变质的饮食物不可食用，否则容易发生疾病。食物在加工过程中，由加热而从生到熟，一方面有利于其消化吸收，另一方面更是同时起到了消毒的作用，防止食源性疾病。火的发明和应用改善了人类茹毛饮血的饮食条件，人们开始吃熟食。正如《礼纬·含文嘉》说："燧人氏始钻木取火，炮生为熟，令人无腹疾。"但就是这种简单的变生为熟，使人们的健康状况得到很大改善，使得饮食养生迈出了关键性的一步，对于人类的生存和发展具有重大的意义。"食生肉"在现代社会也是不提倡的，饮食以熟食为主是饮食卫生的重要内容之一，肉类尤须煮烂。《备急千金要方·养性序》云："勿食生肉，伤胃，一切肉惟须煮烂。"

2. 食材食具清洗

在保证饮食物原材料新鲜、清洁的同时，还要清洗食材。食材在种植、储存或运输过程中，或多或少会接触一些农药或化学物质，因此大部分食材会有残留。常见的有有机磷农药、有机氯农药、氨基甲酸酯类农药、拟除虫菊酯类农药等，严重的会导致疾病甚至危害生命。常用的果蔬清洗方式，通过清水清洗将食材表面的泥沙及杂质等肉眼可见的残留去除，而针对肉眼不可见的农药残留等有害残留效果甚微。米类等五谷也是如此，需通过多次淘洗，洗去杂质，若一旦有黄曲霉素等致癌物产生，则不可食用。肉类及水产等可通过焯水等方式，去除血污，而对于其中可能含有的激素、抗生素等残留，人们却束手无策。

食具在饮食文化发展中扮演着重要的角色，因此食具的清洁也同样重要。众所周知，中国是最早使用筷子的国家，筷子是我国餐桌上不可或缺的饮食器具。随着社会的不断发展，筷子的种类逐渐增多，有传统的竹筷、木筷，也有现代流行的金属筷、陶瓷筷。日常生活中清洗筷子时先把表面冲洗干净，再用洗洁精仔细搓洗，力度适中，不宜猛搓，有条件的可消毒烘干后再行储存，且通常筷子应保证每3个月或每半年换新一次。除了筷子，水杯、菜板等食具都应保证清洁。例如建议菜板生、熟分开，一人一杯，公筷等。

3. 进膳卫生清洁

饮食清洁不仅指食物的清洁，同时也包括了进食前、进食时、进食后的卫生问题。要讲究进膳卫生。从远古到商周，饮食已从生食转为熟食，并且人们开始注意饮食的规范和卫生，这也是最早的食养学理论。进膳前要用温水、肥皂洗手，用膳器具也要充分消毒，防止病从口入，并避免劳累和情绪异常。进膳时，精神专注，心情愉悦，或播放一些促进食欲的音乐，音量和旋律以轻柔舒缓为宜，这样对消化和吸收有裨益。正如《寿世保元》云："脾好音声，闻声即动而磨食。"

进膳时要细嚼慢咽，《养病庸言》云："不论粥饭点心，皆宜嚼得极细咽下。"若进食过快则影响消化吸收。进膳后要漱口，有利于口腔卫生。《备急千金要方》说："食毕当漱口数过，令人牙齿不败口香。"膳后摩腹、散步均有利于食物的消化吸收。如《千金翼方》所言："中食后，还以热手摩腹，行一二百步。缓缓行，勿令气急。行讫，还床偃卧，四展手足，勿睡，顷之气定。"至今对饮食养生仍有指导意义。

随着人们生活水平的不断提高，对食物的要求也不断提高，腐败不洁的变质食物远离生活视线，而对于新奇、刺激食物的追求欲望也更加强烈。因此，饮食清洁不仅包括表面意义的洁净度，更涉及人类食谱的广度和深度。

第41讲 饮食寒温

『原典』

食饮者，热无灼灼，寒无沧沧。寒温中适，故气将持，乃不致邪僻也。

（《灵枢·师传》）

勿食生菜、生米、小豆、陈臭之物。勿饮浊酒、食面，使塞气孔。勿食生肉伤胃，一切肉须煮烂，停冷食之，食毕当漱口数过，令人牙齿不败口香。热食讫，以冷酢浆漱口者，令人口气常臭，作䘌齿病。又诸热食咸物后，不得饮冷酢浆水，喜失声成尸咽。凡热食汗出，勿当风，发痓头痛，令人目涩多睡。

（《备急千金要方·道林养性》）

热食伤骨，冷食伤肺。热无灼唇，冷无冰齿。

（《千金翼方·养性禁忌》）

夫在身所以多疾者，皆由春夏取冷太过，饮食不节故也；又鱼鲙诸腥冷之物，多损于人，断之益善。

（《千金食治·序论》）

『讲义』

《黄帝内经》认为，人体五脏功能协调，在整体上就能表现出"阴平阳秘"的健康状态。反之，若脏腑功能失调，就会在整体上表现"阴阳失调"的疾病状态。《素问》指出："热者寒之，寒者热之""诸寒之而热者取之阴，热之而寒者取之阳，所谓求其所属也""治寒以热，凉而行之；治热以寒，温而行之"。这些寒温调和以养五脏的原则，对于饮食有重要指导作用。

饮食的寒热适宜，一方面指食物属性的阴阳寒热互相调和，另一方面指饮食入口时的生熟情况或冷烫温度要适宜。饮食寒温适宜，在结合饮食物阴阳寒热属性的基础上，还要顺应四时阴阳的变化，结合妇、幼、老、弱的不同年龄和体质，要根据个体的阴阳盛衰具体情况，以饮食物之偏来调节人体阴阳的偏盛或不足，无使过度，做到"阴平阳秘"。

1. 食物属性的阴阳寒热

饮食物的寒热属性通常可以分为平性、温热性、寒凉性。从历代中医食疗古籍所记载的300余种常用食物分析，平性食物居多，温热性次之，寒凉性居后。平性食物是指寒热界限不很明显、作用平和的食物。平性仍未超出四性的范围，是相对而言的，而非绝对的平性。各种性质的食物除具有营养保健功能之外，温热性质食物属于阳性，有散寒助阳、温经通络等功效；寒凉性质食物属于阴性，有清热泻火、凉血解毒等功效。

如何区分饮食物的寒热温凉性质，首先从颜色来看，绿色植物吸收地面湿气，故性多偏寒，如绿豆等；而颜色偏红的如辣椒、枣、石榴等，因果实能吸收较多的阳光，故多性偏热。从味道上看，味甜、味辛的食物，多性温热，如荔枝、大蒜等；而味苦、味酸者，多偏寒，如苦瓜、梨等。从生长环境来看，背阴朝北者多性寒，如木耳等；生长在高空中或东南方向者多性温热，如向日葵等。

常见食物寒热属性如下：

（1）平性食物

粮食组：大米、玉米、粳米等。

蔬菜组：卷心菜、豇豆、山药、胡萝卜、芝麻、黄豆、豌豆、洋葱头、银耳等。

动物性食品组：猪肉、鹅肉、带鱼、鸡蛋、海参、燕窝、鲫鱼、鹌鹑蛋、海蜇等。

水果组：葡萄、菠萝、柠檬等。

干果组：花生、榛子、松子等。

调味品：白糖、蜂蜜、可可等。

（2）温热性食物

粮食组：小米、高粱、糯米及其制品。

蔬菜组：扁豆、韭菜、辣椒、南瓜、大蒜、蒜苗、蒜薹、白萝卜、生姜等。

动物性食品组：羊肉、狗肉、黄鳝、鹅蛋、奶酪。

水果组：荔枝、龙眼、大枣、樱桃、榴莲、黑枣、芒果、水蜜桃、金桔、红毛丹等。

干果组：核桃、栗子、桂圆、葵花籽等。

调味品：红糖、花椒、胡椒、桂花、茴香、酒、酒酿、红茶等。

（3）寒凉性食物

粮食组：绿豆、大麦、荞麦等。

蔬菜组：海带、绿豆芽、空心菜、苦瓜、西红柿、黄瓜、紫菜、荸荠、茭白、生白萝卜、冬瓜、茄子等。

动物性食品组：猪肠、猪脑、兔肉、鸭蛋、松花蛋、蚬、蛏子、泥螺、鸭血、马肉、鸭肉、蟹、牛奶等。

水果组：梨、山竹、枇杷、西瓜、猕猴桃、甘蔗、桑葚、香蕉、甜瓜等。

干果组：柿饼。

调味品：食盐、酱油、白矾、绿茶等。

2. 饮食入口的生熟冷烫

在日常饮食中，应注意入口之物的冷热，过冷或过热对人体健康均无益。"热无灼唇，冷无冰齿"，充分说明了饮食寒热温度的适宜度。饮食温和，不致口唇有灼热烫嘴之感；不致牙齿口腔有寒凉冰冷之感。

经常食用温度太高的食物，会导致多种疾病的发生。《济生方·咽喉门》记载："多食炙煿，过饮热酒，致胸塞滞，热毒之气，不得宣泄，咽喉为之病焉。"《医碥·反胃噎膈》记载："酒客多噎膈，饮热酒者尤多，以热伤津液，咽管干涩，食不得人也。"说明常吃过热食物，常喝热酒，会对口腔、食管、胃黏膜造成物理性损害，形成慢性口腔炎症、口腔黏膜白斑、食管炎、慢性萎缩性胃炎，甚至发生癌变。在饮酒或者吸烟的同时饮过热茶水，对口腔及消化道的损伤更大。

长期饮食过寒，则导致伤阳损肺，故有"形寒寒饮则伤肺"之说。肺部疾病的患者，如肺炎、哮喘，切忌生冷。老年人更要注意控制食用过冷或过热的食物，需寒温适宜。"大渴而饮宜温"，是指极度口渴的时候切忌大量服用冷饮，尤其在气候最炎热或者剧烈体力运动后出汗过多时，突然喝下大量冷饮，会造成胃肠道内血管急剧收缩，引起胃肠功能紊乱。同时也会使处于充血的咽部、声带受刺激，从而引发咽炎或失音。"饮食不节，寒温不适，脾胃乃伤"，饮食过于寒凉，亦容易损伤脾胃的阳气，寒湿内生，临床可见腹痛、泄泻等症；而过热饮食可使胃肠积热，表现为腹满、便秘、腹胀等症，且易损伤胃阴，使胃阴虚耗。

此外，饮食勿服用生菜、生米、生肉、生冷之物等，因其易伤脾胃等脏腑。《素问·阴阳应象大论》："水谷之寒热，感则害于六腑。"虽然春夏季节气候温热，但也不能大量食用生冷食物，否则容易罹患疾病。特别注意，生菜、生米，恐失清洁，或致消化不良；鱼、肉等蛋白、脂肪含量高的食物，切忌生用、冷食，既不利于消化，也容易引发胃肠道的疾病。

第42讲 饮食饥饱

『原典』

食能以时，身必无灾，凡食之道，无饥无饱，是之谓五脏之葆。

（《吕氏春秋·季春纪》）

不欲极饥而食，食不可过饱；不欲极渴而饮，饮不可过多。

是以善养性者，先饥而食，先渴而饮。食欲数而少，不欲顿而多，则难消也。当欲令如饱中饥，饥中饱耳。盖饱则伤肺，饥则伤气，咸则伤筋，酸则伤骨，故每学淡食，食当熟嚼，使米脂入腹，勿使酒脂入肠。人之当食，须去烦恼。如食五味必不得暴嗔，多令神气惊，夜梦飞扬。

每食讫，以手摩面及腹，令津液通流。食毕当行步踌躇，计使中数里来，行毕使人以粉摩腹上数百遍，则食易消，大益人，令人能饮食无百病，然后有所修为为快也。饱食即卧，乃生百病，不消成积聚。饱食仰卧成气痞，作头风。触寒来者，寒未解食热，成刺风。人不得夜食，又云夜勿过醉饱。

（《备急千金要方·养性序》）

欲调饮食，先习饥饱。大约饥至七分而得食，斯为酌中之度，先时则早，过时则迟。然七分之饱，如田畴之水，务与禾苗相称，所需几何，则灌注几何，太多反能伤稼，此平时养生之也。有时迫于繁冗，饥过七分而不得食，遂至九分十分者，是谓太饥。其为食也，宁失之少，勿犯于多。多则饥饱相搏而脾气受伤，数月之调和，不敌一朝之紊乱矣。

（《闲情偶寄·颐养部》）

『讲义』

饮食有节，就是饮食有节制，不可饥饱失宜，要适时适量，让肠胃劳逸结合。《备急千金要方》论及"饮食以时"，是说按照一定的时间有规律地进食，有利于脾胃的消化吸收。《灵枢·平人绝谷》："胃满则肠虚，肠满则胃虚，更虚更满，故气得上下，五脏安定，血脉和利，精神乃居，故神者，水谷之精气也。"只有定时进食，饥饱适宜，才能使胃肠功能维持正常，有利于营养物质正常的摄取和输布。《文端集·饭有十二合说》："人所最重者，食也。食所最重者，时也……当饱而食，曰非时；当饥而不食，曰非时；适当其可，谓之时。"

我国传统的进食方法是一日三餐，自古以来就有"早饭宜好，午饭宜饱，晚饭宜少"之说，适当节制饮食，调整三餐配比是比较简单易行的养生之法。

1. 饮食过饥

饮食过饥指摄食不足，如饥而不得食，或有意识限制饮食，或因脾胃功能虚弱而纳少，或因七情强烈波动而不思饮食，或不能按时饮食等。《灵枢·五味》说："谷不入，半日则气衰，一日则气少矣。"长期摄食不足，营养缺乏，气血生化减少，一方面因气血亏虚而脏腑组织失养，功能活动衰退，全身虚弱；另一方面又因正气不足，抗病力弱，易招致外邪入侵，继发其他疾病。此外，长期摄食过少，胃腑失于水谷以养，也可损伤胃气而致胃部不适或胃脘疼痛等；如果有意抑制食欲，又可发展成厌食等较为顽固的身心疾病。儿童时期，如果饮食过少可致营养不良，影响正常的生长发育。

2. 饮食过饱

饮食过饱指饮食过量，或暴饮暴食，或中气虚弱而强食，以致脾胃难于消化转输而致病。轻者饮食积滞不化，以致宿食内停，可见脘腹胀满疼痛、嗳腐泛酸、呕吐、泄泻、厌食等。《素问·痹论》说："饮食自倍，肠胃乃伤。"若食滞日久，脾胃久伤，升降失序，致使运化功能久不得复，又可聚湿、化热、生痰而变生他病。食滞肠道，阻碍气血流通，可出现痢疾或痔疮。久食过量，营养过剩，而发展为消渴、肥胖、心脉痹阻等病证。《素问·生气通天论》说："因而饱食，筋脉横解，肠澼为痔。""高粱之变，足生大丁。"此外，大病初愈阶段，若饮食不当，还可引起疾病复发；小儿脾胃功能尚未健全，饥饱尚不能自知自控，喂养过量，易致消化不良，久则酿成"疳积"。

3. 饥饱适度

《备急千金要方·养性序》载："不欲极饥而食，食不可过饱；不欲极渴而饮，饮不可过多。"《闲情偶寄·颐养部》也论及"欲调饮食，先习饥饱"。饥饱适度，告诫人们要饮食定量合理适中，过饥过饱都会影响脾胃正常运化，对健康不利。若饥不得食、渴不得饮，则气血生化无源，脏腑组织失其濡养，百病而生；饮食过量，或在短时间内突然进食大量食物，超越了脾胃的运化能力，则损伤脾胃功能，食物积滞于胃肠，一则影响营养成分的吸收输布，二则聚湿生痰，变生它病。

4. 饮食节律

中医养生学强调饮食必须定时，有规律。有规律的定时进食，可以保证人体消化吸收过程有节奏地进行，脾胃功能协调配合，张弛有度。《灵枢·平人绝谷》论及："胃满则肠虚，肠满则胃虚，更虚更满，故气得上下，五脏安定，血脉和利，精神乃居。"只有定时进食，才能保持胃肠"更虚更满"的功能活动，保证胃肠之气上下通畅，饮食物的消化及营养物质的摄取和输布才能正常进行。凡常饮食，每令节俭，若贪味多餐，临盘大饱，食讫，觉腹中膨亨短气，或致暴病。善养生者都注重饮食协调及饮食节制。饮食过饱过饥都是身体健康的大敌，因此强调饮食要有节制、要有规律性。

养生要求节制饮食，既要满足营养需要，又无损伤脾胃之弊，保持后天之本的生机旺盛不衰，延缓衰老的进程。医学专家通过动物实验研究发现，生命早期过度进食，动物就会早发育早成熟；成年动物过度进食，会增加心血管疾病、脂肪肝以及肝硬化等多种疾病的发生率。营养学家提出，在低热量膳食条件下，与发育密切相关的酶活性受到抑制，延缓发育就能抗衰老而延迟寿命。如果人类采取"少吃"的饮食模式，让肠胃处于相对的微饥饿状态，可以使大脑-神经-内分泌免疫系统功能更加完善和平衡，寿命增加 20%～30%。因此，节制饮食要比终日饱食更加有益健康。

5. 饮食卫生

饮食养生，进食宜清淡，细嚼慢咽，从容缓和，这对消化帮助很大。饮食需注意卫生，以熟食为主，不可大量饮酒。饮食养生需节制情志，进食宜乐。孙思邈认为饮食时应保持舒适愉快的心情和良好安定的环境，不过分哀愁忧思，切忌嗔怒，正所谓"人之当食，须去烦恼"，否则多使人"神气惊，夜梦飞扬"。情志过激则伤五脏：怒使气上，伤及肝气；喜使气缓，伤及心气；悲使气消，伤及肺气；思使气结，伤及脾气；恐使气下，伤及肾气。如饮食时烦恼嗔怒，怒则伤及肝脏，肝脏受损则会影响到脾胃也随之受损，从而导致饮食消化不良。如长期持嗔、怒、哀、愁、思等情绪饮食，会积累成疾病。节制情志不仅是在饮食中节制，在平时的养生当中亦应当节制。

食后应当"摩腹百步走"，食后散步及摩腹，有助于促进食物消化吸收。进食后，活动身体，有利于胃肠蠕动，促进消化吸收，而散步是最好的活动方式。但饭后切忌急行，饱食后也不宜即卧，否则宿食停滞，影响脾胃健运。食后摩腹，有利于血液循环，促进胃肠消化，对全身健康也有促进作用。

第43讲 饮食宜忌

『原典』

酸涩以收，多食则膀胱不利，为癃闭。苦燥以坚，多食则三焦闭塞，为呕吐。辛味熏蒸，多食则上走于肺，荣卫不时而心洞。咸味涌泄，多食则外注于脉，胃竭，咽燥而病渴。甘味弱劣，多食则胃柔缓而虫过，故中满而心闷。

辛走气，气病勿多食辛。咸走血，血病勿多食咸。苦走骨，骨病勿多食苦。甘走肉，肉病勿多食甘。酸走筋，筋病勿多食酸。

肝病禁食辛，宜食粳米、牛肉、葵菜之类。心病禁食咸，宜食小豆、犬肉、李、韭之类。脾病禁食酸，宜食大豆、豕肉、栗、藿之类。肺病禁食苦，宜食小麦、羊肉、杏、薤之类。肾病禁食甘，宜食黄黍、鸡肉、桃、葱之类。

多食酸，肝气以津，脾气乃绝，则肉胝皱而唇揭。多食咸，骨气劳，短肌气折，则脉凝泣而变色。多食甘，心气喘满，色黑，肾气不平，则骨痛而发落。多食苦，则脾气不濡，胃气乃厚，则皮槁而毛拔。多食辛，筋脉沮弛，精神乃央，则筋急而爪枯。

五谷为食，五果为助，五肉为益，五菜为充，气味合和而食之，则补精益气。虽然五味调和，食饮口嗜，皆不可多也。多者生疾，少者为益。百味珍馔，日有慎节，是为上矣。

（《饮膳正要·五味偏走》）

『讲义』

饮食宜忌，是指疾病过程中，适宜或禁忌某种食物。古代医学家通过大量的生活与医疗实践经验，总结概括了饮食宜忌的一般性规律。

1. 饮食宜忌的原则

饮食宜忌的基本原则，是视脏腑虚实，调和五味，对该病变脏腑进行补泻。据古籍记载，犬肉、麻、李、韭皆酸，属木；麦、羊肉、杏、薤皆苦，属火；粳米、牛肉、枣、葵皆甘，属土；黄黍、鸡肉、桃、葱皆辛，属金；大豆、豕肉、栗、藿皆咸，属水。饮食性味与五脏的配属关系，正常情况下，酸味入肝，苦味入心，甘味入脾，辛味如肺，咸味入肾。古人有"糯，脾之谷，味甘，脾病宜食，益气止泄，治百病；黍，肺之谷，味辛，肺病宜食，主益气，治百病；麻，肝之谷，味酸，肝病宜服，治百病；麦，心之谷，心病宜食，养心气，治百病；豆，味咸，肾之谷，肾病宜食，煞鬼气"的记载。但是如果五味太过，则反伤相关五脏，即"水能浮舟，亦能覆舟"之理。从五行学说而论，木克土、土克水、水克火、火克金、金克木。在治疗过程中，肝病（木）禁辛味（金），心病（火）禁咸味（水），脾病（土）禁酸味（木），肾病（水）禁甘味（土），肺病（金）禁苦味（火）。肝病宜食甘味，心病宜食酸味，脾病宜食咸味，肺病宜食苦味，肾病宜食辛味。

我国饮食文化源远流长，传统中医学的"相生""相克"理论在人们的日常饮食中也有完美体现。例如，一些蔬菜中含有草酸，能与钙作用生成不溶于水的草酸钙而沉积于人体。在进食一些富含维生素 D、维生素 B_1、维生素 B_2 及叶酸的食物时，最好不要饮酒，因为乙醇可以影响维生素的吸收。

2. 饮食的体质宜忌

饮食宜忌，还要根据不同的年龄、体质、习惯、区域等差异，分别予以安排，不可一概而论。《寿亲养老新书·饮食调治》云："老人之食，大抵宜其温热熟软，忌其黏硬生冷。"人到老年，机体功能日渐衰退，气血相对不足，人体也呈现一系列由盛而衰的变化，其消化能力日渐低下，日常饮食均宜缓，不可重补蛮补，做到补而不滞，饮食均衡，宜清淡而富有营养，忌食不消化之物。

关于小儿的饮食调摄，要充分结合其生理特点。《育婴家秘·鞠养以防其疾四》有"谚云：若要小儿安，常受三分饥与寒。饥，谓节其饮食也；寒，谓适其寒温也。勿令太饱太暖之意，非不食不衣之谬说也"的记载，这是针对小儿"纯阳"体质特点及饱食之流弊而言。

关于体质，古医籍中早有记载。《黄帝内经》将人的体质分为太阴、少阴、太阳、少阳、阴阳平和五类。饮食调养要结合不同的体质进行：胃酸偏多的人，宜适当多食碱性食物；而对于胃酸缺乏的人，宜适当选择偏于酸性的食物。形体肥胖之人，体内多有痰湿，因此饮食宜清淡，不可多进肥甘厚味；而体瘦之人，属于多火之人，饮食宜多食甘润生津之品，避免过多的辛辣燥烈之物。

3. 饮食的四时宜忌

饮食宜忌，又要注意四时气候变化，考虑适宜、增加或禁忌、减少的食物五味。孙思邈所谓："春七十二日，省酸增甘，以养脾气；夏七十二日，省苦增辛，以养肺气；秋七十二日，省辛增酸，以养肝气；冬七十二日，省咸增苦，以养心气；季月各十八日，省甘增咸，以养肾气。"春季，属木，通应于肝，木气偏盛，不宜过食酸味，适当增加甘味调补脾气，防止木旺克土；夏季，属火，通应于心，火气偏盛，不宜过食苦味，适当增加辛味补益肺气，防止火旺克金；秋季，属金，通应于肺，金气偏盛，不宜过食辛味，适当增加酸味补益肝气，防止金旺克木；冬季，属水，通应于肾，水气偏盛，不宜过食咸味，适当增加苦味补养心气，防止水旺克火；四季之末各十八日，五行属土，通应于脾，土气偏盛，不宜过食甘味，适当增加咸味补益肾气，防止土旺克水；是谓四时饮食五味调养之法。

合理的饮食是维持健康的重要保障，饮食失宜则会导致疾病。饮食养生的最高境界就是"天人相应"。饮食也要顺应自然。根据春温、夏热、秋燥、冬寒的季节变化特点，选择凉、寒、润、热性食物，将药食五味的作用与自然四时的变化相联系，强调选用食物时要注意食性与季节的寒凉温热相避忌，饮食选择要遵循"用寒远寒，用凉远凉，用温远温，用热远热"的原则。如《饮膳正要》所谓"春气温，宜食麦以凉之"，麦，多有清热之功，故宜食麦以凉之。"夏气热，宜食菽以寒之"，菽，即豆类，属水，故适宜食用豆类以降火。"秋气燥，宜食麻以润其燥"，麻，如胡麻仁，秋季适宜食用麻类以润燥。"冬气寒，宜食黍以热性治其寒"，黍，亦称稷、糜子，今之黄米，冬季适宜食用黍类以散寒。

4. 饮食的地域宜忌

此外，一方水土养育一方人，古人"东、西、南、北及中央"之域，又有饮食相宜，如《素问·异法方宜论》所论：东方之域，其民食鱼而嗜咸；西方之域，其民华食而脂肥；北方之域，其民乐乳食；南方之域，其民嗜酸而食胕；中央之域，其民食杂。

此外，服药期间也要注意饮食宜忌。《调疾饮食辨》说："病人饮食，借以滋养胃气，宣行药力，故饮食得宜，足为药饵之助，失宜，则反与药饵为仇。"古代文献中有服用某些中药时忌食生冷、辛辣、肉等，还有螃蟹忌柿、荆芥，人参忌萝卜、茶叶等记载，其中不少得到了现代药物学研究证实，但也有相关内容需要继续深入研究。

注意食物与药物的搭配。例如，日常生活中，粥和咸鸭蛋是常见的搭配。但咸鸭蛋含有一定量的亚硝基化合物，而解热药物中氨基比林可与咸鸭蛋中的亚硝基化合物生成有致癌作用的亚硝胺，容易诱发癌症。果汁中的果酸会加速吲哚美辛的分解，使较少药物在小肠内吸收并因此而降低药效，同时吲哚美辛可以增加果酸对胃壁的刺激，甚至可造成胃黏膜出血。

第44讲 饮食配伍

『原典』

盖食不欲杂，杂则或有所犯，知者分而避之。

马肉不可与仓米同食。马肉不可与苍耳、姜同食。猪肉不可与牛肉同食。羊肝不可与椒同食，伤心。兔肉不可与姜同食，成霍乱。羊肝不可与猪肉同食。牛肉不可与栗子同食。羊肚不可与小豆、梅子同食，伤人。羊肉不可与鱼脍、酪同食。猪肉不可与芜荽同食，烂人肠。马奶子不可与鱼脍同食，生癥瘕。鹿肉不可与鲍鱼同食。麋鹿不可与虾同食。麋肉脂不可与梅、李同食。牛肝不可与鲇鱼同食，生风。牛肠不可与犬肉同食。

鸡肉不可与鱼汁同食，生癥瘕。鹌鹑肉不可与猪肉同食，面生黑。鹌鹑肉不可与菌子同食，发痔。野鸡不可与荞面同食，生虫。野鸡不可与胡桃、蘑菇同食。野鸡卵不可与葱同食，生虫。雀肉不可与李同食。鸡子不可与鳖肉同食。鸡子不可与生葱、蒜同食、损气。鸡肉不可与兔肉同食，令人泄泻。野鸡不可与鲫鱼同食。鸭肉不可与鳖肉同食。野鸡不可与猪肝同食。

鲤鱼不可与犬肉同食。野鸡不可与鲇鱼同食，食之令人生癫疾。鲫鱼不可与糖同食。鲫鱼不可与猪肉同食。黄鱼不可与荞面同食。虾不可与猪肉同食，损精。虾不可与糖同食。虾不可与鸡肉同食。

大豆黄不可与猪肉同食。黍米不可与葵菜同食，发病。小豆不可与鲤鱼同食。

杨梅不可与生葱同食。柿、梨不可与蟹同食。李子不可与鸡子同食。枣不可与蜜同食。李子、菱角不可与蜜同食。

葵菜不可与糖同食。生葱不可与蜜同食。莴苣不可与酪同食。竹笋不可与糖同食。蓼不可与鱼脍同食。苋菜不可与鳖肉同食。韭不可与酒同食。苦苣不可与蜜同食。薤不可与牛肉同食，生癥瘕。芥末不可与兔肉同食，生疮。

（《饮膳正要·食物相反》）

『讲义』

伴随着社会的进步和物质的丰富，人类的饮食配伍也在不断演化。从原始社会的靠天吃饭，到中世纪的自给自足，经历了很多阶段，人类的饮食习惯不断进步。而现代社会，动物性食物摄入增多，谷类及糖类的摄入逐年减少，饮食的普遍问题是营养过剩。美国、西欧等发达国家及一些发展中国家相继出现这一改变，增加了非传染性疾病的发病率。

物质的极大丰富使得食物的供应多样化，在近年的临床研究中发现，营养过剩导致肥胖者日益增多，而他们试图通过减少谷物主食的摄入来控制体重，但其同样使身体健康受到影响。可见，合理的饮食配伍对促进健康至关重要。

1. 谨和五味

合理的饮食配伍，首先要做到中医经典理论所描述的"谨和五味"。饮食物的"五味"与自然界的"五行"、人体的"五脏"密切相关。所谓"五味"，即酸、苦、甘、辛、咸。酸味入肝、苦味入心、甘味入脾、辛味入肺、咸味入肾。五味调和，则五脏得以滋养，五脏之气得以补益。相反，若五味有所偏嗜，日久就会引起相应脏气的偏盛或偏衰，从而引起五脏之间功能活动的失衡。五脏和五味具有双向调节作用，如呕吐、腹泻及大汗后，适量喝点淡盐水，可防止体内微量元素的缺乏。但若成人每天食盐的摄入量超过 5g，日久可诱发高血压、水肿及动脉硬化等疾病。

2. 荤素搭配

合理的饮食配伍，要做到荤素搭配。荤指肉食动物，含有人体所需要的蛋白质、脂肪、脂溶性维生素等。中医学认为其可滋养脏腑、补益人体、润泽肌肤。但若偏嗜膏粱厚味，则易助湿、生痰、化热，引发相关疾病。《黄帝内经》所载之"脾瘅"，正是因"数食甘美而多肥"，导致口甘、内热、中满，甚则转为消渴，即现代所说之糖尿病。"高粱之变，足生大丁"见于《素问·生气通天论》，此观点认为痈肿的发生与多食肥甘有关。素指蔬菜、水果等，多具有疏利、开胃消食、疏通胃肠等作用。中医养生学历来讲究素食，素食并非不吃荤菜。单一的素食难以提供人体所需的全部营养，应荤素搭配，优势互补。一般来讲，比较合理的配伍是蔬菜的总量要超过荤菜的一倍。长寿地区的实际调查发现，以食用各类蔬菜瓜果为主者，多高寿。

3. 粗细结合

合理的饮食配伍，还要粗细结合，就是要做到主食中五谷相杂。所谓五谷相杂，是指人们每天的主食，不可单一化。一般认为，五谷中上等的粳米、面粉为精细品，而粗粮则包括高粱、玉米、荞麦、燕麦、大麦之类。精细品，从营养价值上来说，反而不如粗粮高。并且，不少粗粮还具有防治疾病的功效。一味地吃细粮，不仅不能满足人体营养的需要，严重的还可能导致脚气病等营养缺乏症。

4. 司岁备物

合理的饮食配伍，要做到"天人相应"，就是要根据个人的体质和气候特点来采集相应的食物。同一食物，在不同气候条件下生长，虽外观形态具有一致性，但内在质量却有差别。《素问·至真要大论》所记载的"司岁备物，则无遗主矣"，就是提醒人们应选择在适宜的气候条件下生长的食物。反季食物乃非专精之气生成，形同而力用异。因此，从健康角度出发，对反季节食物的选择应慎重。

5. 疾病禁忌

合理的饮食配伍，应重视疾病禁忌，《黄帝内经》中早有疾病治疗中食忌的相关记载。《灵枢·五味》曰："肝病禁辛，心病禁咸，脾病禁酸，肾病禁甘，肺病禁苦。"研究也显示，饮食配伍的调整可以对慢性疾病具有干预作用。临床试验表明，蛋白质摄入量与血压成反比，纤维摄入量与高血压发病率成反比，素食者有部分降低血压和心血管疾病危险的表现；低糖的饮食结构能够产生短期效益，却不能达到持续效果。

6. 食物相反

《饮膳正要》为元朝饮膳太医忽思慧所撰，成书于元朝天历三年（公元 1330 年），该书是中国甚至是世界上最早的饮食卫生与营养学专著，对传播和发展我国卫生保健知识，起到了重要作用。《饮膳正要·食物相反》记载食物配伍相反，有一定参考意义，但其中可能有不妥之处，应加以摒弃。详见表 5-3。

表 5-3　《饮膳正要·食物相反》一览表

食物	配伍禁忌食物	食物	配伍禁忌食物
马肉	仓米、苍耳、姜	马奶子	鱼脍
猪肉	牛肉、芫荽、鲫鱼、虾、大豆黄	鸡肉	鱼汁、虾
羊肝	椒、猪肉、小豆、梅子	鹌鹑肉	猪肉、菌子
羊肉	鱼脍、酪	野鸡	荞麦、胡桃、蘑菇、鲫鱼、猪肝、鲇鱼
羊肚	小豆、梅子	野鸡卵	葱
兔肉	姜、鸡、芥末	雀肉	李
鹿肉	鲍鱼、虾	鸡子	鳖肉、生葱、蒜、李子、
牛肝	鲇鱼	鸭肉	鳖肉
牛肠	犬肉	鲫鱼	犬肉、糖
牛肉	栗子、薤	葵菜	黍米、糖
小豆	鲤鱼	杨梅	生葱
柿、梨	蟹	蜜	枣、李子、菱角、生葱、苦苣
莴苣	酪	竹笋	糖
蓼	鱼脍	苋菜	鳖肉
韭	酒		

综上，合理的饮食配伍，应谨和五味，均衡搭配，天人相应，重视宜忌，对于养生保健具

有非常重要的作用。

第45讲 饮酒利弊

『原典』

夫酒者，祭天享地，顺世和人，行气和血，乃可陶情性。世人能饮者，固不可缺。凡遇天寒冒暑，或入病家，则饮酒三五盏，壮精神，辟疫疠，饮者不过，量力而已，过则耗伤血气也。古云：饮酒无量不及乱，此言信矣。饮者未尝得于和气血，抑且有伤脾胃，伤于形，乱于性，颠倒是非，皆此物也。早酒伤胃，宿酒伤脾，为呕吐痰沫。醉后入房，以竭其精，令人死亦不知。虽知者，亦迷而不戒。养活高人，当寡欲而养精神，节饮食以戒眉寿，此先圣之格言，实后人之龟鉴也。

本草云：酒性大热有毒，大能助火，一饮下咽，肺先受之。肺为五脏之华盖，属金本燥。酒性喜升，气必随之，痰郁于上，溺涩于下，肺受贼邪，不生肾水，水不能制心火，诸病生焉。其始也病浅，或呕吐，或自汗，或疮疥，或鼻衄，或泄利，或心脾痛，尚可散而出也。其久也病深，或为消渴，为内疽，为肺痿，为痔漏，为鼓胀，为黄疸，为失明，为哮喘，为痨嗽，为血衄，为癫痫，为难状之病。倘非高明，未易处治。凡嗜酒者，可不慎乎？！

神仙醒酒丹（周藩京山王传）　葛花（五分）、赤小豆花、绿豆花（各二两）、家葛花（捣碎水澄粉八两）、真柿霜（四两）、白豆蔻（五钱）。上取细末，和匀，用生藕汁捣和作丸，如弹子大。每用一丸，嚼而咽之，立醒。

石葛汤　石膏（五两）、葛根（锉）、生姜（锉各五钱）。上锉，每服五钱，水煎温服。饮酒过多，大醉难醒，服此即解。

醒醉汤　用青橄榄，黄损者不用。瓦上磨去粗皮核，细切如缕一斤，以粉草末二两，炒盐二两，拌匀，入瓷罐内密封。以沸汤点服，自然生津液，醒醉极妙。

饮酒不醉方　薄荷（五钱）、干葛（二两）、桂花（三钱）、白梅肉（五钱）。上为末为丸。先放口内舌下，自然酒化。

（《寿世保元·饮食·嗜酒丧身》）

『讲义』

中国是世界上酿酒最早的国家之一，历史悠久，品种繁多，也是"酒文化"的发源地。《素问·汤液醪醴论》："上古圣人作汤液醪醴，为而不用何也？岐伯曰：自古圣人之作汤液醪醴者，以为备耳，大上古作汤液，故为而弗服也。中古之世，道德稍衰，邪气时至，服之万全。"汤液，是用五谷煎煮而成的液体；醪醴，是用谷物加工制作的酒类。醪，浊酒，即酿酒而成；醴，清酒，即"酿之一宿而成醴，有酒味而已也"。古代先民酿酒以祭天地，无疾则不予引用，有病则少饮，以避疫驱邪。《黄帝内经》以酒与中药配合治疗鼓胀，张仲景制方"瓜蒌薤白白酒汤"以治疗胸痹，及至后世，则广为应用。

中医养生，不言饮酒，故上古圣人"为而弗服""为而不用"。上古圣人，为深得养生之道的人。酒性辛热，虽有"少用和血通脉，祛寒壮神"之说，但依据《黄帝内经》养生之论，应以不予饮酒为宜。

当今之世，酒的种类较多，有白酒、黄酒、葡萄酒、啤酒、药酒等。白酒，为中国特有的一种蒸馏酒，由含淀粉或糖的原料发酵成酒醅通过蒸馏而得。黄酒，是中国的民族特产，也称为米酒，属于酿造酒，酿酒技术独树一帜，称为东方酿造界的典型代表和楷模，酒精含量低于20%，以浙江绍兴黄酒为代表，时常配合中药以和血通脉。葡萄酒，是用新鲜的葡萄或葡萄汁经发酵酿成的酒精饮料，红葡萄酒是红葡萄带皮浸渍发酵而成；白葡萄酒是葡萄除去果皮榨汁后发酵而成的。唐代诗人王翰《凉州词》："葡萄美酒夜光杯，欲饮琵琶马上催。醉卧沙场君莫笑，古来征战几人回。"至少在唐代以前，中国就有葡萄酒了。啤酒，属于外来酒种，20世纪初传入中国，根据英文"Beer"译成中文"啤"，沿用至今。啤酒是以大麦芽、酒花、水为主要原料，经酵母发酵作用酿制而成的饱和二氧化碳的低酒精度酒。药酒，是将中药与酒融为一体，药借酒力、酒助药势，充分发挥其效力，提高疗效，多用于治疗肢体疼痛拘挛之痹病等。

酒类不同，则伤人各异。白酒偏于辛热，多饮、久饮，则易于导致肠胃积热，或伤及肝脾，或酿成痔疮等；啤酒偏于寒湿，多饮、久饮，则易于伤及脾胃阳气，导致大便溏泄等；黄酒、药酒的饮用，因人而异，偏热、易兴奋、喜动不喜静的偏阳体质不宜多饮、久饮，否则有助阳生热、伤阴化燥之弊。

饮酒之人，"一饮下咽，肺先受之"，则有面赤气促等症。嗜酒成癖，主要伤及肝、脾、肾，久易聚湿、生痰、化热而致病，甚则变生癥积。嗜酒过多，开始病浅，可导致呕吐、脘腹疼痛、泄利、自汗、鼻衄等，尚可以消散而排出。嗜酒日久病深，可导致眩晕、消渴、痈疽、肺痿、痔漏、鼓胀、黄疸、失明、哮喘、痨嗽、出血、胸痹心痛、中风，以及各种复杂难治之病，则悔之晚矣。

中医学著作中，有很多醒酒方剂、饮酒不醉方剂，本文原典中，仅列举二三而已，常用的中药有葛花、葛根、枳椇子等；常用的水果蔬菜有西红柿、葡萄、西瓜、柚子、芹菜等，打汁服用。但是，再好的醒酒方、饮酒不醉方，莫如不饮酒，切记切记！

第六章
起居有常

　　社会经济快速发展，人们的生活方式也在不断改变，随之而来的是疾病谱的变化。根据世界卫生组织的统计，全球以心血管病、糖尿病、肥胖、癌症和呼吸系统疾病为代表的慢性病死亡人数已大约占总死亡人数的 60%，而这种现象的形成与不良生活习惯密切相关。可见，不良生活方式严重影响人们健康，而何为健康生活方式是值得讨论的问题。中医起居养生在维持健康生活方式方面积累了丰富的经验。

　　中医起居养生历史悠久，《素问·上古天真论》有"起居有常"的养生概念。"起居"是指生活作息，包括对各种生活细节的安排。古代文献中"起居"包括居址、行动、衣着、寝兴及二便等。"有常"，是指有一定的规律。因此，起居有常是指生活作息合理、有规律。科学证明，坚持起居有常可令人精力充沛，生命力旺盛；反之，若不能合乎自然规律和人体常度，日久则精气衰败，生命力衰退。葛洪在《抱朴子·极言》中曰："定息失节，伤也。"孔子也认为："人有三死，而非命也者，自取之也。居处不理，饮食不节，佚劳过者，病共杀之。"（《韩诗外传·第一卷》）。若生活缺乏规律，不按时作息，起居失调，则精神紊乱，脏腑功能损坏，身体各部分组织器官都可产生疾病。而起居养生正是通过调节人体的生活起居，使之符合自然界和人体的生理规律的一种养生方法。现代起居养生主要包括居住环境、顺时起居、衣着制度、行为举止、沐浴保健、睡眠将息、二便调畅、防病御邪、护持禁忌等方面，帮助人们建立科学的生活方式，提高健康水平及工作和学习的效率。

第 46 讲　居 住 环 境

『原典』

　　室大则多阴，台高则多阳。多阴则蹶，多阳则痿，此阴阳不适之患也。

（《吕氏春秋·重己》）

　　凡人居止之室，必须周密，勿令有细隙，致有风气得入。小觉有风，勿强忍，久坐必须急急避之，久居不觉，使人中风。古来忽得偏风，四肢不随，或如角弓反张，或失音不语者，皆由忽此耳。身既中风，诸病总集邪气得便遭此致卒者，十中有九，是以大须周密，无得轻之，慎焉慎焉。所居之室，勿塞井及水渍，令人聋盲。

（《备急千金要方·居处法》）

凡人衰晚之年，心力倦怠，精神耗短，百事懒于施为，盖气血筋力之使然也。全藉子孙孝养，竭力将护，以免非横之虞。凡行住坐卧，宴处起居，皆须巧立制度，以助娱乐。

栖息之室，必常洁雅。夏则虚敞，冬则温密。其寝寐床榻，不须高广。比常之制，三分减一，低，则易于升降；狭，则不容漫风。裀褥浓藉，务在软平；三面设屏，以防风冷。其枕，宜用夹熟色帛为之，实以菊花，制在低长，低则寝无罅风；长则转不落枕。其所坐椅，宜作矮禅床样，坐可垂足履地，易于兴居。左右置栏，面前设几，缘老人多困，坐则成眠，有所栏围，免闪侧之伤。

（《养老奉亲书·宴处起居》）

天隐子曰：吾谓安处者，非华堂邃宇重裀广榻之谓也。在乎南面而坐，东首而寝，阴阳适中，明暗相半。屋无高，高则阳盛而明多；屋无卑，卑则阴盛而暗多。故明多则伤魄，暗多则伤魂。人之魂阳而魄阴，苟伤明暗，则疾病生焉。此所谓尚使之然，况天地之气有亢阳之攻肌，淫阴之侵体，岂可不防慎哉？修养之渐，倘不法此，非安处之道术。

吾所居室，四边皆窗户，遇风则合，息则开。吾所居座，前帘后屏，太明即下帘以和其内映，太暗即卷帘以通其外耀。内以安心，外以安目。心目皆安，则身安矣。

（《遵生八笺·居室安处》）

终年不见日光者，则面色晦白，或萎黄，无振作气象。故吾人欲言养生，除饮食居住外，又须注重日光养生也。

（《养生须知·日光养生法》）

『讲义』

在原始社会，人类在洞穴上栖息以避风雨和野兽，随着社会的进步和生产力的发展，人们从"有巢氏"时代逐步走向土窑、木屋、石屋等，开始有意识地通过合理的选择、利用以及改造居处环境，提高生活质量，达到保健防病的目的。居住环境是指住所及其周围的自然环境，可分为居室周边环境和居室内环境。古人很早就认识到居住环境对保障人类健康和养生的意义。

1. 居室周边环境

居住环境的选择十分重要,《素问·太阴阳明论》:"伤于湿者,下先受之。"应选择地势较高的地方建房,中医学认为居住潮湿之地是湿邪伤人的主要原因和途径。住宅周围环境安静清幽最佳,"结庐在人境,而无车马喧"的环境使人精神放松,平静的心理状态是健康的重要条件,这也是古人选择山林作为静养居所的原因。空气清新、通风好、日照佳也是重要因素,阳光对于人体健康十分重要,适度的光照不仅可以杀灭细菌,健美肌肤,温煦周身,促进血液循环,增强代谢功能,还能在很大程度上促进心理健康。

《遵生八笺·居室安处》载居室宜"南面而坐",就我国大部分地区而言,建房的最佳朝向是坐北朝南。我国地处低纬度,为大陆性季风气候。居室向南,既有利于室内温度的调节,使北方的冬季不至受风寒侵袭,也能保证夏季的南方室内空气流通,不至闷热憋气。同时,从养生角度讲,也有利于保持充足的日照。"阴阳适中,明暗相半"是古人对居室采光的标准。人体魂属阳而魄属阴,明多则伤魂,暗多则伤魄。居室明暗适中,则阴阳和谐。若明暗不适,则易影响人体的健康。

从大小而言,居室不宜太高大,也不宜太低小,否则阴阳各有偏颇,正如《吕氏春秋·重己》中记载:"室大则多阴,台高则多阳。多阴则蹶,多阳则痿,此阴阳不适之患也。"居室过大,则日照相对不足,阴盛而易出现手足厥冷之症;古时建台以登高,其弊病是过度暴露于阳光之下,阳盛而易生肌肉痿弱之症。

2. 居室内环境

改善室内环境、改良房屋结构、美化居室环境、防治室内污染显得尤为重要。《遵生八笺》载:"书斋宜明静,不可太敞。明静可爽心神,宽敞则伤目力。"室内有选择地摆放一些植物,美化环境、净化空气。植物可以调节室内湿度,吸收一氧化碳、苯、甲醛等有害物质,改善室内空气的质量。

色彩是大自然赐给人类的宝贵财富之一,赋予人类为整个世界"上妆"的权利,我们应该充分发挥和利用色彩的功能特点,创造出充满情调、和谐舒适的室内空间。研究发现,颜色能够影响脑电波,如大脑对红色的反应是警觉、对蓝色的反应是放松。颜色还可以影响人们的睡眠和食欲,如紫色可以安定人的浮躁情绪,有利于人们的镇静;黄色和橙色可以使人们食欲大增,因此适用于餐厅。因此我们可以利用色彩来调节人的心理,来达到养生的目的。居室采光宜随时调节,如《遵生八笺》说:"吾所居室,四边皆窗户,遇风则合,息则开。吾所居座,前帘后屏,太明即下帘以和其内映,太暗即卷帘以通其外耀。内以安心,外以安目。心目皆安,则身安矣。"室内光线包括自然光线和人工光线。室内日照是通过门窗进入的直接阳光照射。阳光中的紫外线可提供杀菌消炎的作用,并可抗佝偻病。通过设置窗帘等调节室内日光的强弱,使得"心目皆安",达到养生保健的目的。

《养老奉亲书·宴处起居》载:"栖息之室,必常洁雅。夏则虚敞,冬则温密。"居室自然通风可保证室内空气清洁,也是预防流感、新冠肺炎等传染病的常规措施之一。对于老年人而言,居室的通风尤为重要。但不宜久坐于风口处,否则会引起"中风",表现为"四肢不随,或如角弓反张,或失音不语者"。

《寿亲养老新书》曰:"凡行住坐卧,宴处起居,皆须巧立制度。"常人每天除了工作之外,有大概三分之二的时间是在室内度过的,室内小环境更直接地影响人们的生活与健康。所谓健康住宅，就是指在满足住宅基本要素的基础上，提升健康要素，保障居住者心理、生理、道德和社会适应等多层次的健康要求。

此外，室内空气污染对健康危害较大，一般可分为有机、无机和放射性污染三大类，其中最常见的是甲醛、苯、总挥发有机物等。随着人们生活水平的提高，居室装修成为改善生活条件的重要途径。但是，随之而来的是室内装修成为室内空气污染的主要原因。世界银行将室内环境污染列为全球4个最关键的环境问题之一。装修污染物有明显的遗传毒性和免疫毒性，可导致过敏、急性中毒和慢性健康危害。除装修污染外，人的呼吸，衣履、被褥等物品，煤气及生物燃料，吸烟等也会产生一定的污染。

第 47 讲　顺 时 起 居

『 原典 』

故善摄生者，无犯日月之忌，毋失岁时之和。一日之忌，暮无饱食；一月之忌，晦无大醉；一岁之忌，暮无远行；终身之忌，暮无燃烛行房。

故云：冬时天地气闭，血气伏藏，人不可作劳出汗，发泄阳气，有损于人也。又云：冬日冻脑，春秋脑足俱冻，此圣人之常法也。春欲晏卧早起，夏及秋侵夜乃卧早起，冬欲早卧晏起，皆益人。凡冬月忽有大热之时，夏月忽有大凉之时，皆勿受之。人有患天行时气者，皆由犯此也，即须调气息，使寒热平和，则免患也。每当腊日，勿歌舞，犯者必凶。

（《备急千金要方·道林养性》）

晨兴　老年人，往往天未明而枕上已醒。凡脏腑有不安处，骨节有酸痛处，必于此生气时觉之。先以卧功，次第行数遍（"卧功"见二卷《导引》内），反侧至再，俟日色到窗，方可徐徐而起；乍起慎勿即出户外，即开窗牖。春宜夜卧早起，逆之则伤肝；夏同于春，逆之则伤心；秋宜早卧早起，逆之则伤肺；冬宜早卧晏起，逆之则伤肾。

昼卧　午后坐久微倦，不可便榻即眠，必就卧室安枕移时，或醒或寐，任其自然，欲起即起，不须留恋……三伏时或眠便榻，另设帐，窗户俱必密闭。冬月昼卧，当以薄被覆其下体，此时微阳潜长，必温暖以养之。血气本喜温而恶寒，何况冬月。如不以被覆，及起，定觉神色偃蹇，遍体加冷，阳微弗胜阴凝也。长夏昼卧，醒后即进热饮，以助阳气，如得微汗亦妙。夏为阳极之候，昼宜动，而卧则反静，宣达之所以顺时。

坐而假寐，醒时弥觉神清气爽，较之就枕而卧，更为受益；然有坐不能寐者，但使缄其口、闭其目、收摄其心神，休息片时，足当昼眠，亦堪遣日。

当昼即寝，既寝而起，入夜复寝，一昼夜间寝兴，分而二之。盖老年气弱，运动久则气道涩，故寝以节之。每日时至午，阳气渐消，少息所以养阳；时至子，阳气渐长，熟睡所以养阴。

夜坐 日未出而即醒，夜方阑而不寐，老年恒有之。黄昏时如辄就寝，则愈不能寐。必坐有顷，坐时先调息以定气，塞聪掩明，屏除杂想；或行坐功运动一番（"坐功"见二卷《导引》内）。

坐久腹空，似可进食，亦勿辄食，以扰胃气。《内经》曰："胃不和则卧不安。"或略进汤饮以暖之，酒更不可饮。气血入夜而伏，酒性动散，两相妨也。夜不食姜亦此意。

剪烛夜话，此少壮之常，老年若不敛束，愈谈笑愈不倦，神气浮动，便觉难以收摄。鲍氏《皇极经世》注曰："人之神昼在心，夜在肾。"盖肾主纳气，谈笑则气不纳，气不纳则神不藏，所以终夜无寐，谈笑亦足致之……按《紫岩隐书》曰："每夜欲睡时，绕室行千步，始就枕。"其说却与坐相反，盖行则身劳，劳则思息，动极而返于静，亦有其理。

（《老老恒言》）

『讲义』

顺时起居，是指在天人相应理论的指导下，根据季节时令、白昼黑夜的变化规律，指导作息起居，从而达到颐养身心、强身健体、防病治病、延年益寿之目的。中医养生学内容极其丰富，而顺时起居尤其重要。

四时对人体的影响在历代古籍中早有记载，如《素问·保命全形论》载："人以天地之气生，四时之法成。"《素问·六节藏象论》曰："天食人以五气，地食人以五味。"这些都说明天地之气提供的物质条件使人们得以生存，但同时也要适应四时阴阳的变化规律，如此才能保持机体内外的平衡协调。正如《备急千金要方·道林养性》所记载："善摄生者，无犯日月之忌，毋失岁时之和。"综合历代医家的养生认识，调顺四时可包括四时养生、旬月养生、昼夜养生等多种方式。

《老老恒言》又称《养生随笔》，为清代医家曹庭栋所著。曹庭栋（1700—1785），字六圃，号楷人，浙江嘉善魏塘镇人，生活于清代康熙乾隆年间，享年八十六岁。该书为重要养生专著，甚为后人称道，对养生所涉及的衣食住行，如安寝、晨兴、盥洗、饮食、食物、散步、昼卧、夜坐、燕居、省心、见客、出门、防疾、慎药、消遣、导引、书室、书几、坐榻、杖、衣、帽、带、袜、鞋、杂器、卧房、床、帐、枕、席、被、褥、便器等，都有详细论述。主张养生要适应日常生活习惯，养生实践要寓于日常生活起居琐事之中；重视调摄脾胃，推崇食粥，列粥谱达一百方；强调老年养生要多省心养性。全书所论，多有独到之处，而又浅近易行，切于实用，可供参考。

1. 顺应四时节律起居

《吕氏春秋》曰："天生阴阳寒暑燥湿，四时之化，万物之变，莫不为利，莫不为害。圣人察阴阳之宜，辨万物之利，以便生，故精神安乎形，而年寿得长焉。"四时气候的变化对人体的生理和病变有一定的影响。生理上脉象在四时有不同的体现，这正是人体气血因四时变化在脉象上的体现。病变上，四时各有其多发病："春善病鼽衄，仲夏善病胸胁，长夏善病洞泄寒中，秋善病风疟，冬善病痹厥。"顺时养生的目的就是结合四时发病的规律，采取积极主动的有针对性的预防保护措施，达到养生防病的目的。

冬季是一年中气候最寒冷的季节，自然界天寒地冻，阴气极盛，阳气潜伏，《备急千金要方·道林养性》将其描述为"天地气闭"，人体也随其"血气伏藏"，代谢相对缓慢。因此，冬季养生宜避寒就暖，敛阳护阴，以闭藏为主。不应扰动阳气，不可作劳出汗，发泄阳气。早睡晚起，日出而作，可保证充足的睡眠时间，以利阳气的潜藏，阴精的积蓄。现代临床也证实，人体的许多疾病都与季节和天气的变化有关。由于气温下降，冬季冷空气刺激使呼吸道抵抗力下降，容易导致慢性支气管炎急性发作、诱发或加重心肌梗死和中风。但若冬季应寒反暖，夏季应热反凉，气候变化与时令不相符，就会出现传染病，则"须调气息，使寒热平和"。

总体来说，四时养生要做到春夏养阳，秋冬养阴。所谓春夏养阳，是养生养长；秋冬养阴，是养收养藏。因春夏两季，由寒转暖，人体的阳气生长之时，故应以调养阳气为主。秋冬两季，气候逐渐变凉，人体阳气收敛，阴精潜藏于内，故应以保养阴精为主。正如张景岳所说的："阴根于阳，阳根于阴，阴以阳生，阳以阴长，所以古人春夏养阳以为秋冬之地，秋冬养阴以为春夏之地，皆所以从其根也。今人有春夏不能养阳者，每因风凉生冷伤其阳，以致秋冬多患病泄；此阴脱之为病也。有秋冬不能养阴者，每因纵欲过度伤此阴气，以及春夏多患火症，此阳盛之为病也。"因此，春夏养阳，秋冬养阴，寓防于养，是因时养生的主要原则。

2. 顺应旬月节律起居

除了四时节律，起居养生还需遵循旬月节律。《素问·八正神明论》曰："月始生，则血气始精，卫气始行；月郭满，则血气实，肌肉坚；月郭空，则肌肉减，经络虚，卫气去，形独居。"人体气血运行及盛衰，不仅与季节气候变化有关，与日照的强弱和月相的盈亏也直接相关。现代医学研究发现，妇女的月经周期变化、体温、激素、性器官的状态以及免疫功能和心理状态，都存在明显的月节律。此外，婴儿的出生也受月相影响，月圆时，人头部气血最充实，内分泌最旺盛，因而婴儿的出生率也最高。对于养生而言，应该了解每旬月节律，顺应天时的变化。

3. 顺应昼夜节律起居

一日之内，随昼夜阴阳消长进退，人体的新陈代谢也发生相应的改变，因此顺时养生也应重视一日昼夜晨昏的调养。《素问·生气通天论》曰："阳气者，一日而主外，平旦人气生，日中而阳气隆，日西而阳气已虚，气门乃闭。是故暮而收拒，无扰筋骨，无见雾露，反此三时，形乃困薄。"说明人体阳气白天多趋于表，夜晚多趋于里。人体阳气的昼夜变化，对人体的病变也有直接影响。《老老恒言》的作者曹庭栋尤其重视"昼夜"养生，认为顺应"昼夜"动静、阴阳的变化十分重要。人体应顺从阳气的昼夜消长节律而动，同时掌握早晨、中午、夜晚几个特殊时段的养生保健，做好一日内的调养工作。

4. 因人制宜起居有常

老年人脏腑气血精神等生理功能自然衰退，机体调控阴阳和谐的稳定性降低，适应环境及自我调控能力下降，因此顺时养生尤为重要。从四时而言，老年人春夏季宜晚睡早起，否则会伤肝伤心；秋季宜早睡早起，冬季宜早睡晚起。老年人往往天未亮就已醒来，晨起阳气初生之时，常会出现身体不适的表现，应行卧功导引，可以"宣畅气机，展舒筋骸"，不宜马上起床。且刚起来时不宜立即走出户外，也不能马上开窗户。

老年人昼卧勿免，午后久坐疲劳，应于卧室中午睡，或睡或醒，顺其自然，欲卧即卧，欲起即起。夏季可在竹床上休息，冬季午休应注意保暖。重视夏季养生，三伏天午休后宜进食热汤以助长阳气。因夏日自然界阳气盛极，白天可多运动，然后睡时反应平静，这时宣发阳气是为了顺应时节。端坐打盹或闭目养神，也可以当作午休，符合老年人的生活规律。积极的体育锻炼可促进气息运行，延缓衰老。但老年人阳气衰弱，运动过多会致气道失充，通过午睡稍微休息以养护阳气。

老年人常有睡眠规律紊乱，日未出而即醒，夜方阑而不寐是常见情况，因此睡眠调摄也很重要。入睡前宜静坐以调整呼吸、安定神志，避免声光刺激，摒除杂念。秉烛长谈会使老年人精神浮动，不利于入睡，甚则"终夜不寐"。夜坐以灭灯而坐为妥，心因目动，遂致"淆乱神明"故也。坐久腹空，可略进汤饮以暖之，切忌食多以免扰动胃气，酒更不可饮，气血入夜而伏，酒性动散，两相妨也。

顺时的养生方法，具有"天人相应、顺应自然"的特征，是将中国传统文化特质和中医药理论相结合的养生方法，在中医养生学中占有重要的地位，也必将给人们的强身保健带来广阔的应用前景。对养生而言，了解四时、月相及日节律，顺应天时变化，常可事半功倍。

第 48 讲　衣 着 制 度

『原典』

寒暖饥饱，起居之常。惟常也，往往易于疏纵，自当随时审量。衣可加即加，勿以薄寒而少耐。食可置即置，勿以悦口而少贪。《济生编》曰："衣不嫌过，食不嫌不及。"此虽救偏之言，实为得中之论。

春冰为泮，下体宁过于暖，上体无妨略减，所以养阳之生气。绵衣不可顿加，少暖又须暂脱。北方语曰：若要安乐，不脱不着。南方语曰：若要安乐，频脱频着。

（《老老恒言·燕居》）

衣服有定制，邵子曰："为今人，当服今时之衣。"惟长短宽窄，期于适体，不妨任意制之。其厚薄酌乎天时，绵与絮所用各异，大抵初冬需薄绵，不如絮之薄而匀；严冬需厚絮，不如绵之厚而软。按《急就篇》注曰："新者为绵，故者为絮。"今俗以茧丝为绵，木棉为絮。木棉，树也，出岭南，其絮名吉贝。江淮间皆草本，通谓之木棉者，以其为絮同耳。放翁诗："奇温吉贝裘。"东坡诗："江东贾客木棉裘。"盖不独皮衣为裘，絮衣亦可名裘也。

方春天气和暖，穿夹袄如常式。若衬入袍子内，制半截者，前后两幅，斜裁而倒合之；下阔上狭以就腰，联其半边，系以带如裙，亦似古人下裳之意，欲长欲短，可随系带之高下。有作半截夏衫，联上截以钮扣，又有以纱葛作"一箍圆"，此皆应酬所需，不称老年之服。

隋制有名"貉袖"者，袖短身短，围人服之，盖即今之"马褂"，取马上便捷。家居之服，亦以便捷为宜。仿其裁制，胸前加短襟，袖少窄，长过肘三四寸，下边缝联，名曰"紧身"，随寒暖为加外之衣。夹与棉与皮必俱备，为常服之最适。

式如被幅，无两袖，而总摺其上以为领，俗名"一口总"，亦曰"罗汉衣"。天寒气肃时，出户披之，可御风，静坐亦可披以御寒。《世说》："王恭披鹤氅行雪中。"今制盖本此，故又名"氅衣"，办皮者为当。

肺俞穴在背。《内经》曰："肺朝百脉，输精于皮毛，不可失寒暖之节。"今俗有所谓"背搭"，护其背也，即古之"半臂"，为妇人服，江淮间谓之"绰子"，老年人可为乍寒乍暖之需。其式同而制小异，短及腰，前后俱整幅，以前整幅作襟，仍扣右肩下，衬襟须窄，仅使肋下可缀扣，则平匀不堆垛，乃适寒暖之宜。

夏虽极热时，必着葛布短半臂，以护其胸背。古有"两当衫"，谓当胸当背，亦此间。须多备数件，有汗即更，晚间亦可着以就寝，习惯不因增此遂热。冬夜入寝，毋脱小袄，恐易着冷。装绵薄则反侧为便。式如紧身，袖小加长而已。《左传》："衷其衵④服，以戏于朝。"注曰："衵音日，近身衣。"《说文》曰："日日所常服也。"即小袄之类。

衬衣亦曰"汗衫"，单衣也，制同小袄，着体服之。衫以频浣取洁，必用杵捣。《升庵外集》云："直舂⑤曰捣。"今易作卧杵捣之，取其便也。既捣微浆，候半干叠作小方，布裹其外，复用杵捣；使浆性和柔，则着体软滑。有生姜取汗浣衫者，疗风湿寒嗽诸疾。

（《老老恒言·衣》）

---

④衵：音 rì，贴身的内衣。
⑤舂：音 chōng。

『讲义』

衣着制度，是指人们衣服着装的习惯及一般规律，是日常养生保健的重要内容。人类衣着的最初目的是防寒避暑、保护肌肤、防止外伤和疾病。衣服着装是人类文明的表现，是在人类长期生活中逐渐形成的。随着人类文明的进步和社会的发展，衣着的颜色、样式也在不断更新。

从健康角度讲，服装被称为"人的第二皮肤"。人体为适应外界气候的变化、维持机体阴阳的动态平衡，选择合适的服装是衣着养生的第一步，应注意保暖、透气、吸湿、质地、大小、款式等。

1. 衣着应顺应四时

四季寒暑交替，阴阳消长变化有一定的规律，衣着必须应四时。

春季阳气渐升而阴寒未尽，一方面要注意早春宜减衣而不减裤，以顺应阳气升发的特点。《老老恒言·燕居》中论及："春冰为泮，下体宁过于暖，上体无妨略减，所以养阳之生气。"即为此意。另一方面"棉衣不可顿加，少暖又须暂脱"，告诫人们应随时加减，不可着急退衣。春季气温乍暖乍寒，早晚温差较大，应顺应气温的变化而慢慢地调整衣着。

夏季阳气盛实于外，腠理大开，即使在最热的时候，也要注意"护其胸背"，保护胸中阳气不受外邪侵袭。睡觉的时候，也不宜贪凉袒胸露背，此外，夏季出汗较大，不可久穿汗湿衣服，要做到"有汗即更"。

秋季气候转凉，阳气开始收敛。早秋可"薄衣御寒"，进行适度的耐寒适应训练，提高环境适应能力。到了晚秋，寒气较盛，要格外注意保暖，适时增减衣物，以防外感。

冬季寒盛，保暖为首要原则。《老老恒言·衣》载"其厚薄酌乎天时"，说明服装要与当时的实际寒温相适应。

中医学认为，风为百病之长，因此四时着装均需防风邪。《素问·金匮真言论》曰："东风生于春，病在肝，俞在颈项；南风生于夏，病在心，俞在胸胁；西风生于秋，病在肺，俞在肩背；北风生于冬，病在肾，俞在腰股；中央为土，病在脾，俞在脊。"因此，春天服饰要保护颈项，夏天应护胸胁，秋季要护肩背，冬季应护腰臀。肺俞穴为肺之背俞穴，位于后背部。因"肺朝百脉，输精于皮毛"，且肺为"娇脏"，不耐寒热，所以对于肺俞穴的保护也非常重要。"背搭"，尤适合于老年人以调冷热之宜。

衣着顺应四时，还要注意因需选料。初冬用薄棉，严冬用厚絮，正如书中记载"绵与絮所用各异，大抵初冬需薄绵，不如絮之薄而匀；严冬需厚絮，不如绵之厚而软。"古人所制之"罗汉衣"，可以挡风，静坐的时候可以御寒保暖，用皮子最为合适。家居服则以便捷为首要。

2. 衣着应舒适得体

《老老恒言》记载："惟长短宽窄，期于适体，不妨任意制之。"穿衣戴帽一定要合体，这不仅仅是美观的问题，服装只有宽松适度，才有利于气血的运行。现代研究表明，皮肤表面压力过大，人体就会有压迫感。衣领、胸衣或长期穿过紧的裤子，都会影响气血运行，影响局部发育，甚至引起湿疹、局部炎症等。相反，若衣物过于肥大，既不利于保暖，也不便于运动。

服装的款式应不妨碍活动，适合各种工作和活动及人群的需要。《老老恒言》所载的"貉袖"适合养马的人穿；应酬适合选"夏衫"，但却不适合老年人；而在家里以家居服为宜；总之，服装穿着款式应符合具体的环境身份。

此外，日常着装还要根据不同病位穿衣，心病者穿衣不宜过暖，肝病者着衣宜防风，脾病者穿衣应有汗即换，肺病者不可穿衣过少，肾病者不可穿衣过厚。头和足位于人体的两端，头为诸阳之会，乃周身阳气汇聚的地方。头部在气温是4℃和–15℃时散失的热量分别占人体总热量的1/2和3/4，因此寒冷季节戴帽子对于脑部保暖和防病尤其重要。《老老恒言》曰："经脉之行，三阴皆起于足。所以盛夏即穿厚袜亦非热不可耐，此其验也。"人体的阴脉皆汇于足心，足心因而易受寒邪。如果不注意足部保暖，则会影响三阴经脉的气血运行。"寒从脚心起"，足暖则身暖。

衣着寒暖，是日常起居的常态。随着天气的变化而随时增减衣物，天冷则加衣；好吃的东西也不应贪嘴。《济生编》云："穿衣不嫌多，饭量不嫌少。"听起来虽然有点矫枉过正，但正是适中的观点。

第49讲　行为举止

『原典』

散步　坐久则络脉滞，居常无所事，即于室内时时缓步，盘旋数十匝，使筋骸活动，络脉乃得流通。习之既久，步可渐至千百，兼增足力。步主筋，步则筋舒而四肢健；懒步则筋挛，筋挛日益加懒。偶展数武，便苦气管，难免久坐伤肉之弊。

饭后食物停胃，必缓行数百步，散其气以输于脾，则磨胃而易腐化……《遵生笺》曰："凡行步时，不得与人语，欲语须住足，否则令人失气。"谓行步则动气，复开口以发之，气遂断续而失调也。虽非甚要，寝食而外，不可言语，亦须添此一节。

散步者，散而不拘之谓。且行且立，且立且行，须得一种闲暇自如之态。卢纶诗"白云流水如闲步"是也。《南华经》曰："水之性不杂则清。"郁闭而不流，亦不能清，此养神之道也，散步所以养神。

出门　邵子自言"四不出"：大风、大雨、大寒、大热也。愚谓非特不可出门，即居家亦当密室静摄，以养天和；大雷大电，尤当缄口肃容，敬天之怒。如值春秋佳日，扶杖逍遥，尽可一抒沉郁之抱……春秋寒暖不时，即近地偶出，绵、夹衣必挈以随身。往往顷刻间，气候迥异。设未预备，乍暖犹可，乍凉即足为患。

足力尚健者，备游山鞋。每制必二緉（双），上山则底前薄后厚，下山则底前厚后薄，趁宜而着，命童子携之……凡出门，命携以相随，足力倦即堪少坐，不必专为游山也。

（《老老恒言》）

眉寿之人，形气虽衰，心亦自壮，但不能随时、人、事，遂其所欲。虽居处温给，亦常不足，故多咨煎背执，等闲喜怒，性气不定，止如小儿，全在承奉颜色，随其所欲，严戒婢使子孙，不令违背。若愤怒一作，血气虚弱，中气不顺，因而饮食，便成疾患。深宜体悉。

常令人随侍左右，不可令孤坐独寝；缘老人孤僻，易于伤感。才觉孤寂，便生郁闷。养老之法，凡人平生为性，各有好嗜之事，见即喜之。有好书画者，有好琴棋者，有好赌扑者，有好珍奇者，有好禽鸟者，有好古物者，有好佛事者，有好丹灶者。人之僻好，不能备举。但以其平生偏嗜之物，时为寻求，择其精纯者，布于左右，使其喜爱、玩悦不已，老人衰倦，无所用心。若只令守家孤坐，自成滞闷。今见所好之物，自然用心于物上，日日看承戏玩，自以为乐；虽有劳倦，咨煎性气，自然减可。

（《养老奉亲书·性气好嗜》）

『讲义』

老年人生活中的静养，并非绝对的静，不能久卧、久坐，要适当运动。"久坐则伤肉""坐久则络脉滞"。中医学认为，脾主四肢，在体合肉，久坐易致脾气不健，使其运化水谷精微的功能减弱，以致肌肉松弛，四肢无力，同时久坐也容易引起肥胖。

1. 散步健走养形

散步是最简单、经济、有效，最适合人类防治疾病、健身养生和延年益寿的运动方法，也是人们熟知的基本活动方式。俗话说："走为百练之祖。"散步也应循序渐进，量力而行，散步时间逐渐延长，速度逐渐加快，做到形劳而不倦，勿令气乏喘呀，过劳则耗气伤形。

饭后缓慢散步可健脾消食，而行走中以手摩腹，可促进胃肠蠕动和分泌功能，有助于防治消化不良和慢性胃肠道疾病。散步健身可防病治病，但行不得多言。孙思邈《备急千金要方》就曾提及"行不得语，令人失气"；《西山记》也说"行不多言，恐神散而损气"；《遵生八笺》曰："凡行步时，不得与人语，欲语须住足，否则令人失气。"老年人本就气虚，更何况行走之际。此外，老人行不得过疾，需得徐而稳，且走且停，且快且慢，方可舒筋骨、平血气，有利于强身健体。

散步出行除结合个人情况外，还需考虑季节气候环境的影响。邵子曾提出"四不出"，即大风、大雨、大寒、大热也。老年人此时不仅不适合出门，更应该居家静养，以待天朗气清、风和日丽之时再外出漫步。春秋季节，气候冷热随时变化，外出应随身携带备用的衣物以防突然变凉。脚力尚且健康的，外出登山的鞋子要舒适柔软、弹底防滑。

养生学有着丰富的内容及独特的养生方法，培养自身高雅的情趣来怡养身心也是其中之一。作为老年人，应有属于自己的娱乐消遣。不要过于劳形，以免劳力伤身；也不应过多思虑，以免劳心伤神。散步出行之后，儒家诗词抒怀、书画言情，道家亲山近水、琴棋勉志、隐逸修行的休闲养生之道，都丰富了休闲养生的内涵。

2. 琴棋书画养性

琴棋书画被称为文房"四艺"，是中国传统娱乐养生的主体，也是古人养生的主要方式之一。《老老恒言》载："笔墨挥洒，最是乐事""棋可遣闲""琴能养性"。可见抚琴、弈棋、写字、作画能赏心悦目，陶冶情操，修身养性，畅达情志，宁心益智，强身健体，从而达到延年益寿的目的。

琴居四雅之首，在修身养性方面，音乐最有力量。音乐疗法现在也广泛应用，研究证实，音乐对于促进心血管系统和消化系统功能、缓解肌肉紧张和神经紧张都有良好的作用，可有效调整情绪、缓解压力、消除抑郁。

弈棋是一种积极的脑力活动，要求对弈者全力以赴，开动脑筋，以应对棋局的变化。与友会棋，切磋技艺，能增进朋友之间的往来，特别是中老年人，下棋作为一种活动，可使人精神愉悦，身心舒畅。

在日常生活中经常练字或作画，融学习、健身及艺术欣赏于一体，是养生的良好途径。书画可调气血、通经脉、静心凝神、培养高尚的情操。在写字作画的时候，凝神静虑，集中精力，气运形体，灵活自如地运动手、腕、臂以至全身，所谓"以通身之功之力而用之"，自然地通融全身气血，使体内各部功能得到融合的调整，促进血液循环和新陈代谢。

花木养殖，不仅能美化环境，提高生活质量，也是满足人类物质需求和精神需求不可或缺的途径。花木养殖还可修身养性、防病治病，给人们形神上的安抚。中老年人容易出现形神衰退，打理园艺花木是防止衰老较好的措施。花木是人类在大自然中最密切的朋友，可净化空气、美化和改善自然环境，有利于人类的生存和发展。研究也证明，参加种花除草等活动后，血压、心率与皮肤温度等生理值均趋于最佳状态。

进行高雅的行为活动，如书法、绘画、对弈、抚琴、花鸟、园艺等，寓养生于娱乐之中，从而达到养神健形、益寿延年的目的。

第50讲　沐　浴　保　健

『 原典 』

书云：频沐者气壅于脑，滞于中，令形瘦体重，久而经络不通畅。

常以朔日沐，晦日浴，则吉。沐浴不可同日。饱食沐发，冷水洗头，饮水沐头，热泔洗头，冷水濯足，皆损人。新沐发勿令当风萦髻，勿湿头卧，令人头风眩闷，及生白屑，发秃面黑，齿痛耳聋。

女人月事来，不可洗头。或因感疾，终不可治。

沐浴渍水而卧，积气在小腹与阴，成肾痹。

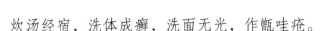

炊汤经宿，洗体成癣，洗面无光，作齇㾺疮。

频浴者血凝而气散，体虽泽而气自损。故有痈疽之疾者，气不胜血，神不胜形也。

时病新愈，冷水洗浴，损心胞。自汗入水，即成骨痹。

昔有名医将入蜀，见负薪者猛汗河浴。医曰：此人必死。随而救之。其人入店中取大蒜细切面浇之。食之汗出如雨。医曰：贫下人且知药，况于富贵者乎？遂不入蜀。

书云：盛暑冲热，冷水洗手，尚令五脏干枯，况沐浴乎？远行触热，逢河勿洗面，生乌。

《闲览》云：目疾且忌浴，令人目盲。

白彦良壮岁常患赤目。道人曰：能不浴头，则不病此。彦良记之，七十余更无眼疾。

（《古今医统大全·养生余录·沐浴洗面》）

『讲义』

沐浴，在古代，"沐"本义为洗发，"浴"本义为洗身体，"洗"本义为洗足。"沐，濯发也。""浴，洒身也。""洗，洒足也。"在古代，浴身常和一些社会重大活动联系在一起，古人在登基、祭祀或重要节日前，都要斋戒沐浴，这不仅是一种隆重的礼仪，更是一种信仰与精神。

《古今医统大全》撰者为明代徐春甫（1520—1596），字汝元，号东皋，又号思鹤、思敏，祁门人。因多病而师从明代名医汪宦习医，曾供职于太医院。《古今医统大全》全书共100卷，在中国出版后不久即流传至日本。其中，卷99、卷100，即"养生余录"上、下两部分，广泛涉及养生之道、养生之术、四时调摄、精神调控、饮食起居、衣食住行等内容，丰富多彩，翔实易行。

1. 日常沐浴保健

沐浴保健的注意事项在《古今医统大全》中有诸多论及，饥饱过度、月经期不宜沐浴；沐浴后应避风，不宜立即入睡；病后初愈，不宜行冷水浴；强劳动、剧烈活动或汗后不宜沐浴；患某些疾病，如"目疾""痈疽之疾"，不宜经常沐浴。

如今沐浴已成为人们日常生活中的习惯，现代沐浴不只为日常清洁，还可以健身防病，辅助治疗多种慢性疾病。中医学认为，沐浴具有发汗解表、祛风除湿、行气活血、舒筋活络、调和阴阳、振奋精神等作用。现代观点也认为，"体宜常沐"。研究也表明，沐浴可调节体温，改善血液循环，加速新陈代谢。

2. 特色沐浴保健

现代沐浴保健，延伸为温泉浴、药浴、泥浴、沙浴、日光浴、森林浴等运用有形的或无形的天然物理因素，以防病健身的方法。

（1）温泉浴：也称矿泉浴，应用一定温度、压力和不同成分的矿泉水沐浴。温泉历史悠久，被人类用于养生保健已有数千年，是我国养生文化的重要组成部分。温泉浴是一种自然疗法，中医认为其能起到舒筋活络、强身健体、润肤养颜、抗衰老等保健作用。但温泉浴也有适用范围和禁忌，应根据温度和酸碱度及自身情况等，有选择地审证施浴。如硫磺泉治疗皮肤病有效，而神经衰弱者浴后会加重失眠。

（2）药浴：是在浴水中加入药物的煎汤或浸液，或直接用中药蒸气沐浴全身或熏洗患病部位，使药物的有效成分通过皮肤吸收进入血液循环，到达人体各个组织器官，发挥药物强身健体、防病保健作用的一种养生方法。药浴在我国历史悠久，是常用的外治法之一。周朝流行的香汤浴，即用佩兰煎汤洁身。宋明期间，香汤浴传入民间，出现了专供人们洗芳香浴的"香水行"，且形成一定的习俗。

药浴在给药途径方面具有独到之处。药浴时，水本身的温热作用能够振奋精神，缓解紧张情绪。同时保持汗腺和毛孔通畅，提高皮肤代谢能力，促进血液循环，及时排出代谢产物和毒素，更增加了药物的吸收。不同的药物对人体产生不同的影响，药物有效成分通过呼吸道或皮肤黏膜，内达脏腑，由表及里，可发挥疏通经络、活血化瘀、祛风散寒、清热解毒、祛湿止痒、杀菌收敛、防治疾病等功效。现代药理研究也证实，药浴之后能够提高机体某些免疫球蛋白的含量，从而增强机体的抗病能力。药浴的方式多种多样，常用的有浸浴、熏蒸、热敷三种，其中浸浴更为常用。

药浴时应根据水温由高而低采用先熏后洗，避免烫伤。合理用药，避免对皮肤有刺激和腐蚀性的药物，禁止搓洗。药浴虽好，也要注意适应证，皮肤破损、饥饱过度、月经期、妊娠期不宜药浴。高血压、心脏病、急性炎症等患者不宜用热敷熏蒸的方法。酒后或血压过低也不宜行药浴。

（3）泥浴：是用矿泉周围的矿泥、井底泥或沼泽地里的腐泥敷于身体，或在特制的泥浆里浸泡，以达健身防病目的的养生方法。传统的泥浴利用天然泥土，如白土、黄土、灶心土等，现代泥浴多采用淤泥，内含丰富的矿物质和微量放射性物质，可通过全身、局部浸泡或涂擦等方式，发挥消炎、止痛、美容、调节内分泌、促进血液循环、提高免疫力、加速新陈代谢等作用。

（4）沙浴：以沙子为媒介，利用清洁的干海沙、河沙或者沙漠沙，加热后与身体接触，向体内传热，以达养生目的的方法称为沙浴。沙浴以夏季夜晚为宜，具有通经脉、舒筋骨、祛痼疾、加速血液循环、促进肠蠕动等作用，对于风湿、关节痛、神经衰弱等具有较好的疗效。但老年人、儿童、体质虚弱或经孕期妇女不宜行沙浴。

（5）日光浴：我国古代称为"晒疗"，是通过晒太阳、利用日光来健身防病的养生方法。日光浴夏季宜 9：00～11：00、15：00～16：00，春秋冬三季最好在 11：00～12：00。在清洁的海滨、公园、阳台，让皮肤直接被阳光照射，并不断变换体位，以均匀采光。时间宜循序渐进，初始以 5 分钟为佳。日光中的紫外线可杀菌、消炎、止痛、脱敏，促进维生素 D 和钙、磷的吸收，有利于骨骼发育和健全，防治小儿佝偻病和老年骨质疏松；红外线的作用主要是温热效应，促进血液和淋巴循环，清除代谢产物；可见光中的红光可令人兴奋，绿光可使人镇静，柔和的粉光有利于降压，紫光和蓝光有抑制作用。

（6）森林浴：在森林中散步、慢跑或配合其他适当运动，利用森林中的良好环境以强身健体的养生方法即为森林浴。森林中绿荫满目、景色优美、鸟语花香，可愉悦、放松身心，充分调动人体潜能，对健康长寿有益。森林浴对多种疾病有防治作用，如肺气肿、支气管炎、鼻炎、哮喘等。森林浴要因病、因时、因人选择，如习惯高原地区生活的人，不能贸然进行森林浴，以免发生氧中毒。

沐浴的分类方法多种多样，通常而言，根据浴身介质的不同，可分为有形和无形两大类。前者包括温泉浴、泥沙浴，以及最有中医学代表性的药浴；后者则指日光浴、空气浴、森林浴等有质而无形的沐浴。

第51讲　睡 眠 将 息

『原典』

若是养生之诀，当以睡眠居先。睡能还精，睡能养气，睡能健脾益胃，睡能坚骨强筋。

（《翁立文集·第六卷》）

知摄生者，卧起有四时之早晚，兴居有至和之常制，调养筋骨有偃仰之方，节宣劳逸有予夺之要。温凉合度，居处无犯于八邪，则身自安矣。

（《寿世保元·修养宜四时调理》）

少寐乃老年大患，《内经》谓："卫气不得入于阴，常留于阳，则阴气虚，故目不瞑。"载有方药，罕闻奏效。邵子曰："寤则神栖于心。"又曰："神统于心。"大抵以清心为切要。然心实最难把捉，必先平居静养。入寝时，将一切营为计虑，举念即除，渐除渐少，渐少渐无，自然可得安眠；若终日扰扰，七情火动，辗转牵怀，欲其一时消释得乎！

《语》曰："寝不尸。"谓不仰卧也。相传希夷《安睡诀》：左侧卧，则屈左足，屈左臂，以手上承头伸右足，以右手置右股间，右侧卧，反是。半山翁诗云："华山处士如容见，不觅仙方觅睡方。"此果其睡方耶！依此而卧，似较稳适，然亦不得太泥，但勿仰卧可也。

记《玉藻》曰："寝恒东首。"谓顺生气而卧也。《保生心鉴》曰："凡卧，春夏首宜向东，秋冬首向西。"愚谓寝处必安其常，记所云"恒"也。四时更变，反致不安。又曰："首勿北卧。"谓避阴气。《云笈七签》曰："冬卧宜向北。"又谓乘旺气矣。按家语曰："生者南向，死者北首。"皆从其初也。则凡东西设床者，卧以南首为当。

卧不安，易多反侧，卧即安。醒时亦当转动，使络脉流通，否则半身板重，或腰胁痛，或肢节酸者有之。

胃方纳食，脾未及化；或即倦而欲卧，须强耐之。《蠡海集》曰："眼眶属脾，眼开眶动，脾应之而动。"又曰："脾闻声则动，动所以化食也。"按脾与胃，同位中州，而膜联胃左，故脉居右而气常行于左。如食后必欲卧，宜右侧以舒脾之气。《续博物志》云："卧不欲载胁。"亦此意，食远则左右胥宜。觉须手足伸舒，睡则不嫌屈缩。《续博物志》云"卧欲足缩"是也，至冬夜愈屈缩则愈冷。《玉洞要略》曰："伸足卧，一身俱暖。"试之极验。杨诚斋《雪诗》云："今宵敢叹卧台弓。"所谓愈屈缩愈冷，非耶？

就寝即灭灯，目不外眩，则神守其舍。《云笈七签》曰："夜寝燃灯，令人心神不安。"《真西山卫生歌》曰："默寝暗眠神晏如。"亦有灭灯不成寐者，锡制灯龛，半边开小窦以通光，背帐置之，便不照耀及目。

寝不得大声叫呼。盖寝则五脏如钟磬不悬，不可发声。养生家谓"多言伤气"，平时亦宜少言，何况寝时！《玉笥要览》曰："卧须闭口，则元气不出，邪气不入。"此静翕之体，安贞之吉也，否则令人面失血色。

头为诸阳之首。《摄生要论》曰："冬宜冻脑。"又曰："卧不覆首。"有作睡帽者，放空其顶即冻脑之意；终嫌太热，用轻纱包头如妇人包头式。或狭或宽，可趁天时，亦惟意所适。

腹为五脏之总，故腹本喜暖。老人下元虚弱，更宜加意暖之。办兜肚，将靳艾槌软铺匀，蒙以丝绵，细针密行，勿令散乱成块，夜卧必需，居常亦不可轻脱。兜肚外再加肚束。腹不嫌过暖也，《古今注》谓之"腰采"，有似妇人袜胸。宽约七八寸，带系之，前护腹，旁护腰，后护命门。取益良多，不特卧时需之；亦有以温暖药装入者，解衣而寝，肩与颈被覆难密，制寝衣如半臂，薄装絮，上以护其肩，短及腰，前幅中分，扣钮如常，后幅下联横幅，围匝腰间，系以带，可代肚束。更缀领以护其颈，颈中央之脉，督脉也，名曰"风府"，不可着冷。领似常领之半，掩其颈后，舒其咽前，斯两得之矣。

（《老老恒言·安寝》）

『讲义』

若要养生，应当以睡眠为先。睡眠是一种重要的生理现象，人们在一天紧张的工作学习之后，无论体力还是脑力，都处于高度疲劳之中，只有睡眠才能使全身细胞处于放松和休息状态，尤其是大脑神经细胞，所以说睡眠是一种使人们精力和体力疲劳恢复的最佳方式。睡眠，古人称"眠食"。《翁立文集》载：睡眠可"还精"，可"养气"，可"健脾益胃"，可"坚骨强筋"。所谓睡眠养生，就是根据自然界与人体阴阳变化的规律，采用合理的睡眠方法和措施，保证充足而高质量的睡眠，以尽快缓解机体疲劳，保持充沛的精力，从而达到防病健体、延年益寿的目的。

1. 卧室环境

良好的卧室环境是提高睡眠质量的基本条件之一。首先，卧室以坐北朝南，冬暖夏凉，面积适中，空气流通，保持合适的温湿度为佳。安静的环境有利于帮助入睡，环境嘈杂使人心神烦乱，难于安眠。因此卧室的选择应重在避声，尽量保持睡眠环境的安静。《老老恒言》载："就寝即灭灯，目不外眩，则神守其舍。"《云笈七签》亦云："夜寝燃灯，令人心神不安。"因此，入睡时寝室光线幽暗，睡前关灯，可使神气内守，睡眠安稳。现代研究也证实，较强的光线能刺激视网膜产生神经冲动而使大脑异常活跃，无法进入睡眠状态。

2. 卧具安适

卧具包括床、褥、被、枕、睡衣等。床为卧具之首，最有利于健康的当首推木制平板床，其次为棕木和藤制床。床的高度一般以略低于膝关节为宜，床垫软硬适度，以保证脊柱维持正常的生理曲度，有利于缓解疲劳。对于老年人而言，"寝寐床榻，不须高广"，床低则卧起更方便，床的高度便于上下床，略高于就寝者膝盖水平为好。

被褥宜选用纯棉材质，薄厚适中，大小适度，柔软干燥且清洁。被褥以"软平"为要，有利于翻身转侧，舒适为度。

枕头与睡眠的质量和颈部的保健有很大关系。《老老恒言》云："太低则项垂，阳气不达，未免头晕昏眩；太高则项屈，或致作酸，不能转动。酌高下尺寸，令侧卧恰与肩平，即侧卧亦觉安舒。"选择高矮适中、稍长勿宽、略有弹性、枕芯松软的枕头可以促进和提高睡眠质量。合适的枕头可以保护脑，保持颈椎正常的生理曲度，防止颈部肌肉拉紧，给人舒适的感觉。个人需根据体形、年龄、健康状况选择合适的大小、软硬度及枕芯。枕头的高度要高低适中，一般以 10～15cm 为宜，具体要结合个人的颈部生理弧度而定，枕头过高易落枕，过低则影响呼吸道的通畅。古人主张枕宜稍长而不宜过宽，老年人枕宜"低长"，目的是"低则寝无鼾风""长则转不落枕"。枕头的长度应以能够在睡眠时头向左右两侧翻身后头仍保持在枕头上的长度为宜。一般要长于头横断面的周长。此外，还可以根据个人情况选用药枕，这也是中医外治法的一种。例如，枕头以帛为外套，充以菊花。

睡衣则应选择透气性好、质地柔软、棉质的，以穿着舒适、吸汗保暖、透气遮风为原则。

3. 睡眠卧向

关于睡眠的卧向，古代养生学家有不同的认识，如《备急千金要方·道林养性》载："凡人卧，春夏向东，秋冬向西。"该观点符合中医学"春夏养阳，秋冬养阴"的养生原则。从季节上看，春夏属阳，秋冬属阴。从方位上看，东方属阳，西方属阴。春夏阳气升发旺盛，秋冬阳气收敛而阴气盛，所以春夏头向东卧可顺应阳气，秋冬头向西卧可顺应阴气。而《老老恒言》引《玉藻》言："寝恒东首，谓顺生气而卧也。"古人推崇"东首而寝"，认为东方主阳气升发，四季头朝向东卧可顺应东方升发之阳气。《保生心鉴》认为，入睡的姿势，春夏季应头朝向东，秋冬季节应头朝向西。《云笈七签》论及冬天入睡应头朝向北面。《孔子家论》写道，生则头朝南，死后头向北。在房间东西两侧摆放床的，入睡时以头朝向南为佳。《老老恒言》也论及："首勿北卧，谓避地气。"中医学认为，北方属水，为阴中之阴位，主冬主寒。北首而卧恐阴寒之气直接伤及人体的元阳，损害元神之府。但现代研究则认为，睡觉时头北脚南的姿势，可使磁力线平稳地穿过人体，最大限度减少地球磁场的干扰，有利于血液循环，提高睡眠质量。

中医学认为，头为诸阳之会。冬季睡眠应将头部外露，即《摄生要论》所说的"冬宜冻脑"，以此保证呼吸通畅，脑部氧气供应充足。"腹为五脏之总"，是说腹部是脏腑汇集的地方，应避免受寒。老年之人肾气虚弱，更应注意保暖。

4. 睡眠姿势

睡眠应保持适宜的姿势。《论语》载："寝不尸。"建议入睡时不要仰卧。一般采用侧卧位，并呈屈曲状态。现代研究表明，右侧卧位可以使全身肌肉得到最大程度的放松，帮助胃中食物向十二指肠运输，避免心脏受压迫，促进循环功能，较少由于心脏受压而产生不适，且利于安然入睡和保持睡眠的平稳。睡的侧卧姿势和日间觉醒时的端正伸直体位正好相反，一阴一阳、一动一静、相反相成，可以减少人体的疲劳感。同时，绝大多数健康人的睡眠姿势在一夜之间也是不断变换的，这样有利于解除疲劳。失眠或者睡不安稳的时候，也可以通过变换体位来促进入睡，"卧不安，宜多反侧，卧即安"即是此意。

5. 睡心静神

良好的睡眠可促进身体健康，防病保健。失眠则会影响正常的日间功能活动，甚至引发疾病。老年人多有失眠的忧虑。《灵枢·营卫生会》曰："老者之气血衰，其肌肉枯，气道涩，五脏之气相搏，其营气衰少，而卫气内伐，故昼不精，夜不瞑。"说明老年人年迈体衰，营卫不和是其失眠的主要原因。入睡要保持安静，不要讲话，应先把心"安静"下来。思虑过度、兴奋不安、焦虑、烦恼和抑郁等均不利于入睡。中医认为，"心主神明"，入寝时应清心养神，摒弃一切杂念，避免精神心理的刺激，恬静淡然，就自然而然地进入梦乡了。

6. 睡眠顺时

《寿世保元·修养宜四时调理》载："知摄生者，卧起有四时之早晚。"善于养生的人，应严格按照作息规律，按时上床，按时起床，保证充足的睡眠时间。否则，就会影响身体的休养生息，扰乱生物钟，反过来又会影响睡眠的顺利进行，导致失眠和神经衰弱，居处和平清静，勿卧当风，勿卧湿处，勿犯八邪，运动劳作要适度，既不过度又不少动，如此则身体健康，病无由生。

7. 食不即睡

某些食物的摄入也会影响睡眠，饭后不宜立即入睡。否则不仅影响睡眠质量，更会加重胃肠负担，损伤脾胃，有害健康。"胃不和则卧不安"之说便是如此。《蠡海集》曰："眼眶属脾，眼开眶动，脾应之而动。"眼眶属于脾，眼睛睁开时眼眶跟着动，脾就会与之相应而发挥运化功能。如卧床患者，饭后可采用右卧的姿势，以助脾气之舒展。

中医学十分重视睡眠养生，认为睡眠能消除疲劳，调节人体各种功能活动，使人的精、气、神三宝得以内存和补充，让气血内洒陈于五脏六腑，外流于四肢百骸、气孔九窍。因此，睡眠将息十分重要。

第 52 讲　二 便 调 畅

『原典』

欲得长生，肠中常清；欲得不死，肠中无滓。

（《抱朴子·杂应》）

东坡《养身杂记》云："要长生，小便清；要长活，小便洁。"又《南华经》曰："道在屎溺。"屎溺讵有道乎？良以二便皆由化而出，其为难化、易化、迟化、速化，在可知不可知之间。所谓脏腑不能言，故调摄之道，正以此验得失。

或问通调之道如何？愚谓食少化速，则清浊易分，一也；薄滋味，无黏腻，则渗泄不滞，二也；食久然后饮，胃空虚则水不归脾，气达膀胱，三也；且饮必待渴，乘微燥以清化源，则水以济火，下输倍捷，四也。所谓通调之道，如是而已。如是犹不通调，则为病，然病能如是通调，亦以渐可愈。

小便太清而频，则多寒；太赤而短，则多热；赤而浊，着地少顷，色如米泔者，则热甚矣；大便溏泄，其色或淡白，或深黄，亦寒热之辨；黑如膏者，则脾败矣，是当随时体察。

每大便后，进食少许，所以济其气乏也。如饱后即大便，进汤饮以和其气，或就榻暂眠，气定即起。按《养生汇论》，有擦摩脐腹及诸穴者，若无故频行之，气内动而不循常道，反足致疾，予目见屡矣，概不录。

欲溺即溺，不可忍，亦不可努力。愈努力则愈数而少，肾气窒寒，或致癃闭。孙思邈曰："忍小便，膝冷成痹。"孙思邈曰："忍大便，成气痔。"况忍愈久，便愈难，便时必至努力，反足伤气。总之养生之道，惟贵自然，不可纤毫着意，知此思过半矣！

（《老老恒言·便器》）

『讲义』

二便是人体食物残渣、代谢产物及有害毒物的主要排泄途径，因此，二便的正常与否，可直接影响人体健康。东坡《养生杂记》载："要长生，二便清；要长活，小便洁。"《抱朴子·杂应》载："欲得长生，肠中常清；欲得不死，肠中无滓。"二便由气化产生，作为人体代谢产物的重要组成部分，其生成、排泄受到机体脏腑气化的影响。其中，小便的代谢离不开肺、脾、肾、三焦、膀胱的气化活动；大便的代谢尤与肺、脾、胃、肝、肾、大肠、小肠等关系密切。

1. 小便通利

小便是水液代谢的重要途径，与肺、脾、肾、三焦、膀胱关系密切，所以平素养生要注意小便卫生，保持小便清利。小便正常与否反映了机体脏腑功能活动是否正常，特别是肾气是否健旺。若小便通利障碍，则蓄积在体内的氨、苯酚、肌酐等有害物质不能及时排出体外，日久则会对人体造成危害。因此，保持小便清洁、通利是保证机体健康的重要因素。

何为"通调之道"？《老老恒言·便器》将其概括为四方面："食少化速""薄滋味，无黏腻""食久然后饮""饮必待渴"。少食、素食、食久后饮、渴而才饮等是保持小便清利的方法。研究表明，多饮水可稀释尿液，减少尿中有毒物质对膀胱的刺激，有冲洗膀胱的作用。通常，人们每天要饮水 1500ml 左右，在运动、环境干燥的情况下，饮水量还要有所增加。此外，情绪、房事、运动等对小便的清利也有一定的影响。

二便异常是临床之常见症状，常被作为诊察疾病性质和判断病情发展的眼目。二便的变化对脏腑病证的判断有重要的指导意义，如《景岳全书·十问》云："二便为一身之门户，无论内伤外感，皆当察此，以辨其寒热虚实。"小便清且频，多为寒；小便短赤，多为热；小便赤浊呈米泔色，提示热重。便溏色白，为寒；便溏色黄，为热；大便色黑如膏，多见于脾气衰败。

排尿应当顺其自然，有尿意就要及时排出，不可憋尿，养成良好的排尿习惯。憋尿会损伤肾与膀胱之气，引起疾病，《备急千金要方·道林养性》曰："忍尿不便，膝冷成痹。"此外，排尿不可用力屏气努力强排。身体虚弱者提倡蹲下或坐式小便，避免排尿时由于血管舒张和收缩障碍，造成大脑一时供血不足而突然晕倒。同时，还可以采用导引按摩的方法使小便通利。

2. 大便通畅

大便以通降为顺，中医认为大肠为"传导之官，变化出焉"，历代养生家十分重视保持大便通畅。朱丹溪认为："五味入口，即入于胃，留毒不散，积聚既久，致伤冲和，诸病生焉。"（《丹溪心法·论倒仓法》）。肠中的残渣、浊物及时排除体外，才能保证机体的正常生理功能。大便经常秘结不畅，可导致浊气上攻，气血逆乱，脏腑功能失调，产生或诱发头痛、牙痛、肛门病、冠心病、高血压、脑血管意外及肠癌等。"自家中毒学说"是现代衰老理论的热点，该理论认为衰老是由于生物体在自身代谢中毒素不断留存，逐渐使机体发生慢性中毒而出现的，这与中医养生学的保持大便通畅可以防病延年的观点如出一辙。

大便时也要避免"强忍""强挣"，以免损伤人体正气。"饱后即大便，进汤以和其气。"如在饱食后大便，便后稍喝一些汤和饮料，以助胃气利消化。平时也可以采取一些气功、按摩、太极拳等传统保健法锻炼，以保障大便通畅。此外、稳定情绪、饮食多样化、粗细搭配等也有利于大便通畅。还要注意保护肛门，选择薄而柔软的卫生纸，保持局部清洁，防止引起肛门疾病。

第53讲 防病御邪

『原典』

心之神发于目，肾之精发于耳。《道德经》曰："五色令人目盲，五音令人耳聋。"谓淆乱其耳目，即耗散其精神。试于观剧时验之，静默然安坐，畅领声色之乐，非不甚适；至歌阑舞罢，未有不身疲力倦者，可恍悟此理。

久视伤血、久卧伤气、久坐伤肉、久立伤骨、久行伤筋，此《内经》"五劳所伤"之说也。老年惟久坐、久卧不能免，须以导引诸法，随其坐卧行之（导引有"睡功""坐功"见本卷末），使血脉流通，庶无此患。

男女之欲，乃阴阳自然之道。《易·大传》曰"天地，男女构精"是也。然《传》引《损》卦爻辞以为言，"损"乃损则益柔之象，故自然之中，非无损焉；老年断欲，亦盛衰自然之道。《损》之爻辞曰："窒欲是也，若犹未也。"自然反成勉强，则损之又损，必至损年。

五脏俞穴，皆会于背。夏热时，有命童仆扇风者，风必及之，则风且入脏，贻患非细；有汗时尤甚，纵不免挥扇。手自挥动，仅及于面，犹之御风而行，俱为可受。静坐则微有风来，便觉难胜，动阳而静阴，面阳而背阴也。

时疫流行，天地不正之气，其感人也，大抵由口鼻入。吴又可论曰"呼吸之间，外邪因而乘之，入于膜原"是也。彼此传染，皆气感召，原其始，莫不因风而来。《内经》所谓："风者，善行而数变。"居常出入，少觉有风，即以衣袖掩口鼻，亦堪避疫。

窗隙门隙之风，其来甚微，然逼于隙而出，另有一种冷气，分外尖利。譬之暗箭马，中人于不及备，则所伤更甚！慎毋以风微而少耐之。

酷热之候，俄然大雨时行，院中热气逼入于室，鼻观中并觉有腥气者，此暑之郁毒，最易伤人。《内经》曰："夏伤于暑，秋为疟。"须速闭窗牖，毋使得入。雨歇又即洞开，以散室中之热。再如冷水泼地，亦有暑气上腾，勿近之。饱食后不得急行，急行则气逆，不但食物难化，且致壅寒。《内经》所谓："浊气在上，则生䐜胀。"饥不得大呼大叫，腹空则气既怯，而复竭之，必伤肺胃；五脏皆禀气于胃，诸气皆属于肺也。

凡风从所居之方来，为"正风"，如春东风、秋西风，其中人也浅；从冲后来为"虚风"，如夏北风、冬南风，温凉因之顿异，伤人最深。当加意调养，以补救天时，凉即添衣，温毋遽脱，退避密室，勿犯其侵。

三冬天地闭，血气伏。如作劳出汗，阳气渗泄，无以为来春发生之本，此乃致病之原也。春秋时大汗，勿脱衣，汗止又须即易，气侵肤，亦足为累。石上日色晒热，不可坐，恐发臀疮；坐冷石恐患疝气。汗衣勿日曝，恐身长汗斑；酒后忌饮茶，恐脾成酒积；耳冻勿火烘，烘即生疮；目昏毋洗浴，浴必添障。凡此日用小节，未易悉数，俱宜留意。

（《老老恒言·防疾》）

『讲义』

清代曹庭栋所著《老老恒言》主要论述老年人日常生活中的养生之法，提倡在日常生活中更应注意预防疾病。

治未病是中医学的特色之一，也是中医养生学的重要组成部分。《老老恒言·防疾》论及以方药治未病，不若以起居饮食调摄于未病。日常生活起居须根据四时阴阳变化规律，随时审量。中医学认为，风为百病之始，居六淫之首（六淫：风寒暑湿燥火）。《素问病机气宜保命集》载：老年人"精耗血衰，血气凝泣""形体伤惫……百骸疏漏，风邪易乘"。可见老年人防病御邪，"防御风邪"即概括所有防御外邪的观点，尤为重中之重。

1. 防御外邪

四时之风邪，需避之有时。春季之东风、秋季之西风，当其时而有其风，称为"正风"，伤人轻浅，稍加防范即可。而夏季之北风，冬季之南风，非其时而有其风，此皆四时异气，称之为"虚风"，应及时避之。

防病御邪，要重视天气变化，遇大风、大雨、大寒、大热之时，不仅不可以出门，即便居家，也应"密室静摄，以养天和"。从门窗缝隙吹入的风邪，在猝不及防的情况下侵袭人体，损伤也很严重。因此，不要以为风小而忽略。"夏伤于暑，秋为痎疟。"此为夏季极热时，院中热气被突然而来的大雨逼入室内伤人所致。应对之策为，关闭门窗，不要让暑气进入。

风邪可从背部、口鼻等途径侵入人体而发病。背俞穴位于背部，是五脏之气输注于背部的穴位。背属阳，夏季炎热，腠理开泄，风性善行，汗出时风邪极易从背俞穴侵入而入脏腑。因此，背部应防风。瘟疫流行之时，天地不正之气感染人体多从口鼻而入。因此起居出入，应以口罩遮住口鼻，以此躲避时疫。

对于出汗的护理在防病御邪中也很重要。冬季天气闭藏，血气蛰伏，如因劳作而大汗出，阳气亦随之外泄，将会影响春天阳气升发的根本，埋下病根。《老老恒言·防疾》曰："春秋时大汗，勿遽脱衣。"这里讲到出汗时应当注意的问题：春秋天出汗后不要马上脱去衣服以求凉爽，因为出汗时毛孔张开，此时脱衣邪气容易从毛孔入侵。《素问·生气通天论》云："汗出见湿，乃生痤痱……劳汗当风，寒薄为皶，郁乃痤。"张介宾注曰："形劳汗出，坐卧当风，寒气薄之，液凝为皶，即粉刺也；若郁而稍大，乃形小节，是名曰痤。"等身体不再出汗后又需要马上换件干的衣服，以防止湿邪侵染皮肤："汗止又须即易，湿气侵肤亦足为累。"《素问·风论》中也谈到汗出避风避湿的问题："泄风之状，多汗，汗出泄衣上，中干，上渍其风，不能劳事，身体尽痛则寒。"

2. 内养正气

正气的强弱在发病过程中具有主导作用，而作为反映正气盛衰特点的体质，往往会影响疾病的发生、发展和变化。正气，与邪气相对而言，即人体正常功能活动的统称，包括人体正常生理功能及所产生的各种维护健康的能力，包括自我调节能力、适应环境能力、抗邪防病能力和康复自愈能力等。

正气的抗病、祛邪等作用，是人体脏腑经络的生理功能和精气血津液神的生理作用的综合表现。正气的充盛取决于精血津液等物质的充足、脏腑形质的完整及功能活动的正常和相互协调。

正气概念源于《黄帝内经》，是一身之气相对邪气的称谓。《素问·离合真邪论》说："夺人正气""释邪攻正，绝人长命"。由此可见正气是一身之气抵抗外感邪气入侵时的称谓。正气有时又以"精气""真气"称之，如《素问·玉机真脏论》说："故邪气胜者，精气衰也。"《素问·上古天真论》说："恬惔虚无，真气从之，精神内守，病安从来。"李东垣将"谷气"作为正气。真气、谷气是一身之气的重要组成部分，代之以正气，是强调先、后天之气在疾病发生发展中的重要作用。其后，由于邪气概念的拓展，所有致病因素概称邪气，因而正气的概念也有了相应的外延，将整个机体，包括脏腑、经络、精气血津液神生理功能所表现的抗邪、祛病、调节、修复等能力，概称为正气的作用。

从生活点滴做起，生活细节决定健康水平，日常起居以养静为要，动静结合，兼顾脾胃，例如，饱食之后不宜快速行走，否则气机上逆，不但影响食物的消化吸收，还会导致气机壅滞。这即是《黄帝内经》所说的："浊气在上，则生膜胀。"饥饿时大呼大叫，则会伤害肺胃。肺主气，肺气伤，则五脏之气伤。

《道德经》载："五色令人目盲，五音令人耳聋。"是说五色、五音可使人耳目混乱，耗损精神。"久视伤血，久卧伤气，久坐伤肉，久立伤骨，久行伤筋"，此《黄帝内经》五劳所伤之说。曹庭栋随即提出自己的观点，认为久视、久立、久行都可加以避免。老年人生活中的静养，并非绝对的静，提倡老年人可以适当结合导引诸法来锻炼身体，使血脉流通，展舒筋骸，达到摄生祛病的目的。只要力所能及，拂尘涤砚，焚香烹茶，时有小劳，所谓"流水不腐，户枢不蠹"。因此曹庭栋自创了坐功、卧功、立功，随坐卧施行。曹氏亲身体验功效甚佳，体内经络气血畅通，有效地避免"久卧伤气"或"久坐伤肉"之患。从日常生活起居中的琐事着手，注意细节，保持单纯清澈的心态，不妄动以静养。老年人血气衰少，断绝情欲也是顺从盛衰自然之道。若不控制情欲，便会损上加损，终致折寿损命。

此外，人在社会中的政治地位、经济状况、文化程度、家庭情况、境遇和人际关系等的改变，均能影响人的情志活动，导致阴阳气血的失常而影响健康。如《素问·疏五过论》说："尝贵后贱，虽不中邪，病从内生""暴苦暴乐，始乐后苦，皆伤精气"。说明社会环境的变化，虽不中邪，但不能自行调节与之相适应时，则可成为某些疾病的诱发因素，导致疾病的发生，不可不慎！

第 54 讲　护 持 禁 忌

『原典』

　　人，万物中一物也，不能逃天地之数。若天癸数穷，则精血耗竭，神气浮弱，如同小儿全假护持以助衰养。若遇水火兵寇非横惊怖之事，必先扶持老人于安稳处避之，不可喧忙惊动。年高之人一遭大惊，便致冒昧，因生余疾。凡丧葬凶祸不可令吊，疾病危困不可令惊，悲哀忧愁不可令人预报，秽恶臭败不可令食，粘硬毒物不可令餐，敝漏卑湿不可令居，卒风暴寒不可令冒，烦暑懊热不可令中，动作行步不可令劳，暮夜之食不可令饱，阴雾晦冥不可令饥，假借鞍马不可令乘，偏僻药饵不可令服，废宅歆宇不可令入，坟园冢墓不可令游，危险之地不可令行，洞渊之水不可令渡，闲昧之室不可令居，凶祸远报不可令闻，轻薄婢使不可令亲，家缘冗事不可令管。若此事类颇多，不克备举。但人子悉意深虑过为之防，稍不便于老人者，皆宜忌之，以保长年。

（《古今医统大全·老老余编·护持禁忌》）

　　养老之要，耳无妄听，口无妄言，身无妄动，心无妄念，此皆有益于老人也。又当爱心，每有诵念，无令耳闻，此为要妙耳。

　　老人之道，常念善，无念恶；常念生，无念杀；常念信，无念欺。无作博戏，强用气力，无举重，无疾行，无喜怒；无极视，无极听；无大用意，无大思虑；无吁嗟，无叫唤；无歌啸，无啼泣；无悲愁，无哀恸；无庆吊，无接对宾客。能如此者，可无至病，长寿斯必也。

　　老人常避大风、大雨、大寒、大暑、大雾、霜、霰、雪、旋风、恶气，能不触冒者，是大吉祥也。

　　老人所居之室，必须大周密，无致风隙也。

　　老人须知服食将息，调身按摩，摇动肢节，导引行气，不得对面杀生，以奉养也。

（《古今医统大全·老老余编·起居编》）

『讲义』

　　护持，即保护支持。老人需要自身护持，更需要家人、社会的悉心护持。徐春甫编撰《古今医统大全》，书中第 86 卷、87 卷，即《老老余编》，《护持禁忌》《起居编》专篇对老人护持

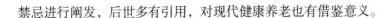

禁忌进行阐发，后世多有引用，对现代健康养老也有借鉴意义。

1. 老人护持"四不妄"

老人养生之要，要做到"四不妄"：不妄听、不妄言、不妄动、不妄想。注重以德养生，人具有高尚的品德，就不会患得患失，因而心情愉快。名利欲望不消除，难以长寿。徐氏提出养神首当"立德"，以善、爱、信为本，"常念善""常念生""常念信""当爱心"；"无念恶""无念杀""无念欺"等养德修身养生之法，提倡老人清心寡欲，保持自然纯朴的心态，戒骄戒躁，减少对名利的欲望，心静如水，荣辱不惊，方可延年益寿。助其养性以延年，长寿之道，在于调神。和善、淡泊、心态平和的老人往往能够长寿，情绪过激则容易伤身损命。

2. 护持形体外避邪气

人处于天地宇宙之中，其生命活动与宇宙自然的关系密切。"天人相应，和谐统一"的养生法则强调养生应顺从人与外界息息相关的规律，通过人的主动调节，维系和协调内外关系，从而达到养生的目的。老人精气血亏虚，五脏生理功能减退，易为邪气所侵，故应时时"避其邪气"。自然界的大风、大雨、大寒、大暑、大雾、霜、霰、雪、旋风、恶气等，都要防止触冒，较为重要。老人不可自恃身体尚壮，无视外邪所侵；子女们亦当关注外界气候等变化，提醒老人不要外出；老人所居之室，需要门窗周密，无致风隙之袭；低矮潮湿之所，不可居住，以防邪气乘虚侵犯人体。另一方面，诸如废弃倾斜房屋、空闲混浊之室、坟地冢墓、危险之地、涧渊之水等，凡不祥之地，切勿进入。

3. 护持精神内避虚损

人到老年，脏腑气血生理功能自然衰退，机体阴阳和谐的稳定性降低，整体表现为生命活力下降。社会角色、社会地位的改变，也会带来精神、情志、心理上的变化，因此如同小朋友一样，需要"护持以助衰养"。首先，静其耳目口舌，"无极视，无极听，无吁嗟，无叫唤；无歌啸"，所谓"眼不见，心不烦"，五官安宁，减少烦扰；再静其心，"无大用意，无大思虑，无悲愁，无哀恸，无庆吊"，心境平和，自无烦恼；三少家政，"轻薄婢使不可令亲，家缘冗事不可令管"，"无接对宾客"，家事自有儿孙料理，老人不必多劳。如此等等，静神养生，则能却病安康。徐氏指出："凡人衰晚之年……全籍子孙孝养，竭力将护，以免非横之虞。"老人的健康长寿，子孙孝顺、敬老养老为一重要因素，加之饮食起居咸宜，心情愉快，为延年益寿之要。

4. 护持饮食起居生活

人是一个复杂的有机整体，个体差异较大。不同年龄的人群，其生理、心理特点也不相同，因此养生非常重视"因人制宜"。

老人饮食调护须妥帖。饮食水谷乃气血生化之源，饮食不当会损伤脾胃，导致化源不足，危害老人的健康，此饮食调护十分重要。老人饮食一要温软清淡，营养均衡，"秽恶臭败不可令食，粘硬毒物不可令飧"；二要饥饱适中，三餐有时，"暮夜之食不可令饱，阴雾晦冥不可令饥"；三要顺应四时，寒热适中，"春夏养阳，秋冬养阴"；此外，饭后用热手摩腹、缓慢行一二百步，有利于食物消化，起到"将息"的作用。还可以通过食疗来养生防病。

　　老人的起居生活属养生的重要组成部分，徐氏云："凡行住坐卧，宴处起居，皆需巧立制度，以助娱乐。"衣、食、住、行与健康长寿密切相关，参加适合老人生理特点的活动，如琴、棋、书、画等，自娱自乐；适当锻炼，动静结合，劳逸适度，如按摩、导引行气、摇动肢节、食后摩腹行步、庭行百步等，则阴阳平衡，血气流通，身体健康。

　　总之，护持照顾老人，乃家庭、社会的重要使命之一。人口老龄化是一个国际性的发展趋势，也是人类文明进步的标志。养老爱老、敬老孝劳，护持老人，事关你我，更深层次的老年人的护理、康复、治疗、安宁、临终等，将是未来亟待完善的家国大事。

第七章

不妄作劳

自古以来，保命长寿之首究竟是需要运动？还是需要静止？一直是争论不休的话题。从《黄帝内经》的养生观来看，生命在于运动，动静适度，劳逸结合，所谓"不妄作劳"。劳的概念，《说文解字》谓之"用力者劳"；《尔雅·释诂》谓之"劳，勤也"；现代解释为"人类创造物质或精神财富的活动"。

中医学对劳的认识，分别为劳形（劳力）、劳神（劳心）、房劳（性生活）。正常情况下，适度的体力活动、脑力活动、性生活，对维护生命健康有益。劳的外延还包括"过劳"损害的病因、证候、疾病，如五劳、虚劳等。

《素问·上古天真论》提出："上古之人，其知道者，法于阴阳，和于术数，食饮有节，起居有常，不妄作劳，故能形与神俱，而尽终其天年，度百岁乃去。""不妄作劳"是中医养生学的重要内容，其现实指导意义在于适度保持体力、脑力、性生活等，不可过劳，亦不可过逸，才能达到维护健康、延年益寿之目的。

第55讲 劳伤形神

『原典』

今时之人不然也，以酒为浆，以妄为常，醉以入房，以欲竭其精，以耗散其真，不知持满，不时御神，务快其心，逆于生乐，起居无节，故半百而衰也。

（《素问·上古天真论》）

五劳所伤：久视伤血，久卧伤气，久坐伤肉，久立伤骨，久行伤筋，是谓五劳所伤。

（《素问·宣明五气》）

久视伤精　目得血能视，精由血化，故伤精。
久听伤神　神滋于肾，肾通窍于耳，故伤神。
久卧伤气　卧时张口散气，合口壅气，故伤气。

久坐伤脉　脉宜运动，坐则不舒展，故伤脉。

久立伤骨　立以骨干为用，故伤骨。

久行伤筋　行以筋力为用，故伤筋。

暴怒伤肝　肝属木，怒如暴风动摇，故伤肝。又，肝主血，肝伤则血不荣，必筋痿。

思虑伤脾　思虑时，脾必运动，太过则脾倦，故伤脾。

极忧伤心　心属火，于味主苦，忧则苦甚，故伤心。

过悲伤肺　肺属金，主声音，悲苦久则声哑，故伤肺。

过饱伤胃　饱食运化难消，故伤胃。

多恐伤肾　肾属水，主北方黑色，人受惊恐则面黑，故伤肾。

多笑伤腰　笑时必肾转牵腰动，故伤腰。

多言伤液　言多则口焦舌苦，故伤液。

多唾伤津　津生于华池，散为润泽，灌溉百脉，唾则损失，故伤津。又，《训典》曰：津不吐，有则含以咽之，使人精气留而自光。

多汗伤阳　汗多亡阳，阳随汗出，故伤阳。

多泪伤血　血藏于肝，哭泣多则肝损目枯，故伤血。

多交伤髓　人之阳物，百脉贯通，及欲火动而行事，撮一身血髓至于命门，化精以泄。不知节欲，致骨髓枯竭，真阳无寄，如鱼之失水以死。

（《寿世传真·十八伤》）

『讲义』

劳，包括体力劳动、脑力劳动、房劳（性生活），皆为人类的本能，是生活的重要组成部分。劳动一方面创造物质财富，同时也可以促进人体新陈代谢，增强脏腑功能，提高机体免疫力，延缓衰老进程。人的气血贵在流畅，气血冲和流畅则百病不生，适当的劳动和运动可以舒展筋骨、流畅气血、调养精神，正所谓"流水不腐，户枢不蠹"，对养生保健至关重要。

过劳，即过度劳累，也称劳倦所伤。包括劳力过度、劳神过度和房劳过度。

1. 劳力过度

劳力又称"劳形"，劳力过度指较长时间的过度用力，劳伤形体，积劳成疾，或者病后体虚，勉强劳作而致病。劳力太过致病主要表现：一是过度劳力而耗气，损伤内脏的精气，导致脏气虚少，功能减退。由于肺为气之主，脾为生气之源，故劳力太过尤易耗伤肺脾之气。常见如少气懒言、体倦神疲、喘息汗出等。故《素问·举痛论》说："劳则气耗。"二是过度劳力而致形体损伤，即劳伤筋骨。体力劳动，主要是筋骨、关节、肌肉的运动，如果长时间用力太过，则易致形体组织损伤，从而积劳成疾。如《素问·宣明五气》说："久立伤骨，久行伤筋。"

2. 劳神过度

劳神又称"劳心"，劳神过度指长期用脑过度，思虑劳神而积劳成疾。心藏神，脾主思，血是神志活动的重要物质基础，故用神过度，长思久虑，则易耗伤心血，损伤脾气，以致心神失养，神志不宁而心悸健忘、失眠多梦，以及脾失健运而纳少、腹胀、便溏、消瘦等。

3. 房劳过度

房劳又称"肾劳"，房劳过度指房事太过，或手淫恶习，或妇女早孕多育等，耗伤肾精、肾气而致病。肾藏精，为封藏之本，肾精不宜过度耗泄。若房事不节则肾精、肾气耗伤，根本动摇，常见腰膝酸软、眩晕耳鸣、精神萎靡、性功能减退等。《素问·生气通天论》说："因而强力，肾气乃伤，高骨乃坏。"妇女早孕多育，亏耗精血，累及冲任及胞宫，易致月经失调、带下过多等妇科疾病。此外，房劳过度也是导致早衰的重要原因。

4. 五劳所伤

《寿世传真》为清代徐文弼所著，主张修养宜宝精、宝气、宝神，还须知要、知忌、知伤。

《寿世传真》补充完善《黄帝内经》"五劳所伤"之"久视伤血，久卧伤气，久坐伤肉，久立伤骨，久行伤筋"的论述，提出目是脏腑精气汇集之地，目得血而能视，精血同源，血为精属，故久视伤精。肾开窍于耳，神滋于肾，故久听伤神。口开则气散，口和则气壅，卧则张口，故久卧伤气。中医学有"精脱者死""气脱者死""失神则亡"的说法，可见"精气神"是生命存亡的关键所在，只要保持精足、气充、神全，自然会却病延年。再者，气血流行通畅为常，脉为血府，久坐则气血经络不得舒畅，故久坐伤脉。骨为肾主，躯体主干，人体站立依赖于骨骼支撑，若长久站立，加重骨骼负担，故久立伤骨。筋为肝主，连缀关节，屈伸自如，依赖筋力，若长久运动行走，筋脉不堪疲劳，故久行伤筋。

此外，《寿世传真·十八伤》还有多笑伤腰、多言伤液、多唾伤津、多汗伤阳、多泪伤血、多交伤髓等记载。总而言之，皆与劳伤形神密切相关。

第56讲 劳伤脏腑

『原典』

百忧感其心，万事劳其形，有限之气血，消磨殆尽矣。思虑太过则心劳，言语太多则肺劳，怒郁日久则肝劳，饥饱行役则脾劳，酒色无度则肾劳。方其初起，气血尚盛，虽日日劳之，而殊不自知；迨至愈劳愈虚，胃中水谷之气，一日所生之精血，不足以供一日之用，于是营血渐耗，真气日亏，头眩耳鸣，心烦神倦，口燥咽干，食少气短，腰脚作痛，种种俱见，甚者咳嗽咽痛，吐血衄血，而疾不可为矣。

秦越人谓虚劳则必有所损，精确不磨。其曰虚而感寒，则损其阳。阳虚则阴盛，损则自上而下，一损损于肺，皮聚而毛落；二损损于心，血脉不能营养脏腑；三损损于胃，饮食不为肌肉虚而感热，则损其阴。阴虚则阳盛，损则自下而上，一损损于肾，骨痿不能起于床；二损损于肝，筋缓不能自收持；三损损于脾，饮食不能消化。自上而下者，过于胃则不可治；自下而上者，过于脾则不可治。盖深知人身之气血，全赖水谷之气以生之，其急急于脾胃之旨可见，即因劳致虚，因虚致损之故，亦昭然若发蒙矣。至其论治法，谓损其肺者益其气；损其心者调其营卫；损其脾者调其饮食，适其寒温；损其肝者缓其中；损其肾者益其精；语语精当，度尽金针，后人恪遵成法，可以不惑于歧途矣。

（《校注医醇剩义·劳伤》）

『讲义』

中医学认为，人是以五脏为中心的统一体，脏腑生理功能和相互作用之间的平衡协调是维持机体内外环境相对恒定的重要环节。因此，从某种意义上讲，养生的核心内容是脏腑养生。

1. 暴怒郁怒伤肝

怒是人在情绪激动时的反应状态，人皆有之。一定限度内的正常发泄不仅对人体无害，反而有利于肝气的疏导和调畅。一般来说，当怒则怒，怒而有节，未必有害。若怒而无制，大怒或郁怒不解则易于伤肝，造成肝气疏泄失调，前者可致肝气升发太过、疏泄过亢；后者可致肝失疏泄、肝气郁结，故又有"怒伤肝"之说。

怒以肝之气血为生理基础，故肝之气血失调常可引起怒的情志改变。《素问·调经论》说："血有余则怒。"《灵枢·本神》说："肝气虚则恐，实则怒。"当肝气过亢，或肝阴不足、肝阳偏亢时，常可表现出易于激动，情绪失控，易于发怒。肝气虚、肝血不足，则易于产生郁怒之变。临床上，治怒当调肝：郁怒以疏肝之法，大怒以平肝之法。《杂病源流犀烛》指出："治怒为难，惟平肝可以治怒，此医家治怒之法也。"

2. 思虑过度伤心脾

思虑是思维活动的过程之一。思维活动，是对客观事物的整个认识过程，《灵枢·本神》概括为意、志、思、虑、智。"所以任物者谓之心，心有所忆谓之意，意之所存谓之志，因志而存变谓之思，因思而远慕谓之虑，因虑而处物谓之智。" 思维活动是以心神为主导的各脏腑功能活动协调的过程：心接受外界事物的信息进行思维活动；通过心的回忆形成对事物表象的感性认识；将记忆保存下来，累积事物表象的认识，形成理性认识，产生意志、志向；在此基础上酝酿思索，反复分析、比较事物；在反复思索的基础上，由近而远地谋划未来；并理智处理事物，支配行为方式，正确进行实施。

劳神思虑过度，脑力过劳，精微耗伤，不仅暗耗心血，又可损伤脾气，形成心脾两虚证。临床常见眩晕、心悸、失眠多梦、腹胀食少、体倦乏力、精神萎靡、面色无华等症状。治之以补养心脾的归脾汤之类。

3. 饥饱劳役伤脾

饮食是人赖以生存和维持健康的基本条件，是人体后天生命活动所需精微物质的重要来源，人体依赖脾胃的纳运作用进行消化吸收，故饮食失宜致病，首先损伤脾胃。

摄食不足，如饥而不得食，或节食过度，或因脾胃功能虚弱而纳少，或因七情内伤而不思饮食，或不能按时饮食等。饮食过量超过脾胃的承受能力，如暴饮暴食，或中气虚弱而强食，以致脾胃难于消化转输而引起疾病。《灵枢·五味》说："谷不入，半日则气衰，一日则气少矣。"长期摄食不足，营养缺乏，气血生化减少，一方面因气血亏虚而脏腑组织失养，功能活动衰退，全身虚弱；另一方面又因正气不足，抗病力弱，招致外邪入侵，从而继发其他疾病。饮食过量超过脾胃的承受能力，《素问·痹论》说："饮食自倍，肠胃乃伤。"轻者表现为饮食积滞不化，可见脘腹胀满疼痛、嗳腐吞酸、呕吐泄泻、厌食纳呆等，甚者可因脾胃损伤，或营养过剩，而发展为消渴、肥胖、胸痹等病证。如《素问·生气通天论》说"因而饱食，筋脉横解，肠澼为痔""高粱之变，足生大丁"等。若食积日久，脾胃运化功能久不得复，还可导致气滞、湿聚、化热、生痰等病变。

金元四大家之一李东垣提出，"形体劳役则脾病，脾病则怠惰嗜卧；四肢不收，大便泄泻。脾既病，则其胃不能独行津液，故亦从而病焉"。根据《黄帝内经》"劳则气耗"理论，形体过劳，则损伤元气。"元气与火不两立，一胜则一负。"劳伤脾气，元气不足，阴火内生，故可见饮食不振、四肢无力、大便泄泻、怠惰嗜卧等症状。

4. 忧悲多言伤肺

忧悲由肺精、肺气化生。《素问·阴阳应象大论》说："在脏为肺……在志为忧。"悲和忧虽有不同，但对人体生理活动的影响却大致相同，故忧和悲同属肺志。悲忧皆为人体正常的情绪变化或情感反映，但悲忧过度，则可损伤肺精、肺气，如《素问·举痛论》说："悲则气消。"临床常见精神不振、意志消沉、胸闷气短、懒言乏力等症。反之，肺之精气虚衰或肺气宣降失调，机体对外来刺激耐受能力下降，也易于产生悲忧的情绪变化。

鼻、喉的通气与发音有赖于肺津的滋养与肺气的推动。肺津充足，鼻窍通利，喉得滋养，或肺气充沛，宣降协调，则呼吸通畅，声音洪亮。若各种内伤或过用，特别是言语过多，则耗损肺津、肺气，以致喉失滋养或推动，发音失常，出现声音嘶哑、低微。

5. 强力房劳伤肾

《素问·灵兰秘典论》说："肾者，作强之官，伎巧出焉。"作强，即作用强力；伎巧，即智力、体力所出之各种知识技能与操作技巧。根据中医学理论，肾藏精，精生髓，髓充于骨，脑为髓海。连接肾-骨-髓-脑的中心环节是精。人体之精有广义、狭义之分，广义之精包括气、血、津液等人体一切精微物质；狭义之精专指生殖之精。《素问·六节藏象论》："肾者，主蛰，封藏之本，精之处也。"肾藏精，精藏于肾而不无故流失，是其发挥正常生理效应的重要条件。肾藏精，生髓主骨，脑为髓海。肾有主持人体精的生发、贮藏的功能，人的智力、精力、体力皆来源于肾。

强力劳作太过、运动损伤、房事太过等，皆可伤及肾精、肾气，累及肾阴、肾阳，表现出腰膝酸软，头晕耳鸣，神疲面憔，发脱齿摇，不孕不育，未老先衰等。临床上，防治生殖功能低下或一些原发性不孕、不育症，以及优生优育、养生保健、预防衰老等，也多从补益肾精肾气着手。

综合以上观点，中医养生学主张"不妄作劳"；不要违背常规劳动，注重道德培养；节制房事，不要妄泄肾精。日常生活中能够注意到以上方面，便可成为一个具有高尚道德修养、精神饱满、体力充沛的人，也必然有一个健康的体魄。

第57讲　不妄劳神

『原典』

凡心有所爱，不用深爱，心有所憎，不用深憎，并皆损性伤神，亦不可用深赞，亦不可用深毁，常须运心于物平等，如觉偏颇，寻改正之。居贫勿谓常贫，居富勿谓常富，居贫富之中，常须守道，勿以贫富易志改性，识达道理，似不能言。有大功德，勿自矜伐。美药勿离手，善言勿离口，乱想勿经心，常以深心至诚，恭敬于物。慎勿诈善，以悦于人。终身为善，为人所嫌。勿得起恨，事君尽礼。人以为谄，当以道自平其心，道之所在，其德不孤。

勿言行善不得善报，以自怨仇。居处勿令心有不足，若有不足，则自抑之。勿令得起，人知止足。天遗其禄，所至之处，勿得多求，多求则心自疲而志苦，若夫人之所以多病，当由不能养性。平康之日，谓言常然，纵情恣欲，心所欲得，则便为之，不拘禁忌，欺罔幽明，无所不作，自言适性，不知过后一一皆为病本，及两手摸空，白汗流出，口唱皇天，无所逮及，皆以生平粗心不能自察，一致于此。但能少时内省身心，则自知见行之中皆长诸，将知四百四病，身手自造，本非由天。及一朝病发，和缓不救，方更诽谤医药无效，神仙无灵。故有智之人，爱惜性命者，当自思念，深生耻愧，戒勒身心，常修善事也。

（《备急千金要方·道林养性》）

神者气之子，气者神之母，形者神之室。气清则神畅，气浊则神昏，气乱则神劳，气衰则神去，神去则形腐。人以气为道，道以气为生，生道两存，则长生久视。

（《寿世青编·养神气铭》）

黄帝曰：外不劳形于事，内无思想之患，以恬愉为务，以自得为功。形体不敝，精神不散，可寿百数矣。

彭祖曰：凡人不可无思虑，当渐渐除之。身虚无，但有游气，气息得理，百病不生。又曰：道不在烦，但能不思衣，不思食，不思声色，不思胜负，不思得失，不思荣辱，心不劳，神不极，但尔，可得千岁。

庚桑楚曰：全汝形，抱汝生，无使汝思虑营营。

《灵枢》曰：思虑怵惕则伤神。神伤则恐惧自失，皮烂脱肉，毛悴色夭。

书云：思虑过度，恐虑无时，郁而生涎，涎遂转升而不降，为忧气劳思五噎之病。思虑则心虚，外邪从之，而积气在中，时减于食。又云：思虑伤心，为吐衄，为发焦。谋为过当，饮食不敌，养生之大患也。

诸葛亮遣使至。司马不问戎事，但以饮食及事之繁简为问。使曰：诸葛公夙兴夜寐，罚二十以上皆亲览焉，饮食不数升。懿曰：孔明食少事烦，其能久乎？后果然。

（《老老余编·养生余录》）

『讲义』

中医学认为，人体是以五脏为中心的统一体，脏腑生理功能和相互之间的平衡协调是维持机体内外环境相对恒定的重要环节。《灵枢·本神》云："所以任物者谓之心，心有所忆谓之意，意之所存谓之志，因志而存变谓之思，因思而远慕谓之虑，因虑而处物谓之智。""任物"是心接受外界信息并做出反应的过程，其本质属于精神活动的范畴。《黄帝内经》认为，各种心理过程皆由心所发，此即"心主神明"之佐证。

《黄帝内经》提出"心为五脏六腑之大主""心者，君主之官，神明出焉"，便是在形神合一论和藏象论的基础上，将人身之"神"依附于藏象之"心"，故心才成为"君主之官"而主神明。正如张介宾说："心为一身之君主，禀虚灵而涵造化，具理应万机，脏腑百骸，唯所是命，聪明智慧，莫不由之，故曰神明出焉。"

不妄劳神，首先要清静养心减少思虑。《素问·六节藏象论》说："心者，生之本，神之处也。"由此可知，人之形色情志，心为之纲纪；人之疾患痛楚，心亦为之纲纪。《素问·生气通天论》论及："苍天之气，清静则志意治，顺之则阳气固，虽有贼邪，弗能害也，此因时之序。"如同天体运行，人的身心清静，则腠理密闭，身体的抵抗力就强。现代健康心理学证明了这一点，当心情乐观、情绪安定、心情愉快时，通过副交感神经系统释放的乙酰胆碱递质，作用于免疫细胞上的胆碱能受体，可增强人体免疫力，也可通过促进下丘脑肽类激素的分泌，作用于免疫细胞的肽类受体，以提高人体免疫能力。古之圣人，以不妄为为能事，以淡然恬静为乐趣，守持清静的信念和情操，因而能顺其欲望，快其情志，寿命自然就无终无穷，与天地共存，此为圣人之养生法则。相反，若"不时御神，务快其心"则会导致"心不静"而"神不内守"，从而出现"心扰而神疲，神疲而气乱，气乱而身不泰并寿不延"。原典《老老余编》举例说明劳神之害，诸葛亮因兴汉伐魏之举，"食少事烦"，早起晚睡，故司马懿闻之，以为诸葛亮过于劳神，其寿不久。可以为鉴。

不妄劳神，还要注意养神。《素问病机气宜保命集》载："神太用则劳，气藏在心，静以养之。"心藏神，心神是人身的主宰，人体的各项生理活动都需依赖心神的调节，心神极易耗伤，所以养生贵在清静养神，或静神不思，或养而不用，或用而无过。正所谓"正思虑以养神"，淡泊名利尤为重要。

《备急千金要方·道林养性》提出养性（养神）之法，所谓"十二少"，即少思、少念、少欲、少事、少语、少笑、少愁、少乐、少喜、少怒、少好、少恶，应注意"思、念、欲、事、语、笑、愁、乐、喜、怒、好、恶"十二者之间的平衡，爱憎不可偏嗜，内心常需平衡，否则营卫气血失度妄行，影响生命健康。宇宙万事万物皆在动态平衡变化之中，不要因为外界的变化而打破内在的清静。与人为善，保持平常心，才是道之所在。平素不能养性，纵情恣欲，不知禁忌，故而多病；一旦病发，就很严重。因此，"深生耻愧，戒勒身心，常修善事"才是智者的养生之道。

《古今医统大全·养生余录上》曰："治身，太上养神，其次养形。神清意平，百节皆宁，养生之本也。"因此，真正的养心应是身心合一，形神皆养，正如唐慎微所言："善养生者，不劳神，不苦形。"不过度思虑，不过度劳累，如此则形神各安，各司其职则疾病无由而生。

第 58 讲　不妄劳形

『原典』

有所远行劳倦，逢大热而渴，渴则阳气内伐，内伐则热舍于肾，肾者水脏也，今水不胜火，则骨枯而髓虚，故足不任身，发为骨痿。

（《素问·痿论》）

形者，气之函也，气虚则形羸；神者，精之成也，精虚则神悴。形者，人也，为万物之最灵；神者，生也，是天地之大德。最灵者万物之首，大德者为天地之宗。万物以停育为事，天地以清净是务。故君子养其形而爱其神，敬其人而重其生，莫不禀于自然，从于自本，不过劳其形，不妄役其神。

华佗善养生，弟子广陵吴普、彭城樊阿受术于佗。佗语普曰：人体欲得劳动，但不当使极耳。人身常摇动，则谷气消，血脉流通，病不生，譬犹户枢不朽是也。人所以得全其生命者，以元气属阳，阳为卫；以血脉属阴，阴为荣。荣卫常流，所以常生矣。又曰：荣卫即荣华气脉，如树木芳荣也。荣卫脏腑，爱护神气，得以经荣，保于生路。又云：清者为卫，浊者为荣。荣行脉中，卫行脉外，昼行于身，夜行于脏，一百刻五十周，至平旦大会两手寸关尺。阴阳相贯，常流如循其环，始终不绝，则人生。故当运用调理，爱惜保重，使荣卫周流，神气不竭，可与天地同寿矣。

（《古今医统大全·养生余录上》）

『讲义』

《黄帝内经》既主张劳动和锻炼，又反对过度劳累，"形劳而不倦"则是对劳动和锻炼养生的原则要求。生命主动，但要动得适度，动静结合。形体既要动，又不要使之过于疲劳，也就是说要掌握形体活动的适度性，做到"不妄劳形"。

"不妄劳形"，一方面，形体需劳，也就是说人是需要运动的。正如《灵枢·脉度》所说："气之不得无行也，如水之流，如日月之行不休。"人身的气血要流通运动，像江河里的水日夜奔流不息，也如同天上的日月星辰在不停地运转。一旦停滞，就会发生灾难，甚至生命难以维系。正常范围内的活动对人体是有益的，可使气血流通，筋骨肌肉得到适度锻炼，五脏六腑功能活跃，对人体新陈代谢起到一个很好的促进作用，从而增强体质。

"不妄劳形"，重点是形体不可过劳。适度的体力消耗，通过休息和进食，可以得到恢复；而过度体力损耗，就会对身体造成伤害而产生病变。过度劳动，或过度运动，首先易损伤筋骨，如《素问·生气通天论》："因而强力，肾气乃伤，高骨乃坏。"勉强用力过度，超过身体能够承受的限度，会造成肾气损伤，以及腰间脊骨的损害。继之，当人劳作、运动过度时，伴随着体力的付出，出现喘息、汗出的表现，意味着体内的阴精阳气都受到损耗，如《素问·举痛论》载："劳则气耗……劳则喘息汗出，外内皆越，故气耗矣。"甚则，过劳还会引起五脏的损伤，影响脏腑功能，而诸疾因生。如《素问·经脉别论》所记载："持重远行，汗出于肾。疾走恐惧，汗出于肝。摇体劳苦，汗出于脾。"

《素问·经脉别论》提出："故春秋冬夏，四时阴阳，生病起于过用，此为常也。""生病起于过用"的观点，在养生方面有着重要意义。过用，举凡劳动、运动、房事、情志、饮食等，只要超过人体能够承受的正常范围，均属过用。"不妄劳形"形体过用，也就是说，人的过度劳累可能引发疾病，如《素问·痿论》关于过度劳累引起痿证的描述，由于远行劳倦，加上天气炎热，热气聚之于肾，损伤肾阴，肾阴亏虚不能生髓养骨，而致两脚痿弱无力，不能支撑身体站立起来，这就叫作"骨痿"。

《素问·宣明五气》曰："久视伤血，久卧伤气，久坐伤肉，久立伤骨，久行伤筋。""五劳所伤"中，动作立行是对劳形的概括。《黄帝内经》之"形劳而不倦"的最好理解为："人体欲得劳动，但不当使极耳。动摇则谷气得消，血脉流通，病不得生。"人体需要适当运动，适当休息，不可过劳，这也是对养生和防病最好的方式。

传统运动养生，重在对精、气、神的综合调养，即养精、练气、调神为运动的基本要点，三者之间要协调配合，做到静以养神，以意领气，以气导形。营卫皆为气，营行脉中，卫行脉外。卫气与营气相对而言，属于阳，故又称"卫阳"。营与血关系密切，故常称"营血"。营卫之气皆来源于水谷精微，二者之间的运行必须协调，不失其常，才能维持正常的腠理开合、正常的体温、昼精而夜寐，以及正常的防御外邪的能力。气聚以为形，气虚则形羸。精以养神，精虚则神悴。

善于养生的人应兼养形神，一方面通过形体、筋骨关节的运动，使周身的经脉气血畅通，五脏六腑、四肢百骸、形体官窍得到充分的营养，同时通过静神以练气，使气行推动血行而周流全身，达到形神一致，形气相感，内外和谐，百脉流畅，脏腑协调，动静相宜，机体达到"阴平阳秘"的状态，从而增进健康，保持旺盛的生命力。

第59讲 不妄房劳

『原典』

所以善摄生者，凡觉阳事辄盛，必谨而抑之，不可纵心竭意以自贼也。若一度制得，则一度火灭，一度增油。若不能制，纵情施泻，即是膏火将灭，更去其油，可晚而自保，犹得延年益寿。若年少壮而能行道者，神仙速矣。或曰年未六十，当闭精守一为可尔否，曰：不然，男不可无女，女不可无男。无女则意动，意动则神劳，神劳则损寿。若念真正无可思者，则大佳长生也。然而万无一有，强抑郁闭之，难持易失，使人漏精尿浊，以致鬼交之病，损一而当百也。

（《备急千金要方·房中补益》）

　　人受天地之气以生，天之阳气为气，地之阴气为血。故气常有余，血常不足。何以言之？天地为万物父母。天大也为阳，而运于地之外；地居天之中为阴，天之大气举之。日实也，亦属阳，而运于月之外；月缺也，属阴，禀日之光以为明者也。人身之阴气，其消长视月之盈缺。故人之生也，男子十六岁而精通，女子十四岁而经行，是有形之后，犹有待于乳哺水谷以养，阴气始成而可与阳气为配，以能成人，而为人之父母。古人必近三十、二十而后嫁娶，可见阴气之难于成，而古人之善于摄养也。《礼记》注曰：惟五十然后养阴者有以加。《内经》曰：年至四十阴气自半而起居衰矣。又曰：男子六十四岁而精绝，女子四十九岁而经断。夫以阴气之成，止供得三十年之视听言动，已先亏矣。

　　人之情欲无涯，此难成易亏之阴气，若之何而可以供给也？！经曰：阳者天气也，主外；阴者地气也，主内。故阳道实阴道虚。又曰：至阴虚天气绝，至阳盛地气不足。观虚与盛之所在，非吾之过论。主闭藏者肾也，司疏泄者肝也。二脏皆有相火，而其系上属于心。心君火也，为物所感则易动，心动则相火亦动，动则精自走，相火翕然而起，虽不交会，亦暗流而疏泄矣。所以圣贤只是教人收心养心，其旨深矣。

　　夫当壮年便有老态，仰事俯育一切隳坏。兴言至此，深可惊惧。古人谓，不见所欲，使心不乱。夫以温柔之盛于体，声音之盛于耳，颜色之盛于目，馨香之盛于鼻，谁是铁汉，心不为之动也？善摄生者，于此五个月出居于外。苟值一月之虚，亦宜暂远帷幕，各自珍重，保全天和，期无负敬身之教，幸甚！

（《格致余论·阳有余阴不足论》）

『讲义』

　　房事，又称房室、房中、房帏，隐指性生活。房事养生，就是根据人类生命活动的规律及生理心理特点，采取健康适度的性行为，或通过必要的保健方法，调节男女性事活动，和谐夫妻生活，以达到增强身体，提高生活质量，延年祛病的目的。

房事养生是一门古老而又新颖的学科，据考证，人类文明的诞生就伴随着性医学的萌芽。房事养生的作用，历来受到人们的重视，《汉书·艺文志·方技类》所载的医家类 36 家中，房中就占有 8 家，共著述 168 卷。房事之事合乎天地自然之道，是人类的天性，是人的生理本能。《玉房秘诀》记载："男女相成，犹天地相生，天地得交会之道，故无终竟之限。人失交接之道，故有夭折之渐。"因此，男女相需好比天地相合，若男女两者不相合，则违背天地之道也。同时，性生活也合乎社会伦理之道，符合人的生理之道。古人认为"交接之道"在于"男以致气，女以除病，心意娱乐，气力益壮"。和谐适度的房事有益于健康，可以使男欢女畅，阴阳调和，优化人体的整体生命状态，促进身心健康。现代医学研究也表明，健康的房事可以调整和增强人体的内分泌功能和免疫功能，使身体更健康。

中医养生十分强调房事活动不能随心所欲，应遵循一定的原则和法度，才能养生延年。

1. 欲不可绝

健康的房事生活首先要顺从生理，行房有度。房事养生，要注重"欲不可绝"。"精"是人体的生命物质，有一定的代谢规律。"精盈必泻，精出必补"，因"精"的充盈度和性欲的冲动是相关的，因此房事活动的时间应由"精"的充盈度而决定。《玉房秘诀》认为"人有强弱，年有老壮"，因此房事活动的安排应"各随其气力"。

2. 欲不可早

《论语》载："少之时，血气未定，戒之在色。"元代李鹏飞在《三元延寿参赞书》中言："男破阳太早，则伤其精气；女破阴太早，则伤其血脉。"故青少年不可近欲。"早欲"会影响正常生理发育，危害健康。伤其阳气阴精，日后可能引发一些疾病，导致早衰。关于正常性生活的合适年龄，宋代陈自明在《妇人大全良方》中载："合男女必当其年。男虽十六而精通，必三十而娶；女虽十四而天癸至，必二十而嫁。"这就说明男女要在阴阳发育完全充实之后，再结婚生子，下一代也会强壮而健康长寿。若婚孕太早，会导致早衰。

3. 欲不可纵

房事养生，更要做到"欲不可纵"。《琉球百问·琉球问答》曰："饮食男女，人之大欲所存，难乎免俗，要贵知止不殆耳！"《达生编·养节欲戒期附》亦曰："养生之道，以节欲为第一义。无论邪缘外合，减德丧心，必致减年促寿。即夫妻之间，人生所不容废，然亦须节制，不可过纵。"不论古今，均十分重视节欲保精。《黄帝内经要略·上古天真论》曰："不知节欲则阴涸阳驰而精气竭，不知节劳则液耗血亡而真气散。"《类经》关于"欲不可纵、精不可竭"的记载，对房事养生有很重要的指导意义，所谓"纵欲催人老，房劳促短命"。"精者，身之本也。"精受之于后天，藏之于肾，与人体的生长、发育、生殖密切相关，是维持人体生命活动的根本。因此，惜精、养精、固精成为养生防衰的关键。房事不节，纵欲过度，必耗伤精气，《素问·上古天真论》认为"以欲竭其精，以耗散其真，不知持满，不时御神"是导致"半百而衰"的重要原因。节欲保精不仅可以延年益寿，也有利于优生。房事太过则招灾致病，如《素问·痿论》："入房太甚，宗筋弛纵，发为筋痿，及为白淫。"

4. 欲不可强

性行为作为人的一种本能，既不能禁，也不可纵，而应适欲，即顺从自然的生理欲望，适当安排性生活的次数。房事养生的原则重在身心和谐，性欲是自然而然激起的，而且强烈到愿意性交的程度。任何勉强或应付的性交都不是适欲。同时，应根据不同的年龄、体质和健康状况来定，正如《玉房秘诀》曰："人有强弱，年有老壮。"房事安排也应"各随其气力"。

5. 欲有所忌

房事养生非常重视入房禁忌，强调"欲有所忌""欲有所避"。孙思邈曰："凡新沐、远行及疲劳饮食、醉酒、大喜大悲、男女热病未差，皆不可交阴阳。"房事禁忌，可概括为以下三方面。

（1）行房人忌：阴阳合气，要讲究"人和"。选择双方的最佳状态。人的生理状态受生活习惯、情绪变化、疾病调治等方面的直接影响，女性还有经、胎、产、育等生理特点。在某些特定的情况下不宜行房，以免带来不良后果。

1）醉酒忌行房：《素问·上古天真论》关于酒后禁房事的记载对于房事养生也有重要的指导意义："以酒为浆，以妄为常，醉以入房，以欲竭其精，以耗散其真"是导致早衰的重要原因。现代医学认为，乙醇能损伤精细胞和卵细胞，醉酒入房，对胎儿的影响更甚。若妇女酒后受孕或者妊娠期饮酒，可能使胎儿发育不良，甚则导致畸形、智力低下等严重后果。因此酒后应避免房事。

2）七情过极忌行房：性生活须在双方精神愉悦、情投意合的状态下才能和谐完美，有益于健康。若双方心情不佳，或气氛恼怒，或惊吓恐惧，或悲哀愁忧，或抑郁思虑等，皆会招致伤害。此时性交或气血逆乱壅滞，若此时受孕则影响胎儿的生长发育。

3）体虚及病中慎房事：劳倦过度，体力精力下降，人体正气虚弱，此时应及时休息调养，不宜急于性生活。犯此禁忌，势必耗伤精血，导致脏腑虚损，而灾害丛生。患病或病后康复阶段行房，必然损伤正气、复发或加重病情。总之，性生活应视个体体质强弱、疾病之进退而慎重把握。

4）妇女经产孕期禁房事：妇女"三期"作为特殊的时期，对于房事养生尤为重要。所谓"三期"是指经期、孕期、产褥期。妇女"三期"的房事养生应注意：经期禁房事、孕期早晚禁房事、产后百日内禁房事。另外，哺乳期也应节制房事，以保证母体的气血充足及婴幼儿的正常发育。

房事卫生也是房事养生的重要措施之一，因此，男女双方都要养成讲卫生的良好习惯。

（2）行房天忌：气候异常忌入房。房事养生应注意气候异常，强调人与自然的和谐。《吕氏春秋·季春记》："大寒、大热、大燥、大湿、大风、大震、大雾七者，动精则生害矣。"违反"天时"，不仅不利于双方身心健康，若此时受孕，也不利于胎儿的孕育。

（3）行房地忌：所谓地忌，就是指不良的地理环境忌入房。《备急千金要方·房中补益》言"日月星辰，火光之下，神庙佛寺之中，井灶圊厕之侧，冢墓尸柩之旁"等，一切环境不佳之处均应列为禁忌。安逸、舒爽的环境，对房事和健康有益。

房事保健对人类健康长寿至关重要，正常的房事生活是人们幸福美满生活中不可缺少的一部分。肾为先天之本，肾精充足，五脏六腑皆旺，抗病能力强，身体强壮，则健康长寿。反之，肾精匮乏，则五脏衰虚，多病早夭。节欲保精，对于房事养生至关重要，随着时代的进步，人们越来越认识到性医学是与人类健康休戚相关的科学。特别是近年来通过广大养生学者的努力，我国古老的房事养生文化越来越被大家所认识、接受和推崇，因此在掌握人类性生理、性行为等规律的基础上，探讨性生活的卫生之道，宣传、普及并掌握必要的保健知识，培养高尚的性道德，树立文明的性爱观很有必要，有助于提高人类的健康水平。

第 60 讲　瘥 后 忌 劳

『原典』

　　伤寒劳复，何以明之？劳为劳动之劳，复为再发也。是伤寒瘥后，因劳动再发者是也。伤寒新瘥后，血气未平，余热未尽，劳动其热，热气还经络，遂复发也。此有二种：一者因劳动外伤，二者因饮食内伤。其劳动外伤者，非止强力摇体、持重远行之劳；至于梳头洗面则动气，忧悲思虑则劳神，皆能复也，况其过用者乎！其饮食内伤者，为多食则遗，食肉则复者也。《内经》曰：热病已愈，而时有遗者何也？以热甚而强食之，病已衰而热有所藏，因其谷气留薄，两阳相合，故有所遗。经曰：病已瘥尚微烦，设不了了者，以新虚不胜谷气，故令微烦，损谷则愈。夫伤寒邪气之传，自表至里，有次第焉，发汗吐下，自轻至重，有等差焉。又其劳复则不然，见其邪气之复来也，必迎夺之，不待其传也。经曰：大病瘥后劳复者，枳实栀子豉汤主之，若有宿食加大黄；且枳实栀子豉汤则吐之，岂待虚烦懊憹之证；加大黄则下之，岂待腹满谵语之候。经曰：伤寒瘥后更发热者，小柴胡汤主之，脉浮以汗解之；脉沉实者，以下解之；亦是便要折其邪也。盖伤寒之邪，自外入也，劳复之邪，自内发也，发汗吐下，随宜施用焉。呜呼，劳复也，食复也，诸劳皆可及，御内则死矣。若男女相易，则为阴阳易；其不易自病者，谓之女劳复，以其内损真气，外动邪热，真虚邪盛，则不可治矣。

（《伤寒明理论·劳复》）

　　〔海〕[6]：治劳复，麦门冬汤。气欲绝者，用之有效，能起死回生。

　　麦门冬（一两），甘草（二两炙），粳米（十合）。上麦门冬去心，为细末，水二盏，煎粳米令熟，去米，约汤一小盏半，入药五钱匕，枣二枚，去核，新竹叶一十五片，同煎至一盏，去渣温服。不能服者，绵滴口中。又治小儿不能灌药者，宜用此绵滴法。此方不用石膏，以其三焦无火热也，兼自欲死之人阳

---

　　[6]海：王海藏。

气将绝者，故不用石膏。若加人参，大妙。

〔《外》〕⑦：大病后不足，病虚劳，补虚。取七岁以下、五岁以上黄牛乳一升，水四升，煎至一升。如人饥，稍稍饮，不得多，期十日服不住，佳。

〔《肘》〕⑧：治笃病新起早劳，食饮多，致劳复，欲死。烧鳖甲，服方寸匕。

（《医学纲目·劳复门》）

『讲义』

治未病是中医理论的重要内容，最早见于《黄帝内经》。《素问·四气调神大论》："是故圣人不治已病治未病，不治已乱治未乱，此之谓也。夫病已成而后药之，乱已成而后治之，譬犹渴而穿井，斗而铸锥，不亦晚乎。"标志着治未病思想雏形的产生。而后，张仲景在《伤寒杂病论》中将这一思想逐渐丰富，包括未病先防、病起速治、既病防变、病盛防危、瘥后防复五个方面。

"瘥后劳复"一词，最早见于汉代张仲景《伤寒论·辨阴阳易差后劳复病脉证并治》："大病差后劳复者，枳实栀子汤主之。""差"为"瘥"的异体字，称为"小愈"，指临床症状解除，但机体功能尚未完全恢复。山田正珍说："差者，言差解而未复常也，与愈不同。""瘥后劳复"是指疾病小愈后，因劳累导致疾病复发。

疾病初愈，因过劳使正气受损，而导致疾病复发，称为劳复。多见于热病初愈、余邪未尽，或内伤性疾病，如慢性水肿、哮喘、疝气、子宫脱垂、中风、胸痹等疾患，都可因形神过劳，或房劳引动旧病复发。复发的次数越多，对机体损害就越重，预后也就越差。因此，凡病初愈，切忌操劳，宜安养正气，防止复发。

《伤寒明理论》为金代成无己所撰，书中提到："伤寒新瘥，血气未平，余热未尽，早作劳动病者，名曰劳复。"因劳而伤者，既包括强力劳体、持重远行之劳形之类，也包括梳头洗面而动气、忧悲思虑而劳神之属。在瘥后阶段，机体正气未复，邪未尽除，形神过劳、房事不节、外感或剧烈的情绪起伏都会导致疾病的复发。

常言道：三分治，七分养。生了病首先要治疗，祛邪于外，但是治愈之后更重要的是调养，恢复正气，勿使过劳而复发。《医学纲目·劳复门》认为，"劳者，动也"，此处之"动"有内、外、气、血之分。如再感风寒引起者，称为"复病"，而不是"劳复"。虚与劳治法不同，《难经》曰："虚则补其母，实则泻其子。"《千金方》曰："心劳甚者，补脾气以益之，脾王则感之于心矣。"即"劳则当补子"。

与伤寒邪气由表及里，渐次深入所不同，劳复之邪，则由里而发。饮食不慎、诸劳皆可诱发。"大病瘥后，劳复者，枳实栀子豉汤主之"。热病新愈，余热未尽，因劳复发，症见发热、虚烦、胸腹胀满者，可用枳实栀子豉汤，具有清热除烦，宽中行气之功效。

对于大病劳复，气阴两伤者，可用王海藏"麦门冬汤"，主要以人参、麦冬、炙甘草等，培土生金，甘润补益，气欲绝者，用之有效，能起死回生。病后新瘥劳复，饮食将息之法，又可用黄牛乳、鳖甲等，补益气血，缓而效之。

---

⑦《外》：《外台秘要》。

⑧《肘》：《肘后备急方》。

瘥后预防劳复者，更要调养适当，宁心安神可防劳复，动作有度可防劳复，慎节起居可防劳复，均适寒温可防劳复。

第61讲 五劳调护

『原典』

五劳者：一曰肺劳，短气面浮，鼻不闻香臭；二曰肝劳，面目干黑，口苦精神不守，能独卧，目视不明；三曰心劳，忽忽喜忘，大便苦难，或时鸭溏，口内生疮；四曰脾劳，舌本苦直，不得咽唾；五曰肾劳，背难俯仰，小便不利，色赤黄而有余沥，茎内痛，阴囊湿生疮，小腹满急。

七伤者：一曰大饱伤脾，善噫欲卧，面黄；二曰大怒逆气伤肝，少气目暗；三曰强力举重，久坐湿地，伤肾少精，腰背痛，厥逆下冷；四曰形寒寒饮伤肺，少气咳嗽，鼻塞；五曰忧愁思虑伤心，苦惊喜忘喜怒；六曰风雨寒暑伤形，发肤枯夭；七曰恐惧不节伤志，恍惚不乐。

又有志劳、思劳、心劳、忧劳、瘦（疲）劳，亦名五劳。阴寒、阴痿、里急精寒精少、阴下湿、精清、小便苦数、临事不举，亦名七伤。

种种区别，愈繁愈乱，按图索骥，贻误实多，皆非求本之论也。要之，五脏不可不分，轻重不可不辨，气血阴阳水火，不可不知，虚症之治，无余蕴矣。若其强作解人，硬派名目，几何而不至杀人于反掌间也哉？

（《虚损启微·论五劳七伤六极》）

『讲义』

"五劳所伤"，首见于《素问·宣明五气》，后世各有发挥，又有多种说法。《素问·宣明五气》谓之："久视伤血、久卧伤气、久坐伤肉、久立伤骨、久行伤筋。"《诸病源候论·虚劳病诸候》提出"五脏之劳"，即肺劳、肝劳、心劳、脾劳、肾劳，指五脏虚劳病证。《备急千金要方》作"志劳、思劳、心劳、忧劳、疲劳"五种过劳致病因素。

中医古籍中有"五劳七伤"之说，所谓"七伤"，又有不同：一为七情所伤，即喜伤心，怒伤肝，悲忧伤肺，思伤脾，惊恐伤肾；一为脏腑形神所伤，即大饱伤脾，大怒逆气伤肝，强力举重、久坐湿地伤肾，形寒寒饮伤肺，忧愁思虑伤心，风雨寒暑伤形，恐惧不节伤志；一为虚劳的七种病证，即阴寒、阴痿、里急精寒精少、阴下湿、精清、小便苦数、临事不举，亦名七伤。

从根本而言，调护五劳七伤，不可不分五脏，不可不辨轻重，不可不识气血阴阳水火。

肺主气，司呼吸，宣发肃降、通调水道。肺外合皮毛，开窍于鼻。形寒寒饮、悲忧过度、久卧等外感内伤，皆可伤肺。肺气不足，则呼吸气短面浮；肺失宣降，肺气上逆则咳嗽少气；

肺窍不利，则鼻塞，不闻香臭；风雨寒暑伤人肌表，则发肤枯夭。调护肺之气血阴阳，重点在于防御外感邪气，饮水欲温，无伤悲忧，避免久卧等。

肝藏血，主疏泄，可促进脾胃运化、胆汁泌泄及调畅情志。肝开窍于目，在体合筋。大怒逆气、久视眼疲、久行伤筋等可伤肝。肝血不上荣头目，而面目干黑、视物不明；胆汁疏泄不利而上犯则口苦；疏泄失常则精神不能内守，筋伤而独卧。调护肝之气血阴阳，重点在于戒怒，调和情志，避免用眼过度等。

心主血脉，藏神，在志为喜。心开窍于舌，与小肠互为表里。心者，君主之官，神明出焉。忧愁思虑、大喜过度等因素可伤心。心之气血不足则忽忽喜忘；心劳实热，则见口舌生疮，大便闭涩不通，心满闷，小肠热；心劳虚寒，则见惊悸，恍惚多忘，梦寐惊魇，神志不定。调护心之气血阴阳，重点在于调摄精神，调和气血等。

脾主运化，主统血，在志为思，开窍于舌，脾在体合肌肉。足太阴脾经"沿食道两旁，连舌本，散舌下"，其色主黄。脾胃为后天之本，气血生化之源。饮食饥饱失宜、劳倦内伤、思虑太过，或久坐等可伤脾。过饱伤脾，影响脾升胃降，则善噫气；气血生化乏源，则欲卧；脾脏色外露则面黄；脾劳，则舌体失养苦直，咽唾障碍。调护脾之气血阴阳，重点在于饮食有节，思虑适度，劳逸结合等。

肾藏精，主水，主纳气，在体合骨，主骨主髓，开窍于耳及前后二阴，在志为恐。强力举重、久坐湿地、房事过度、恐惧不节、久立伤骨等可伤肾。腰为肾之府，强力举重而肾劳，则腰背难俯，卧仰疼痛；肾劳气化失常，则小便不利；肾阳虚损，气化无权而致阳虚便秘或阳虚泄泻；湿热下注，则茎内痛，阴囊湿生疮，小腹满急；恐惧不节伤肾，则恍惚不定。调护肾之精气阴阳，重点在于防坐湿地、避免形劳、房事有节、固精守神等。

第 62 讲　虚劳调治

『原典』

虚症有六因：有先天之因，有后天之因，有痘疹及病后之因，有外感之因，有境遇之因，有医药之因。

因先天者，指受气之初，父母或年已衰老，或乘劳入房，或病后入房，或妊娠失调，或色欲有亏，则至二十左右，易成劳怯。然其机兆，必有先现，或幼多惊风，骨软行迟；稍长读书不能出声，或作字动辄手振，或喉中痰多，或胸中气滞，或头摇目瞬。此皆先天不足之征。宜调护于未病之先，或预服补药，或节养心力，未可以其无寒无热，能饮能食，并可应接世务，而恃为无惧也，即其病初起，无过精神倦怠。

因后天者，不外酒色、劳倦、七情、饮食所伤；或色欲伤肾，而肾不强固；或劳神伤心，而脾弱不复健运。先伤其气者，气伤必及于精；先伤其精者，精伤必及于气。或发于十五六岁，或二十左右，或三十上下，病发虽不一，而理则同归耳。

（《理虚元鉴·虚症有六因》）

患虚劳者，若待其已成而后治之，病虽愈，亦是不经风浪、不堪辛苦的人，在富贵者犹有生之，令其善为调摄，随用汤液十数剂，或用丸剂胶剂二三斤，以断其根，岂非先事之善策哉。

（《理虚元鉴·虚劳当治其未成》）

知　节

节为节省之义。虚劳之人，其性情多有偏重之处，每不能撙节其精神，故须各就性情所失以，宜节忿怒以养肝；在躁而不静者，宜节辛勤以养力；在琐屑而不坦夷者，宜节思虑以养心；在慈悲而不解脱者，宜节悲哀以养肺。此六种，皆五志七情之病，非药石所能疗，亦非眷属所可解，必病者生死切心，自讼自克，自悟自解，然后医者得以尽其长，眷属得以尽其力也。

知　防

虚人再经不得一番伤寒，或一番痢疾，或半年几月疟疾，轻伤风感冒，亦不宜辄受。所以一年之内，春防风，又防寒；夏防暑热，又防因暑取凉，而致感寒；长夏防湿；秋防燥；冬防寒，又防风。此八者，病者与调理病患者，皆所当知，即医师亦须深明五运六气之理，每当时序推迁，气候偏重，即宜预为调摄挽救，以补阴阳造化之偏，而制其太过，扶其不足。经云：毋翼其胜，毋赞其复，闲其未然，谨其将然，修其已然。即此之谓也。

（《理虚元鉴·知节　知防》）

『讲义』

《理虚元鉴》是明代汪绮石著，成书于1644年，为中医虚劳证治专著，理法方药俱备，文字简要而重点突出，对虚劳的病机阐发、论治大法和预防措施皆自成体系。

绮石认为，虚劳的成因有六种，即先天之因、后天之因、痘疹及病后之因、外感之因、境遇之因和医药之因。先天之因得之于父母。《灵枢·天年》提出，人之始生"以母为基，以父为楯"。父精母血相合而成胚胎，个人先天禀赋的强弱与父母直接相关。若父母自身不重视节欲摄身，尤其在孕前仍不知节制，致身体精血暗耗、形成之胚胎禀受精血不足，或胎成后不知谨养，恣食五味或劳逸过度等，都会对胎儿的发育产生不良影响，这与现代医学提倡的孕前准备、孕期保健等理念类似。先天不足所致虚劳，一般都有前期表现，或为小儿时惊风，骨骼发育不良，行走迟缓，或者少儿时读书发声异常，书写不流利，或为痰多，胸中气滞，摇头眨眼等。

后天之因很多：外感六淫、疫疠之邪；内伤七情、饮食、劳逸；病理产物性病因，如痰饮、瘀血、结石、毒邪；以及其他病因，如外伤、诸虫、医过、药邪等。疾病防治不及时，或误治失治，或调护失当，皆可伤及脏腑经络、精气血津液，以致因病致劳。

关于虚劳的预防和治疗理论，体现在《理虚元鉴》的《虚劳当治其未成》《知节　知防》等篇。

（1）治其未成：《素问·四气调神大论》言："圣人不治已病治未病。"虚劳一证亦同此理，病成虚劳之后再行治疗则艰辛困难，应在未成虚劳之前注重防护，并有言曰虚劳之病"在富贵犹有生理，贫者终难保"。医者应在虚劳初现端倪时及时抓住病根，或给予药物治疗，或节养心力，并告诫患者注意加强生活起居方面的调摄，御外邪，节饮食，调情志，截断虚劳发生的路径。病者自身的调护对疾病发展、治疗有着极大的影响。酒色、劳倦、七情、饮食等所伤，均可导致后天失养，如色欲房劳过度则伤肾、忧思劳神则伤心、饮食不节则脾胃不运等。气病久则伤精，精病久则伤气。发病早晚虽不同，但皆由后天失养所致。

（2）知节养神：纵观《理虚元鉴》全书，从虚劳成因到虚劳的治疗、预防，无不强调情志因素的重要性。情志致病观点与现代心身医学中的心身疾病有相似处，"盖七情不损，则五劳不成，惟真正解脱，方能达观无损，外此鲜有不受病者"。虚劳之人，多不能很好地调节控制情绪，因此应节怒以养肝、节辛勤以养力、节思虑以养心、节悲哀以养肺。若患者不知节制自己的情志与生活中的欲望而伤神耗精，则可致病情加重。七情五志之变，最易伤人精神，导致抑郁成劳，既非药食所能疗，亦非眷属所能解，须就性情所偏以为治。病者自我调节，合理释放不良情绪，减少心理压力，这样配合医者和家属的帮助才可解决。

（3）知防御邪：虚劳之人，疾病虽愈，亦是不经风浪、不堪辛苦的人。虚劳患者自身的调护对疾病的治疗和预后有极大的影响，"防"指预防，即适时防御外邪。虚劳患者也应顺应四季，加强对风、寒、暑、湿、燥、火六气的防御。春季要谨防风寒，夏季谨防暑热及因暑贪凉，长夏谨防湿邪，秋季谨防燥伤，冬季谨防风寒，应预先调摄，防其感邪伤正，体现了《素问·上古天真论》之"虚邪贼风，避之有时"的学术思想。"知防"对于医者和患者同样重要，对于四时不正之气，医者须精通五运六气的变化机理，在异常气候到来前，"司岁备物"，预先为患者调制方药，补虚泻实，平调阴阳，以达到未病先防、既病防变的目的。医者若不明运气，不能适时给患者以指导，亦可影响病情。《素问·六元正纪大论》论及"无失天信，无逆气宜，无翼其胜，无赞其复，是谓至治"。汪绮石将其演绎为"闲其未然，谨其将然，修其已然"，乃养生大道。

第 63 讲　过逸劳治

『原典』

养性之道，常欲小劳，但莫大疲及强所不能堪耳。且流水不腐，户枢不蠹，以其运动故也。养性之道，莫久行久立，久坐久卧，久视久听。盖以久视伤血，久卧伤气，久立伤骨，久坐伤肉，久行伤筋也。

（《备急千金要方·道林养性》）

养生者，形要小劳，无至大疲。故水流则清，滞则污。养生之人，欲血脉常行，如水之流。坐不欲至倦，行不欲至劳，频行不已，然宜稍缓，即是小劳之术也。故手足欲时其屈伸，两臂欲左挽右挽，如挽弓法；或两手双拓，如拓石法；或双拳筑空，或手臂左右前后轻摆，或头项左右顾，或腰胯左右转，时俯时仰；或两手相捉细细捩，如洗手法，或两手掌相摩令热，掩目摩面。事间随意为之，各十数过而已。每日频行，必身轻目明，筋节血脉调畅，饮食易消，无所拥滞。体中小不佳快，为之即解。旧导引方太烦，崇贵之人不易为也。今此术不择时节，亦无度数，乘闲便作，而见效且速。

（《保生要录·调肢体门》）

论久坐 论久卧

天师曰：劳治者，使之身劳而后治之也。如人久坐则血滞筋疏，久卧则肉痿而骨缩，必使之行走于途中，攀援于岭上，而后以药继之也。方用当归一两，白芍三钱，黄芪一两，甘草一钱，陈皮五分，防风五分，半夏一钱，水煎服。此方原是补血汤而变之者也。盖久坐、久卧之人，其血甚滞，若再补血，则血有余而气不足，未免血胜于气矣，似宜急以补气之药补之。今仍补血者何也？盖气之能生，必本血之能养，吾反驱之于奔走攀援之际，而后以补血之药继之者，使气喘则气更不足，而血愈加有余，仍以补血之药加之，则血喜气之怯，转怜其匮乏，损己之有余，以益气之不足，则血气和平。而滞者不滞，痿者不痿矣。此劳治之所以妙也。

（《石室秘录·劳治法》）

百种弊病，皆从懒生。戒傲戒惰，保家之道也。

习劳为办事之本。

天下古今之庸人，皆以一惰字致败；天下古今之才人，皆以一傲字致败。欲去骄字，总以不轻非笑人为第一义；欲去惰字，总以不晏起为第一义。

吾屡教家人崇俭习劳，盖艰苦则筋骨渐强，娇养则精力愈弱也。

（《曾文正公嘉言钞·家书》）

『讲义』

劳逸适度，即劳逸"中和"，有常有节，不可过于劳倦，也不能过于安逸。劳和逸是一对常见的相对概念，二者相互对立、协调统一，皆为人体的生理需要。

劳逸结合、动静相兼是保障人体健康的重要条件。如果劳逸失度，或长时间过于劳累，或过于安逸，都不利于健康，可导致脏腑经络及精气血津液神的失常而引起疾病的发生。因此，劳逸失度也是内伤病的主要致病因素之一。

人体的形气，需要时动时静，动静结合，劳逸适度。正确处理劳逸关系意义重大：首先，劳逸适度可调节气血运行。适当劳作，有益健康。现代医学认为，合理的劳动有益于心血管、内分泌、神经、精神、运动、肌肉等各系统，促进血液循环，改善呼吸和消化功能，提高基础代谢率，兴奋大脑皮质对机体各部分的调节能力。其次，适度劳作可益智防衰。劳不仅指体力劳动，还包括脑力劳动，科学用脑也是养生保健的重要内容。科学用脑，不仅要勤于用脑，注意训练脑力的功能和开发潜能，又要合理用脑，注意休息，注重对脑的保养，防止脑疲劳。正如《素问·宣明五气》载："五劳所伤，久视伤血，久卧伤气，久坐伤肉，久立伤骨，久行伤筋。"人体的形神，需要动静结合，过逸过劳均有害。

过度安逸是富贵人得病之由，《吕氏春秋》云："出则以车，入则以辇，务以自佚，命曰招蹶之机……富贵之所致也。"清代医家陆九芝也提出："自逸病之不讲，而世只知有劳病，不知有逸病，然而逸之为病，正不少也。逸乃逸豫、安逸之所生病，与劳相反。"《石室秘录·劳治法》载："久坐则血滞筋疏，久卧则肉痿而骨缩。"明代张介宾曰："久卧则阳气不伸，故伤气；久坐则血脉滞于四体，故伤肉。"缺乏劳动和体育锻炼的人，易引起气机不畅，升降出入失常，气机不畅，进而影响五脏六腑、表里内外、四肢九窍，百病由生。久卧床榻不运动，就会肌肉萎缩，肺活量减少，抗病能力低下。饱食终日、无所事事就会脂肪堆积，形体发胖，易发生糖尿病、冠心病、高血压等。

"百种弊病，皆从懒生"，中医养生主张逸中有劳，劳逸结合。"戒傲戒惰"才是健康长寿的"保家之道"。适当的休息可以消除疲劳、恢复体力、调节身心、养精蓄锐。但过度安逸，则气机闭阻，气血瘀滞。经常适度劳作，日久则筋刚骨强，精力充沛，远离疾病，健康长寿。

"劳治者，使之身劳而后治之也"，就是对于过度安逸的最佳治疗方法。适度劳作、量力而行、劳逸结合、交错配合。广成子认为，"无劳尔形，无摇尔精"是长生之法。但此处所说的"无劳"并非饱食后即躺下，一动不动。正如《三国志·华佗传》所言："人体欲得劳动。"《备急千金要方》也提出："养性之道，常欲小劳。"人体的精气血脉以通利流畅为贵，若郁而不畅达，则百病由之而生。活动形体是保证体内精气流通，保障生命活动正常运行的有效措施，故而提出："流水不腐，户枢不蝼，动也，形气亦然，形不动则精不流，精不流则气郁。"这种动形达郁的主张对于"过逸"具有"劳治"的作用。

《保生要录·调肢体门》载："养生者，形要小劳，无至大疲。"养生需要身体适度的劳动和运动，但不可过劳、过动而致疲。"小劳"可促进血液循环，正所谓"流水不腐，户枢不蠹"。小劳后，气血运行通畅，就像"流水不腐"一般。

小劳之术：一是不久坐卧，坐卧不要太久而生倦意，行走不要太远而生疲劳，经常走动，但须缓步当安，为"小劳之术"。二是饭后慢走，饮食过后，应缓步当车，以加快胃肠蠕动，促进消化液的分泌而加速食物的消化吸收，防止消化不良、停滞于胃而生病变，也是"小劳之术"。三是肢体运动，时常伸展上下肢、左右手交互挽臂、前后摆臂、头部伸展、扭腰转胯、双手合十摩擦生热后摩面都可以促进血液循环。在日常吃、喝、拉、撒、坐、卧、行、动、睡中都有养生保健的原则和方法，要积极主动地把养生方法融在日常生活中。每天坚持，持之以恒，使养生方法生活化，长久应用，方可身轻目明、筋节血脉通利、饮食易消，经络畅通。

形体"小劳"对养生非常重要，正如"河水流动不止则清，瘀滞不行则浊"，养生就要使血脉畅行无阻，像流水一样。

《苏东坡集·教战守策》曰："善养身者，使之能逸能劳。"无论是安逸还是活动，程度太过都会有损身体健康，因此养生要坚持劳逸结合、程度适宜。

中医养生之道，根据《黄帝内经》理论基础，可以概括为法于阴阳、和于术数、饮食有节、起居有常、不妄作劳等。历代医家在《黄帝内经》养生之道的影响下，进行补充发挥，不断丰富中医"不妄作劳"的养生内容。

中医养生具有积极意义，不仅可以预防疾病，还是延年益寿的有效措施。懂得养生之道的人，能够取法于天地阴阳自然变化之理而加以适应、调和养生的方法，做到"形与神俱"，才能长命百岁。

第八章

和 于 术 数

术数，泛指修身养性之术，出自《素问·上古天真论》："上古之人，其知道者，法于阴阳，和于术数，食饮有节，起居有常，不妄作劳，故能形与神俱，而尽终其天年，度百岁乃去。"明代张介宾《类经·摄生类》注："术数，修身养性之法也。"凡导引、按跷、吐纳等调摄精神、锻炼身体的措施，皆属此类。狭义术数，指方术气数，基础是阴阳五行、天干地支、河图洛书、太玄甲子数等，即阴阳五行生克制化的数理。

中医养生学运用术数的理论与实践，主要指导人们养生保健、益寿延年之术，包括导引、按跷（按摩推拿）、吐纳、针灸、拔罐、刮痧、沐浴、房中、健身术等。本章多为修身养形之法，调摄精神有专章论述。

第64讲 导引之术

『 原典 』

《养生方·导引法》云：任臂，不息十二通。愈足湿痹不任行，腰脊痹痛。又正卧，叠两手着背下，伸两脚，不息十二通，愈足湿痹，不任行，腰脊痛痹。有偏患者，患左压右足，患右压左足。久行，手亦如足用行，满十方止。

又云：以手摩腹，从足至头，正卧，蜷臂导引，以手持引足住，任臂，闭气不息十二通，以治痹湿不可任，腰脊痛。

(《诸病源候论·风病诸候上·风湿痹候》)

《养生方·导引法》云：东向坐，仰头不息五通，以舌撩口中，漱满二七，咽。愈口干。若引肾水发醴泉，来至咽喉。醴泉甘美，能除口苦，恒香洁，食甘味和正。久行不已，味如甘露，无有饥渴。

又云：东向坐，仰头不息五通，以舌撩口，漱满二七，咽。治口苦干燥。

(《诸病源候论·虚劳候·虚劳口干燥候》)

『讲义』

"导引"一词，最早见于《庄子·刻意》："吹呴呼吸，吐故纳新，熊径鸟伸，为寿而已矣；此导引之士，养形之人，彭祖寿考者之所好也。"通过调整呼吸，呼出浊气，吸入清气；调整身形，模仿动物，进行运动，所谓"导引"，乃养生之术，为彭祖之类长寿者所爱好。三国时期著名医家华佗创"五禽戏"，即导引之术的具体应用。

迄今所发现的最早最完整的古代导引图，见于 1973 年湖南长沙马王堆 3 号汉墓出土的彩色帛画《导引图》，其中有彩绘的 44 个各种人物导引形象，有立式导引，也有步式和坐式导引；有徒手导引，也有使用器物的导引；有配合呼吸运动的导引；也有纯属肢体运动的导引；还有大量摹仿动物姿态的导引；既可用于治疗疾病，亦可用于养生健身。

1. 导引之术的效能

导引术，即"导气令和，引体令柔"之意，是引动肢体所做俯仰屈伸运动之调身与调气、调心等相配合，以锻炼形体、增强体质的一种养生术。导引术贵在三调合一，即调身、调息、调心。所谓"调身"，即调整身体姿势，引动肢体所做的俯仰屈伸运动；"调息"，即调整呼吸，改变呼吸吐纳动作；"调心"，即调整心理状态。通过三调合一，达到脏腑阴阳平衡、经络气血通畅、体质趋于平和的养生保健、身心健康的目的。

导引术与气功同源，但有所不同：导引术主要是健身者或患者所实施，一般不需要具有一定的专门知识和技术，在导引方法指导下即可操作。气功则需要有一定专门知识和技术的功法修炼，才能具体操作施行，不正确的气功方法，甚至可导致"气功偏差"。

隋代巢元方所著《诸病源候论》，成书于公元 610 年，为中医学第一部病因病机证候学专书。全书分 67 门，所列证候 1739 条，各条叙述了各种疾病的病因、病机、证候等，诸证之末多附导引法，有 280 余条，但不记载治疗方药。可见，当时导引之术应用非常广泛。

2. 导引之术的应用

本文仅撷取风湿痹候、虚劳口干燥候的导引术，可窥一斑。

（1）风湿痹候导引术：取仰卧位，调息与行气导引并行，内容是一条三法。

一法：先是端正身体，平直仰卧，放松两臂，安定心神，专意念气，以鼻纳气，吸气后口鼻但闭，不使息出，待清气充满于体中、下行于腰脊两足，而后缓缓呼出，引出体内的伏邪恶浊之气，如此为一通，连续十二通，然后静息收功。这种导引方法，能够治愈足湿痹证，不得行动，以及腰脊痹着疼痛等病。

二法：端正身体，平直仰卧，将两手重叠，放在背脊之下，手背向着身体，手心劳宫穴对准腰背命门穴；伸展两脚，放松下肢，而后亦如上条进行不息式吐纳法十二通。这种方法，亦能治愈湿痹证，或左或右，不得行动，以及腰脊疼痛等病。

三法：先行按摩，以手按于腹部，轻柔按摩，从下向上，按摩愈多愈佳。而后卷起两臂，左右导引，或伸或屈，亦愈多愈佳。导引完后，屈曲右脚，放在左侧大腿上。并用左手牵引屈脚向上，着意捏紧，以意守住。片刻后，再交换手足姿势，如上以手持引足；最后放松全身，进行行气，闭气不息，引气往攻思处，连续十二通。这种方法，可以治疗湿痹，不得行动，以及腰脊疼痛等病。

　　如果上述病证，湿痹半身手足不遂，改用侧卧位行功。将两下肢向左或向右上下相叠；病在左侧下肢，即把左足存想放松，压在右足上；病在右侧下肢，即把右足存想放松，压在左足上，坚持去做。或者是上肢偏患，即分别左右手，亦如上文如足一样行功，并各进行不息式吐纳法十二通。运用这种导引行气方法，要持之以恒，多行久行，每次行功，最好做满十通方止。

　　上述第一法任臂行气，放松上肢，流通气血，有扶正以通和经脉的意义，但重点是在上肢。第二法压手传足，上紧下松，不息行气，有从中以达四肢之义，祛除痹着较明显，同时，劳宫对命门，亦有交通心肾，引气归根而固本的作用。第三法改为侧卧位，放松四肢，重点行气，从而调和两足或两手的偏痹失衡。

　　（2）虚劳口干燥候导引术：取端坐位，面向东方，仰起头部，以鼻纳气，吸气后口鼻但闭，不使息出五通，而后以舌撩口中齿表，使津液满口，分作三次，慢慢咽下，如此为一通，连续漱咽十四（二七）通。可以治愈口干之证。上述咽津方法，是下引肾水，上发醴泉，来至咽喉之间。醴泉甘美，能够祛除口中干苦，使口中留香清洁，饮食甘味和正。如此久行不已，则口中味如甘露，无有饥渴。

第 65 讲　按　跷　之　术

『原典』

　　《素问·阴阳应象大论》：慓悍者，按而收之。王太仆注：慓，疾也，悍，利也，气候疾利，按之以收敛也。《玉机真脏论》：脾风发瘅，曰可按。疝瘕少腹冤热而痛、出白，又曰可按。《举痛论》：按之则热气至，热气至，则痛止。《调经论》岐伯曰：按摩勿释，又曰按摩勿释。《异法方宜论》：痿厥寒热，其治宜导引按跷，故导引按跷者，亦从中央出也。王注：湿气在下，故多病痿弱气逆及寒热也。导引，谓摇动筋骨，动支节。按，谓抑按皮肉；跷，谓捷举手足。《生气通天论》：冬不按跷，春不鼽衄。王注：按，谓按摩；跷，谓如跷捷者之举动手足，是所谓导引也。然摇动筋骨，则阳气不藏，春阳上升，重热熏肺。肺通于鼻，病鼽，谓鼻中水出，病衄，谓鼻中血出了。《离合真邪论》：按而止之。《血气形志论》：形数惊恐，经络不通，病生于不仁，治之以按摩醪药。王注：惊则脉气并，恐则神不收，脉并神游，故经络不通而病不仁。按摩者，开通闭塞，导引阴阳。醪药，谓酒药也。养正祛邪，调中理气也。《内经》载按法者多，其中有不可按者，按则增病。有不可不按者，按则疗病，故首先辨证。总之，古人用按摩法，无人不治，不拘婴孩也。《尔雅·释诂》：按，止也。《广韵》：按，抑也。周于蕃谓：按而留之者，以按之不动也。按字，从手从安，以手探穴而安于其上也。俗称推拿，拿，持也；按，即拿之说也。前人所谓拿者，兹则以按易之。以言手法，则以右手大指面直按之，或用大指背屈而按之，或两指对过合按之，其于胸腹，则又以掌心按之，宜轻宜重，以当时相机行之。

（《厘正按摩要术·按法》）

《素问·病能篇》：摩之切之。《至真要大论》：摩之浴之。《调经论》言：按摩勿释者再。《离合真神论》：治之以按摩醪药。《前汉·艺文志》：黄帝岐伯《按摩十卷》《小儿按摩经》，四明陈氏著集载《针灸大成》。周于蕃曰：按而留之，摩以去之。又曰：急摩为泻，缓摩为补，摩法较推则从轻，较运则从重。或用大指，或用掌心，宜遵《石室秘录》：摩法不宜急，不宜缓，不宜轻，不宜重，以中和之义施之。其后掐法属按，揉法，推、运、搓、摇等法，均从摩法出也。

（《厘正按摩要术·摩法》）

『讲义』

　　按跷是中医学确有疗效的医术及养生方法，出自《素问·异法方宜论》："中央者，其地平以湿，天地所以生万物也众，其民食杂而不劳，故其病多痿厥寒热，其治宜导引按跷。"按，以用手为主给患者按摩；跷，以用脚为主给患者按摩。按跷术，包括推拿、按摩等方法与技术。

　　按跷养生法，是我国传统的保健养生方法之一，是通过各种手法刺激体表经络或腧穴的方法，以疏通经络，调畅气血，调整脏腑达到防病治病、促进病体康复目的。由于其方法简便易行、防治结合，效果安全可靠，成为深受广大群众喜爱的养生保健措施。

1. 按跷推拿养生的常用手法

　　按跷推拿养生的常用手法可分为按压类、摆动类、摩擦类、捏拿类、捶振类和活动关节类等六大类，每一类手法作用各不相同，临床上可根据具体的养生需要，选用不同的养生方法。

　　（1）按压类手法：包括按法、揉法、点法、压法、掐法等。按法是将手指或掌面置于体表，逐渐用力下压的操作方法，也称为抑法；用拇指或食指、中指、无名指指端或指面按压，称为指按法，其中又以拇指按法较为常用；用掌跟、鱼际或全掌按压，称为掌按法，作用面较大，但其局部刺激强度则弱于指按法。按法常可与其他手法结合使用，如与揉法结合，称为按揉法。

　　（2）摆动类手法：包括一指禅推法、一指禅缠法、𢯲法、揉法等。通过腕部有节奏的摆动，使压力轻重交替地呈脉冲式持续作用于机体的一类手法。如一指禅推法，是将拇指指端或桡侧偏峰置于体表，运用腕部的来回摆动带动拇指指间关节的屈伸，使压力轻重交替持续不断地作用于治疗部位上。每分钟 120～160 次。本法接触面小，渗透力强，可广泛用于全身各部穴位上。

　　（3）摩擦类手法：是以在肌肤表面摩擦的方式进行的一类手法。其中，有些手法是使之摩擦发热，有些手法是推动向前，有些手法是以轮回旋转的形式揉摩。包括摩法、擦法、推法、搓法、抹法等。其中擦法是将手掌紧贴于皮肤表面，稍用力做来回直线摩擦，使其局部发热。用全掌着力摩擦者，称为掌擦法，适用于胸胁及腹部；用大鱼际着力摩擦者，称为鱼际擦法，适用于四肢部；用小鱼际着力摩擦时，称为侧擦法，适用于肩背、腰臀及下肢部。《备急千金要方·老子按摩法》所说的"掘法"，即是用两手拳背在脊柱两旁施行擦法。

（4）捏拿类手法：是用挤压提捏肌肤的方式作用于机体的一类手法。包括拿法、捏法、挤法、拧法、扭法、扯法等方法。如拿法是用拇指和食指、中指的指腹，或用拇指和其余四指的指腹，对合紧挟患病部位并将其肌肤提起。适用于肩背及四肢部。

（5）捶振类手法：是以拍击的方式作用于机体，或使机体产生振动感应的一类手法。包括拍、击、捶（叩）、劈、捣、振、抖等手法。其中拍法是用虚掌有节奏地拍打患部。如用掌根或拳背部击打，称为"击法"；用桑枝棒进行击打，称为"棒击法"；用空拳有节奏地击打，称为"捶法"（叩法）；用手掌尺侧部击打，称为"劈法"；用合拢的五指指端击，称为"啄法"；用屈曲的食指或中指的近侧指间关节的背面进行叩击，称为"捣法"。这些手法适用于肩背及四肢部。

（6）活动关节类手法：是指对患者的肢体关节进行屈伸、内收、外展，旋转、牵拉等的一类手法，也称为被动运动。其形式可根据关节的结构特点和病症治疗的需要选用。操作时，患者肌肉要尽量放松，活动关节的幅度、力量要恰当。不可突然强力牵拉，以免加重肌痉挛和引起损伤。包括摇法、拉法、扳法等手法。例如，摇法用一手固定关节的一端，一手在关节的另一端对可动关节做顺时针或逆时针方向的摇动，也称"运法"，适用于颈、腰及四肢关节部。活动幅度较大的摇法，又称为"盘法"。小儿推拿疗法中所称的"运法"，除了本操作法外，是指"指摩法"及"旋推法"。

2. 按跷推拿养生常用部位

（1）头面部：常按压太阳、睛明穴等。

揉太阳，用两手中指端，按两侧太阳穴旋转动，先顺时针转，后逆时针转、各 10～15 次。具有清神醒脑的作用，可以防治头痛头晕、眼花视力下降。

点睛明，用两手食指指端分别点压双睛明穴，共 20 次左右。具有养睛明目的作用，可以防治近视眼、视疲劳。

（2）胸腹部：常按揉丹田、中脘、大包穴等。

揉丹田，将双手搓热后，用右手中间三指在脐下 3 寸处旋转推拿 50～60 次。丹田，道家认为是男子精室，女子胞宫所在处。揉丹田，可助两肾，填精补髓，祛病延寿。常行此法具有健肾固精、改善胃肠功能的作用。

摩中脘，用双手搓热，重叠放在中脘处，则顺时针方向摩 30 次，然后再以同样手法逆时针方向摩 30 次。中脘位于脐与剑突下连线中点，居于人体中部，为连接上下的枢纽。常习此法，具有调整胃肠道功能的作用。

搓大包，双手搓热，以一手掌摩接对侧大包及胁肋部，双手交替各 30 次。大包是脾之大络，位处胁肋部，为肝胆经脉所行之处。每日操作此法，有调理脾胃、疏肝理气、清肝利胆之功效。可防治肝胆疾病、岔气、肋间神经痛等疾病。

（3）四肢部：常按揉肩井、颈百劳、劳宫、环跳、涌泉穴等。

揉肩井，肩井位于肩部，大椎（督脉）与肩峰连线的中点取穴，手足少阳、阳维之交会穴。以双手全掌交替抹摩双肩，以拇、食、中指拿捏肩井，每日 20～30 次。此法具有防治肩周炎、颈椎病的作用。

擦颈百劳，颈百劳位于颈项部、大椎穴直上 2 寸，旁开 1 寸。双手搓热，以拇、食指捏揉颈百劳穴，再以全掌交替擦颈部 30 次。颈项是人体经脉通往头部和肢体的重要通道。每日常行此法有舒筋活络、消除疲劳，防治颈椎病、血管性头痛、脑血管病的功效。

搓劳宫，以双手掌心相对，顺时针搓压劳宫穴 30 次；再用一手的拇、食指相对擦另一手的手指，从指根向指尖，五指依次一遍，再用一手掌擦另一手的手背，双手交替进行；最后将两手掌心劳宫穴相互搓热为止。劳宫为心包经的募穴，每日常行此法，可起到养心安神、调和内脏、活血润肤等功效。

点环跳，先以左手拇指端点压左臀环跳穴，再用右手点右臀环跳穴，交叉进行，每侧 10 次。可以舒筋活络、通利关节，能防治坐骨神经痛、下肢活动不利、腰膝酸软等症。

擦涌泉，先将两手互相搓热，再用左手手掌擦右足涌泉穴，右手手掌擦左足涌泉穴，可反复擦搓 30～50 次，以足心感觉发热为度。此法适宜在临睡前或醒后进行。若能在操作前以温水泡脚，然后再实施，则效果更佳。具有温肾健脑、调肝健脾、安眠、改善血液循环、健步的功效，可强身健体，也可防治失眠、耳鸣等症。

根据推拿者的习惯、经验以及季节，结合患者的具体情况，合理选用某些按摩的介质。夏季，可以选用一些具有活血化瘀、消肿止痛、散风祛湿等功效的擦剂，如红花油擦剂、痛肿灵擦剂等。秋冬和春季一般用滑石粉作为介质，有很好的润滑作用。也有人用姜汁、鸡蛋清、茶油、香油、白酒作为介质的。还有一些针对性较强的用于特殊部位的介质，如用于面部的按摩乳、膏摩方等。近些年随着精油在中国的兴起，也可以用精油作为介质，或在其他介质中加入精油。

3. 按跷养生注意事项

按跷推拿时，除思想应集中外，尤其要心平气和，全身也不要紧张，要求做到身心都放松。掌握常用穴位的取穴方法和操作手法，以求取穴准确，手法正确。注意推拿力度先轻后重，轻重适度。因为过小起不到应有的刺激作用，过大易产生疲劳，且易损伤皮肤。推拿手法的次数要由少到多，推拿力量由轻逐渐加重，推拿穴位可逐渐增加。推拿后有出汗现象时，应注意避风。

第 66 讲 吐 纳 之 术

『原典』

《元阳经》曰：常以鼻纳气，含而漱，满舌料唇齿咽之，一日一夜得千咽，甚佳。当少饮食，多则气逆，百脉闭。百脉闭则气不行，气水行则生。

《服气经》曰：道者，气也。保气则得道，得道则长存。神者，精也。保精则神明，神明则长生。精者，血脉之川流，守骨之灵神也。精去则骨枯，骨枯则死矣。是以为道，务宝其精。从夜半到日中为生气，从日中后至夜半为死气。当以生气时正偃卧，瞑目握固（握固者，如婴儿捲手以四指押大母指也），闭气不息，于心中数至二百，乃口吐气出之。日增息，如此身神具，五脏安。能闭气至二百五十息，华盖明。华盖明则耳目聪明，举身无病，邪不忤人也。凡行气，以鼻内气，以口吐气，微而引之，名曰长息。纳气有一，吐气有六。纳气一者，谓吸也；吐气六者，谓吹、呼、唏、呵、嘘、呬，皆出气也。凡人之息，一呼一吸，元有此数。欲为长息吐气之法，时寒可吹，温可呼，委曲治病，吹以去热，呼以去风，唏以去烦，呵以下气，嘘以散滞，呬以解极。凡人极者，则多嘘呬。道家行气，多不欲嘘呬。嘘呬者，长息之心也。此男女俱存法，法出于仙经。行气者，先除鼻中毛，所谓通神之路。若天恶风猛、大寒大热时，勿取气。

（《养性延命录·服气疗病》）

肝若嘘时目睁睛，肺知呬气手双擎，心呵顶上连叉手，

肾吹抱取膝头平，脾病呼时须撮口，三焦客热卧唏宁。

（《类修要诀·去病延年六字诀》）

『讲义』

吐纳术，又称呼吸吐纳术，指通过呼出浊气吸进清气，或伴随发音来调整身体各部功能的锻炼方法。出自《庄子·刻意》："吹呴呼吸，吐故纳新……为寿而已矣。"意即吐出浊气，纳入人体所需之清气，以帮助培蓄人体内部之真气，达到修真养性、延年益寿之目的。

1. 呼吸吐纳的原理

中医学认为，呼吸运动，五脏所主。心主一身之血，肺主一身之气，两者相互协调，保证气血的正常运行，维持机体各脏腑组织的新陈代谢。心主血脉，而肺朝百脉，助心行血，是血液正常运行的必要条件；肺司呼吸功能的正常发挥也有赖于心主血脉，故又有"呼出心与肺"（《难经·四难》）之说。肝主疏泄，疏通畅达全身气机，使脏腑经络之气的运行通畅无阻，升降出入运动协调平衡，从而维持了全身脏腑、经络、形体、官窍等功能活动的有序进行；肾主纳气，摄纳肺所吸入的自然界清气，保持吸气的深度，防止呼吸表浅；故谓之"吸入肾与肝"。脾运化水谷精气，为"气血生化之源"，和调于五脏，洒陈于六腑，"谷不入，半日则气衰，一日则气少矣"（《灵枢·五味》）。其中，主持呼吸运动最为重要的内脏，当属肺、肾。肺气肃降，吸入清气，下纳于肾；肾纳清气，以维持呼吸深度，故称"肺为气之主，肾为气之根"（《景岳全书·杂证谟》）。

呼吸吐纳方法，主要是深呼吸，即腹式呼吸，首先要尽量放松全身的肌肉，平心静气地呼吸，然后再伸屈双手，尽放肺脏深深地用鼻吸气，直至不能再吸入空气为止，吸气时鼓起肚子；再将吸入的空气肃降至丹田，闭气调息约数秒钟，再由丹田处运气，经肺、气管、喉头吐放出来，呼气时充分将腹部排空。在吸入空气下纳于丹田气海时，闭气调息的时间初时约为三至四秒，日后则慢慢练习增加至八秒左右。

呼吸吐纳术，最为常用的为"六字诀"，即六字诀吐纳养生法，是我国古代流传下来的一种吐纳养生方法，其最大特点是强化人体内部的组织功能，通过呼吸导引，充分诱发和调动脏

腑的潜在能力来抵抗疾病的侵袭，防止随着人的年龄的增长而出现的过早衰老。

南北朝时期陶弘景《养性延命录》提出"纳气有一，吐气有六。纳气一者，谓吸也；吐气六者，谓吹、呼、唏、呵、嘘、呬，皆出气也"，命之曰"长息吐气之法"。

2. 六字诀吐纳养生法

可参见《六字诀》国家体育总局推广版（网络版）。

预备式：两足开立，与肩同宽，头正颈直，含胸拔背，松腰松胯，双膝微屈，全身放松，呼吸自然。

呼吸法：顺腹式呼吸，先呼后吸，呼时读字，但不可发出声音。同时提肛缩肾，体重移至足跟。

调息：每个字读六遍后，调息一次，以稍事休息，恢复自然。

（1）嘘字平肝气：嘘，读 xū。口型为两唇微合，有横绷之力，舌尖向前并向内微缩，上下齿有微缝。

呼气念嘘字，足大趾轻轻点地，两手自小腹前缓缓抬起，手背相对，经胁肋至与肩平，两臂如鸟张翼向上、向左右分开，手心斜向上。两眼反观内照，随呼气之势尽力瞪圆。屈臂两手经面前、胸腹前缓缓下落，垂于体侧。再做第二次吐字。

嘘气通过调整肝气，防治目疾、肝肿大、胸胁胀闷、食欲不振、两目干涩、头目眩晕等疾患。

（2）呵字调心气：呵，读 hē。口型为半张，舌顶下齿，舌面下压。

呼气念呵字，足大趾轻轻点地；两手掌心向里由小腹前抬起，经体前至胸部两乳中间位置向外翻掌，上托至眼部。呼气尽吸气时，翻转手心向面，经面前、胸腹缓缓下落，垂于体侧，再行第二次吐字。

呵气通过调整心气，防治心悸、心绞痛、失眠、健忘、盗汗、口舌糜烂、舌强语謇等疾患。

（3）呼字培脾气：呼，读 hū。口型为撮口如管状，舌向上微卷，用力前伸。

呼字时，足大趾轻轻点地，两手自小腹前抬起，手心朝上，至脐部，左手外旋上托至头顶，同时右手内旋下按至小腹前。呼气尽吸气时，左臂内旋变为掌心向里，从面前下落，同时右臂回旋掌心向里上穿，两手在胸前交叉，左手在外，右手在里，两手内旋下按至腹前，自然垂于体侧。再以同样要领，右手上托，左手下按，行第二次吐字。

呼字通过调整脾气，防治腹胀、腹泻、四肢疲乏、食欲不振、肌肉萎缩、肌肤水肿等疾患。

（4）呬字补肺气：呬，读 sī。口型为开唇叩齿，舌微顶下齿后。

呼气念呬字，两手从小腹前抬起，逐渐转掌心向上，至两乳平，两臂外旋，翻转手心向外成立掌，指尖对喉，然后左右展臂宽胸推掌如鸟张翼。呼气尽，随吸气之势两臂自然下落垂于体侧，重复六次，调息。

呬字通过调整肺气，防治咳嗽、喘息、胸闷、气短、咯痰色白、大便秘结等疾患。

（5）吹字益肾气：吹，读 chuī。口型为撮口，唇出音。

呼气读吹字，足五趾抓地，足心空起，两臂自体侧提起，绕长强、肾俞向前划弧并经体前抬至与锁骨平，两臂撑圆如抱球，两手指尖相对。身体下蹲，两臂随之下落，呼气尽时两手落于膝盖上部。随吸气之势慢慢站起，两臂自然下落垂于身体两侧。共做六次，调息。

吹字通过调整肾气，防治腰膝酸软、盗汗遗精、阳痿、早泄、子宫虚寒等疾患。

（6）唏字理三焦：唏，或嘻，读 xī。口型为两唇微启，舌稍后缩，舌尖向下，有喜笑自得之貌。

呼气念嘻字，足四、五趾点地。两手自体侧抬起如捧物状，过腹至两乳平，两臂外旋翻转手心向外，并向头部托举，两手心转向上，指尖相对。吸气时五指分开，由头部循身体两侧缓缓落下并以意引气至足四趾端。重复六次，调息。

嘻字通过调整三焦之气，防治眩晕、耳鸣、喉痛、胸腹胀闷、小便不利等疾患。

六字诀全套练习，每个字呼吸动作六次，为一遍，作一次调息。早晚各练三遍，日久必见功效。此外，嘘气配合睁圆目睛以平肝，呬气配合双手上擎以补肺，呵气配合交叉双手举过头顶以调心，吹气配合抱膝与头部相平以益肾，呼气配合撮口以培脾，嘻气配合卧位以理三焦。

第 67 讲　房 中 之 术

『原典』

论曰：人生四十以下，多有放恣，四十以上，即顿觉气力一时衰退，衰退既至，众病蜂起，久而不治，遂至不救。所以彭祖曰：以人疗人，真得其真。故年至四十，须识房中之术。

夫房中术者，其道甚近，而人莫能行。其法一夕御十人，闭固而已，此房中之术毕矣。兼之药饵，四时勿绝，则气力百倍，而智能日新。然此方之作也，非欲务于淫佚，苟求快意，务存节欲，以广养生，此房中之微旨也。是以人年四十以下，即服房中之药者，皆所以速祸，故年未满四十者，不可与论房中之事，欲心未止，兼饵补药，倍力行房，不过半年，精髓枯竭，唯向死近。少年极须慎之。四十以上，常固精养气不耗，可以不老。又饵云母，足以愈疾延年，勿服泄药，常饵补药大佳。

凡御女之道，不欲令气未感动，阳气微弱即以交合，必须先徐徐调和，使神和意感良久，乃可令得阴气推之，须臾自强，所谓弱而内迎，坚急出之，进退欲令疏迟，情动而止，不可高自投掷，颠倒五脏，伤绝精脉，致生百病。但数交而慎密者，诸病患皆愈。能百接而不施泻者，长年矣。凡人精少则病，精尽则死，不可不思，不可不慎。数交而一泻，精气随长，不能使人虚也。若不数交，交而即泻，则不得益，泻之精气自然生长，但迟微，不如数交接不泻之速也。凡人习交合之时，常以鼻多纳气，口微吐气，自然益矣。交会毕蒸热，是得气也，以菖蒲末三分、白粱粉敷摩令燥，既使强盛，又湿疮不生也。凡欲施泻者，当闭口张目，闭气，握固两手，左右上下缩鼻取气，又缩下部及吸腹，小偃脊膂，急以左手中两指抑屏翳穴，长吐气并琢齿千遍，则精上补脑，使人长生。若精妄出，则损神也。

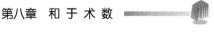

御女之法能一月再泄，一岁二十四泄，皆得二百岁，有颜色，无疾病，若加以药，则可长生也。人年二十者，四日一泄，三十者八日一泄，四十者十六日一泄，五十者二十日一泄，六十者闭精勿泄，若体力犹壮者，一月一泄。凡人气力自有强盛过人者，亦不可抑忍，久而不泄，致生痈疽。若年过六十，而有数旬不得交合，意中平平者，自可闭固也。

所以善摄生者，凡觉阳事辄盛，必谨而抑之，不可纵心竭意以自贼也。若一度制得，则一度火灭，一度增油。若不能制，纵情施泻，即是膏火将灭，更去其油，可晚而自保，犹得延年益寿。若年少壮而能行道者，神仙速矣。或曰年未六十，当闭精守一为可尔否，曰：不然，男不可无女，女不可无男。无女则意动，意动则神劳，神劳则损寿。若念真正无可思者，则大佳长生也。然而万无一有，强抑郁闭之，难持易失，使人漏精尿浊，以致鬼交之病，损一而当百也，其服食药物，见本卷服篇中。

御女之法，交会者当避丙丁日，及弦望晦朔，大风大雨大雾大寒大暑雷电霹雳，天地晦冥，日月薄蚀，虹霓地动，若御女则损人神不吉，损男百倍，令女得病，有子必癫痴顽愚，喑哑聋聩，挛跛盲眇，多病短寿，不孝不仁。又避日月星辰，火光之下，神庙佛寺之中，井灶圊厕之侧，冢墓尸柩之旁，皆所不可。

若欲得子者，但待妇人月经后一日、三日、五日，择其王相日，生气时夜半后乃施泄，有子皆男，必寿而贤明高爵也；以月经绝后二日、四日、六日施泄，有子必女；过六日后勿得施泄，既不得子，亦不成人。黄帝杂禁忌法曰：人有所怒，血气未定，因以交合，令发痈疽。又不可忍小便交合，使人淋茎中痛，面失血色。及远行疲乏来入房，五劳虚损，少子。

（《备急千金要方·房中补益》）

『讲义』

房中术，又称"房事""房帷"，即中国性科学的古代称谓。房中术主要包括有关性生活常识、性技巧、性功能障碍治疗与受孕等方面。

房中术的记载，最早出现于汉代。马王堆汉墓竹简《合阴阳方》和《天下至道谈》多处论述"房中术"，其中"七损八益"，指出房事中需要注意的有益与有害的情况。"八益"，是指房事过程中有益精气的情况："一曰治气[性生活前调养神气]，二曰致沫[吞咽津液而使阴液下达前阴]，三曰知时[男女'神和意感'作为最佳时机开始交合]，四曰畜气[交合时背部放松、提肛敛气，导气下行，蓄积精气]，五曰和沫[动作徐缓，津液和合]，六曰积气[适度交合，勿太过或不及，以积精气]，七曰待盈[平静等待女方性高潮而射出精液]，八曰定倾[在阴茎尚未完全萎软时就抽出，结束房事]。"七损"，是指房事过程中易于损伤的情况："一曰闭[性器官疼痛而精道闭塞]，二曰泄[大汗淋漓不止]，三曰竭[恣情纵欲，行房无度，耗绝精气]，四曰勿[因阳痿而不能进行为佛]，五曰烦[心慌意乱，呼吸喘促]，六曰绝[女方没有性欲，男方强行，汗泄喘促，如陷绝境]，七曰费[行房急速图快，徒然耗费精力]。"《素问·阴阳应象大论》："能知七损八益，则二者可调，不知用此，则早衰之节也。"说明房中术对于调整人体心身健康、脏腑协调、阴阳平衡具有重要意义，否则可致早衰。

1. 房事有常

健康的性生活首先要顺从生理，行房有度。房事养生，一方面要注重"欲不可绝"。精是人体的生命物质，有一定的代谢规律。"精盈必泻，精出必补"，因精的充盈度与性欲冲动是相关的，因此房事活动的时间应由精的充盈度而决定。年少力壮精盈，不可过于抑制，"久而不泄，致生痈疽"；年老力衰精少，不可纵情施泻，"膏火将灭，更去其油"，以致精髓枯竭，百病由生。

2. 房事有节

健康的性生活应当根据年龄不同，有一定周期。先天之精，与生俱来，谓之"元精"；后天之精，包括水谷之精与五脏六腑之精，所谓"日生之精"；两者相合，为肾中精气。肾精汇聚藏蓄需假时日。因此，精的排泄，女子以月为期；男子则以孙思邈所言："人年二十者，四日一泄，三十者八日一泄，四十者十六日一泄，五十者二十日一泄，六十者闭精勿泄，若体力犹壮者，一月一泄。"

3. 房事有法

房事养生重在男欢女爱、身心和谐。一般而论，性生活前，男女行房准备，如接吻、肌肤之亲等，徐徐调和，令神动意感。行房交合之时，应"弱而内迎，坚急出之，进退欲令疏迟，情动而止，不可高自投掷，颠倒五脏，伤绝精脉，致生百病"；又可"常以鼻多纳气，口微吐气，自然益矣"；"凡欲施泻者，当闭口张目，闭气，握固两手，左右上下缩鼻取气，又缩下部及吸腹，小偃脊膂，急以左手中两指抑屏翳穴，长吐气并琢齿千遍"。性生活结束时，身体略觉蒸热，为"得气"征，男性可"以菖蒲末三分、白粱粉敷摩（阴部）令燥，既使强盛，又湿疮不生"。

4. 种子之法

依孙思邈之说，女性月经后一日、三日、五日（阳数），子时一阳生，夜半（23：00～1：00）后，男女交合，精液施泄，"有子皆男"；若月经后二日、四日、六日（阴数），夜半（23：00～1：00）前，男女交合，精液施泄，"有子必女"；月经后过六日，"勿得施泄，既不得子，亦不成人"。此说未有数据证实，仅供参考。

5. 房事禁忌

男女交合之时，如遇大风大雨、大雾大寒、大暑、雷电霹雳、日食月食、月亏晦朔、虹霓地动等，不可行房。"又避日月星辰，火光之下，神庙佛寺之中，井灶圊厕之侧，冢墓尸柩之旁，皆所不可"。特别注意酒后、人有所怒、远行疲乏、饱食、忍小便交合、疾病未愈等，皆为所忌。

6. 房事卫生

女性"三期"（经期、孕期、产褥期）作为特殊的时期，对于房事卫生尤为重要。应注意：经期禁房事、孕期禁房事、产后百日内禁房事。另外，哺乳期也应节制房事，以保证母体的气血充足及婴幼儿的正常发育。

至于房事注意，《养生余录》有"六不可"，包括"欲不可早""欲不可纵""欲不可强""欲不可绝""欲有所忌""欲有所避"，内容详见第七章不妄房劳一节。

第 68 讲 辟 谷 之 术

『原典』

却谷者……为首重足轻体胗，则呴吹之，视利止。

（《马王堆简帛·却谷食气》）

论曰：人以胃气为本，水谷所以致养，山林之士，乃有休粮辟谷者，其说悉本神农之书，究其性味，非养气而轻身，则必坚重而却老，神仙之术，有出乎此，理或然也。

凡修行家，忽到深山无人之地，或堕涧谷深井之中，无食者，便应咽津、饮水、服气以代之。

咽津法，开口舌柱上齿，取津咽之，一日得三百六十咽，佳，渐习至千咽，自然不饥，三五日中小疲极，过此渐觉轻强。

饮水法，凡遇有水无器，即以左手盛水，咒曰：承掾吏之赐，真人之粮，中正赤黄，行无过城，诸医以自防，咒毕，三叩齿，以右手指，三握左手，如此三道，即饮之，后咒如此。若有杯器盛取，尤佳，亦左手执，右手以小物扣之，如法，日饮三升，便不饥。若人多大器盛水，就地持咒扣齿如法，向王饮之，周行山泽间，更食松柏叶助之。

辟谷，**木耳丸方**

木耳（捣末）　大豆（炒熟捣末各八两）　大枣（煮熟去皮核研一升）

上三味，炼蜜和丸，如鸡卵大，有食日服一丸，无食日服二丸，逢食即食，无食亦不饥矣。

辟谷，**白术丸方**

白术（三斤捣为细末）　生黄精（二斗净洗控干捣碎绞取汁）　蜜（一斤）

　　上三味，先将黄精汁一味，于釜中用文火煎熬，取汁三升，再入蜜一斤，并将前白术末，却纳汁中，煎成膏，丸如弹子大，令干盛不津器中，每服三丸，含化咽之，日三服，宁少服令有常，不须多而中辍，渴则饮水，久服绝谷轻身，长生不老。

辟谷，黄精地黄丸方

　　生黄精（一斗净洗控干捣碎绞取汁）生地黄（三斗净洗控干捣碎绞取汁）

　　上二味汁合和，纳釜中，文火煎减半，入白蜜五斤搅匀，更煎成膏，停冷丸如弹子大，放干盛不津器中，每服一丸，含化咽之，日三服，久服长生。

（《圣济总录·神仙辟谷》）

辟谷方

　　大豆（五升，洗净，蒸三遍，去皮为细末）　大麻子（五升，汤浸一宿，漉出，蒸三遍，令口开，去皮为细末用）　糯米（五升，淘净，同白茯苓一处蒸熟用之）　白茯苓（五两，去皮，同上）。将麻仁末一处捣烂如泥，渐入豆黄末，同和匀，便团如拳大，再入甑蒸，从初更着火至半后夜住火，至寅时出甑，午时曝干，捣为末。服之，以饱为度。不得吃一切物，用麻子汁下。第一顿，一月不饥；第二顿，四十日不饥；第三顿，一千日不饥；第四顿，永不饥。颜色日增，气力加倍。如渴，饮麻仁汁，转更不渴，滋润五脏，若待吃食时分，用葵菜子三合为末，煎汤放冷服之。取其药如后，初间吃三、五日，白米稀粥汤，少少吃之，三日后，诸般食饮无避忌。此药大忌欲事。

又方，茯苓饼子

　　白茯苓（四两，为末）头白面（一、二两）

　　上同调，水煎，饼面稀调，以黄蜡代油爆。至三日觉难受；三日后，气力渐生，熟果芝麻汤、米饮凉水微用些，小润肠胃，无令涸竭开食时，用葵菜汤，并米饮稀粥，少少服之。

（《儒门事亲·辟谷绝食》）

『 讲义 』

　　辟谷养生有悠久的历史，从道家养生术中演变而来。辟谷最早记载见于《庄子·逍遥游》："藐姑射之山，有神人居焉。肌肤若冰雪，绰约若处子，不食五谷，吸风饮露，乘云气，御飞龙，而游乎四海之外……"。道家承袭此术，修习辟谷者，代不乏人。

　　中医养生理论汲取道家辟谷养生方法，有所传承和发展。如 1973 年长沙马王堆汉墓出土帛书《去谷食气篇》，是著名的辟谷食气专篇。南朝陶弘景为著名的中医药家，"善辟谷导引之法，自隐处四十许年，年逾八十而有壮容"。唐代孙思邈在《千金翼方》卷十三中，整卷记载辟谷方54首，并专列服水辟谷一节。两千多年来，辟谷养生仍有延续。

现代，辟谷养生多针对某些不良生活方式或某些代谢性疾病而设。如过食肥甘厚味，水谷精微不归正化，形成湿浊、脂毒、糖毒等，阻滞脏腑经络，导致阴阳失于平衡、气血运行不畅；或饮食失宜，脾胃失于纳运，肠中糟粕，产生秽浊之气，排出不畅，影响身体健康；或情志内伤，劳神过度，或过于安逸，导致脏腑功能失常、气血津液代谢失调，从而损伤机体，百病由生。

"传统辟谷养生技术在健康人群中应用效果的交叉对照试验：一项真实世界研究"文献报道（中国全科医学，2022，25（17）2090-2095），"服药-服气"且配合"隔日限食"的辟谷方法，不仅能达到单纯辟谷疗法带来的降低体质量、体质指数、血糖、血压的效果，还能明显减少受试者在试验中的饥饿强度和不良反应发生率，进而提高辟谷完成率，能为推广辟谷疗法提供一定借鉴。

科学辟谷养生，总的原则是专家指导、因人制宜、整体调节、形神共调。

1. 专家指导

需要通晓中西医学关于人体生命活动的认识，掌握辟谷养生的正确方法，才能通过一定时日的限制饮食，达到调整机体胃肠功能状态，调节气血津液代谢，调动机体蓄积的水谷精微归于正常气化，促进湿浊、脂毒、糖毒的分解和排出，达到改善体质、维护健康的目的。如果没有专家指导，仅凭某些文献资料，或个人的一知半解，盲目进行辟谷，则不仅不能达到养生保健作用，可能适得其反，损害机体健康，或诱发疾病，使病情加重。

2. 因人制宜

辟谷养生具有个性化特点，由于个体的性别、年龄、体质、疾病等不同情况，辟谷养生方法因此有所不同，不能执一而论，也不可操之过急。

3. 整体调节

在专家指导下，以辟谷为主，辅以服气、调神、固精、排毒等具体干预措施；辟谷时，需要饮用足够的水，保证人体内水分充足；如感到乏力、腿软，或有时头晕不适，或反酸欲呕等，可食用少量瓜、果、蔬菜类食物，或服用山药、黄精、芡实等辟谷食饵方，正确的辟谷方法，可以使人身轻体健，精力充沛，身心具有舒服感、愉悦感。

4. 形神共调

辟谷养生讲究心神安静，心平气和，辅以形体运动，动静结合，切忌急躁或过劳，伤及元气。

某些人群不适合辟谷，如孕妇及哺乳期、月经期妇女，未成年人及老年人，各类慢性病脏腑功能减退者，身体比较虚弱者，精神神经类疾病患者，某些疾病的活动期，传染病患者，病情危重患者等。

正确运用辟谷养生方法，被一些研究者认为，可以减肥瘦身、清肠排毒、调节三高、改善体质、增进健康，从而保养生命，延年益寿。辟谷之术作为古老的养生方法之一，此处仅仅略做简单介绍，了解和认识其中的中医养生理念即可。注意不要盲目自行操作。

第 69 讲　艾 灸 之 术

『原典』

　　一定分寸。取本人男左女右手中指，相屈如环，即以杆心从中节旁侧，量两头横纹角，即截断为一寸。用之不误。最为的当。

　　一点穴法。皆要平正四体，勿使歪斜，灸时恐穴不正，徒坏好肉矣。若坐卧立，并不得踡缩。坐点则坐灸，卧点则卧灸，立点则立灸。反此一动，则不得其真穴矣。然下火灸，则先阳后阴，先上后下，先多后少，先左后右，宜审用之。

　　一论灸艾炷大小。经云，凡灸要艾根下广三分。若不及三分，使火气不得达。病不能愈，则是炷欲大。惟头与四肢欲小耳，但去风邪而已。小儿及体弱者如麦大。

　　一点艾火。古忌松、柏、枳、橘、榆、桑、枣、竹八木，切宜避之。今用清麻油点灯，传火于艾茎，点发其艾是也。兼滋润灸疮，至愈，仍不疼痛。用蜡烛尤佳。

　　一着艾时。宜正巳午时，方可用火。若午后未时，气盛不可下火。并失饥伤饱、忧愁恐怒、怒骂喜笑、天阴下雨、风雷闪电，并皆忌之。

　　一下艾时。必先以蒜切片擦穴上，然后安艾。不然则动止之间，其艾必落矣。

　　一着艾火。痛不可忍，预先以手指紧罩其穴处，更以铁物压之，即止。

　　一着火有眩晕者，神气虚也。宜仍以冷物压灸处，其晕自苏。再停良久，以稀粥或姜汤与饮之，以壮其神。复如前法，以终其事。

　　一着艾火后。须要疮发，所患即瘥。不得疮发，其疾不愈。若见灸疮不发者，用故鞋底令热熨之，三日而发。仍以小鸡、鲢鱼、豆腐等热毒者与之食，谓以毒攻，其疮必发。若气血虚弱者调之以药饵。

　　一灸后疮未发，宜柏树叶贴之。

　　一灸后切宜避风冷。节饮酒，戒房事，远七情。可择幽静之所。养之为善。

（《寿世保元·灸法》）

『讲义』

艾灸养生，又称艾灸保健，用艾条或艾炷在身体某些特定穴位上施灸，以达到和气血、调经络、养脏腑、益寿延年的目的。中医学认为，灸法适应证广，疗效确切，安全可靠，易学易用，广泛地运用于各科疾病的治疗与保健中。艾灸养生不仅用于强身保健，亦可用于久病体虚之人的调养，是我国独特的养生康复方法之一。

灸疗用于防病保健有着悠久的历史，古人对艾灸的养生作用推崇备至，《扁鹊心书》指出："人于无病时，常灸关元、气海、命门、中脘……虽未得长生，亦可保百余年寿矣。"时至今日，艾灸养生仍是一种在广大群众中广泛流传、行之有效的养生方法。

1. 艾灸养生作用

（1）温通经脉，行气活血：气血运行具有得温则行、遇寒则凝的特点。《灵枢·刺节真邪》说："脉中之血，凝而留止，弗之火调，弗能取之。"灸法其性温热，可以温通经络，促进气血运行。

（2）培补元气，预防保健：人体真元之气是一身之主宰，真气壮则人强，真气虚则人病，真气脱则人死。艾为辛温阳热之药，以火助之，灸法具补阳壮阳、培补元气之功，《扁鹊心书》将其称为"保命第一要法"。

（3）健脾益胃，培补后天：灸法对胃有着明显的强壮作用，如在中脘穴施灸，可以温运脾阳，补中益气。常灸足三里，不但能使消化系统功能旺盛，增加人体对营养物质的吸收，以濡养全身，亦可收到防病治病、抗衰防老的效果。

（4）升举阳气，密固肌表：灸法有升举阳气、密固肌肤、抵御外邪、调和营卫之功，常用于气虚下陷，卫阳不固之证，即《灵枢·经脉》所说："陷下则灸之。"

现代医学研究表明，艾灸对免疫功能有双向调节作用，可以调节细胞免疫、体液免疫，具有延缓胸腺萎缩的功能。动物实验研究发现，灸神阙可以显著升高 T 淋巴细胞的数量，提高免疫球蛋白含量。艾灸可明显提高血清上皮生长因子含量，促进组织细胞生长，从而起到改善新陈代谢、抗衰防老的作用。

2. 艾灸养生方法

艾灸法可分为艾炷灸、艾条灸和温针灸三种方法。

（1）艾炷灸法

直接灸：将艾炷直接放在穴位上施灸，待艾炷快燃尽时，即病人感到烫时，立刻换一个艾炷先点燃。每燃一个艾炷称一壮。根据病情决定施灸壮数。一般每穴一次可灸 3 壮、5 壮、9 壮不等，并根据穴位所在的部位，酌情选用大小适宜的艾炷。头部宜用麦粒大小的艾炷，腹部宜用大一些的艾炷。

间接灸：灸时隔以姜片、蒜片、盐粒等点燃施灸的方法。隔姜灸多用于阳虚证，如体弱或动则气喘、出汗、无力等；隔蒜灸多用于治疗外科疾患，如疖肿初起等；隔盐灸常用于治疗虚脱等。

（2）艾条灸法

温和灸：将艾条一端点燃后、对准穴位，距穴位所在皮肤 2cm 左右进行熏烤，使穴位处感到温热而不灼热为度。

回旋灸（又称熨热灸）：将点燃后的艾条对准穴位或患部熏烤，患者感到温热后，就将艾条缓慢地来回移动或环形移动，扩大温热刺激的范围。

雀啄灸：将燃着的艾条对准穴位，像鸟雀啄食一样，有节奏地一起一落，出现热烫感就起。如此反复多次，给予穴位多次短暂的热刺激。

（3）温针灸法：是针、灸并用的一种方法，先将针刺入穴位。得气后，取 2～3cm 长的艾段，套在针柄上，点燃其下端，使艾条的热通过针体传到穴位。

3. 艾灸养生常用穴位

（1）神阙：位于脐正中处。为任脉之要穴。具有补阳益气、温肾健脾的作用。每次可灸 7～15 壮，灸时用间接灸法，如将盐填脐心上，置艾炷灸之，有益寿延年之功。

（2）足三里：位于小腿前外侧，当犊鼻下 3 寸（外膝眼下四横指），距胫骨前缘一横指，胫骨前肌上。常灸足三里，可健脾益胃，促进消化吸收，强壮身体，中老年人常灸足三里还可预防中风。用艾条、艾炷灸均可，时间可掌握在 5～10 分钟。养生家还主张常在此穴施瘢痕灸，使灸疮延久不愈，可以强身益寿。

（3）中脘：位于正中线脐上 4 寸处。中脘为强壮要穴，具有健脾益胃、培补后天的作用。一般可灸 5～7 壮。

（4）膏肓：位于第 4 胸椎棘突下旁开 3 寸处。常灸膏肓穴，有强壮作用。常用艾条灸 15～30 分钟，或艾炷灸 7～15 壮。

（5）涌泉：脚趾卷屈，在前脚掌中心凹陷处取穴。此穴有补肾壮阳、养心安神的作用。常灸此穴，可健身强心、益寿延年。一般可灸 3～7 壮。

（6）气海、关元：下腹部正中线，脐下 1.5 寸为气海，脐下 3 寸，为关元；均为人体强壮保健要穴，每天艾灸一次，能调整和提高人体免疫功能，增强人的抗病能力。《类经图翼·经络》："昔柳公度曰：吾养生无他术，但不使元气佐喜怒，使气海常温尔。今人既不能不以元气佐喜怒，若能时灸气海使温，亦其次也。"

4. 艾灸养生注意事项

（1）把握施灸禁忌：灸法能益阳伤阴，阴虚阳亢的患者及邪热内炽的病人，禁施灸法；颜面五官，有大血管的部位，孕妇的腹部、腰骶部及阴部，不宜施灸。

（2）注意施灸顺序：艾灸时一般先灸上部，后灸下部，先灸阳部，后灸阴部。壮数一般先少后多，艾炷先小后大。

（3）掌握艾灸剂量：每穴一般 2～3 壮，即具补益功效，不宜过多。艾炷灸的多少、大小当因人及所灸部位的不同而有所区别。一般体弱者，宜小宜少；体壮者，宜大宜多。就部位而言，头部宜小宜少；腰腹部可增大增多；四肢末端宜少。

（4）防止施灸意外：实施艾灸时需要严格操作，避免烧伤、烫伤及火灾。

第70讲 拔罐之术

『原典』

煮拔筒方：羌活、独活、紫苏、艾叶、鲜菖蒲、甘草、白芷各五钱，连须葱二两。预用径一寸二、三分新鲜嫩竹一段，长七寸，一头留节，用力划去外青，留内白一半，约厚一分许，靠节钻一小孔，以栅木条塞紧。将前药放入筒内，筒口用葱塞之。将筒横放锅内以物压，勿得浮起。用清水十大碗筒煮数滚，约内药浓熟为度候用。再用披针于疮顶上一寸内品字放开三孔，深入浅寸，约筒圈内，将药筒连汤用大磁钵盛贮患者榻前，将筒药倒出，急用筒口乘热对疮合上，以手捺紧其筒，自然吸住。约待片时，药筒已温，拔去塞孔木条，其筒自脱。

（《外科正宗·痈疽门》）

火罐气，火罐，江右及闽中皆有之。系窑户烧售，小如人大指，腹大，两头微狭。使促口以受火气，凡患一切风寒，皆用此罐。以小纸烧见焰，投入罐中，即将罐合于患处。或头痛则合在太阳脑户或巅顶，腹痛合在脐上，罐得火气，合于肉即牢不可脱，须待其自落。患者但觉有一股暖气从毛孔透入，少顷火力尽则自落，肉上起红晕，罐中有气水出。风寒尽出，不必服药。

（《本草纲目拾遗·火部》）

减肥拔罐

1. 背部穴位

对于背部的拔罐主要是针对体内湿气较重的肥胖者，火罐要在穴位上停留20分钟左右，以刺激减肥拔罐穴位中的脾俞穴，以使得体内的热量和湿气得到消解，还能促进水分通过尿液排出体外。

2. 腹部穴位

腹部的穴位主要是三个，对这三个穴位进行拔罐主要起疏通和消耗脂肪的作用，而拔罐的时间也要比背部稍微长一点，这三个穴位分别是具有传导作用的中脘穴、具有消除脂肪调理脾胃作用的大横穴以及具有调节小肠气血排出湿气作用的关元穴。通过对这三个穴位的刺激能够有效地调节体内新陈代谢功能，对于废物的排出有很好的效果。

3. 下肢穴位

下肢穴位中的减肥拔罐穴位是血海穴和足三里穴，这两个穴位的作用主要还是祛湿和疏通经络的作用，对于增强体内代谢功能有很好的效果，同时对于气血亏损也有很好的补充效果。

（《养生百科·拔罐》网络版）

『讲义』

拔罐术，远古时代医家应用动物的角作为吸拔工具，故古代典籍中称之为"角法"。湖南长沙马王堆汉墓出土的帛书《五十二病方》就已经有角法治病的记载。隋唐时期，拔罐工具改进，开始以竹罐来代替兽角。拔罐术作为独具中医特色的养生保健方法之一，深受我国百姓喜爱，具有操作简便、取材容易、见效快、安全可靠的特点。

拔罐术是以罐为工具，利用燃烧、抽气等方法，形成罐内负压，使之吸附于体表穴位或患处，形成局部充血或瘀血，而达到防病治病、强壮身体为目的的一种中医养生方法。运用拔罐法刺激皮部，通过经络而作用于脏腑，可以调整脏腑功能、通经活络，在调理亚健康状态、养生保健、美容塑身等方面有很好的效果。

1. 拔罐养生作用

（1）疏经通络：经络是人体气血运行的通路。拔罐能激发和调整经气，疏通经络，并通过经络系统而影响其所络属的脏腑的功能，使百脉疏通，五脏安和。

（2）行气活血：气和血是人体进行生理活动的物质基础，如果气血失常，必然会影响机体的各种生理功能，导致疾病的发生。拔罐法通过对人体局部的温热和负压作用，引起局部组织充血和皮内轻微的瘀血，促使该处的经络畅通，气血旺盛，具有使气血通畅、调和气血的作用。

（3）祛风散寒：拔罐能激发经络之气，振奋衰弱的脏腑功能，提高机体的抗病能力；同时通过吸拔作用，能排吸出风、寒、湿邪及瘀血，以发挥畅通经络气血、扶正祛邪的作用。

（4）减轻疼痛：当人体发生疾病时，经络气血功能失调，出现气滞血瘀、经络阻滞、不通则痛等病机改变。对于人体局部的组织损伤、腰间盘突出等疼痛症状，拔罐也有一定的功效。

2. 常用拔罐器具

（1）玻璃罐：玻璃制成，形如球，肚大口小，口边外翻，有大、中、小3种规格。优点是质地透明，使用时可直接观察局部皮肤的变化，便于掌握时间，临床应用较普遍。缺点是容易破碎。

（2）竹罐：用直径3～5cm坚固的竹子截成6～10cm不同长度磨光而成。优点是取材容易，制作简单，轻巧价廉，且不易摔碎，适于药煮，临床多有采用。缺点是易爆裂漏气。可用中药复方放入竹罐（竹筒，靠节钻一小孔，以栅木条塞紧）煎煮，待用时急速将筒药倒出，筒口乘热对皮肤，以手捺紧其筒，自然吸住。约待片时，药筒已温，拔去塞孔木条，其筒自脱。

（3）抽气罐：透明塑料罐上面加置活塞，便于抽气。缺点是没有火罐的温热刺激。

3. 拔罐方法

（1）留罐法：又称坐罐法，是临床最常用的一种方法。罐拔上后留置一段时间，一般为 10～15 分钟，小儿及体弱者以 5～10 分钟为宜。大而吸力强的罐具留罐时间可适当短些，吸力弱或小的罐具留罐时间可适当长些。可根据病变范围的大小选择多罐或单罐。

（2）闪罐法：罐拔上后立即取下，如此反复吸拔多次，以皮肤潮红为度。此法多用于局部皮肤麻木或功能减退的虚证患者，或肌肉松弛、留罐有困难的部位。需注意，如果反复操作易使罐口温度过高，应换罐操作。

（3）走罐法：又称推罐法，即先在走罐所经皮肤和罐口（以玻璃罐为佳）涂上凡士林等润滑剂，待吸拔住后，以手握住罐底，稍倾斜，使推动方向的后边着力，前边略提起，缓慢地来回推拉移动，至皮肤出现潮红或瘀血为止。此法常用于面积较大、肌肉丰厚的部位，如腰背部等。由于兼具按摩作用，临床较为常用。

（4）药罐法：是指将药物治疗与拔罐相结合的方法。在罐内负压和温热作用下，局部毛孔和汗腺开放，毛细血管扩张，血液循环加快，药物可直接被吸收。常用的方法有两种：一是药煮罐法。一般选用竹罐，将方药装入布袋中，放入锅内加水煮至一定浓度，再把竹罐放入药液内 15 分钟，使用时按水罐法吸拔在治疗部位。二是药贮罐法。一般选用抽气罐，将药液贮于内，然后按抽气法吸在治疗部位。

4. 拔罐养生常用穴位

背俞穴：是脏腑经气输注于背腰部的穴位，位于足太阳膀胱经的第一侧线上，即后正中线（督脉）旁开 1.5 寸处。大体依脏腑位置而上下排列，共 12 穴，即肺俞、厥阴俞、心俞、肝俞、胆俞、脾俞、胃俞、三焦俞、肾俞、大肠俞、小肠俞、膀胱俞。背俞穴拔罐，可通五脏六腑之经气，调理其生理功能，促进全身气血运行，是拔罐养生的常用穴位。

涌泉：是足少阴经第一个穴位，位于人体最下部足掌心处。体内湿毒之邪重着黏腻趋于下，不易排出，常阻塞经络气血，引发许多疾病。涌泉穴拔罐可以排出体内的湿毒浊气，疏通肾经，使肾气旺盛，配伍足三里更可使人体精力充沛，延缓衰老。

三阴交：为肝、脾、肾三条阴经交会之穴。肝藏血，脾统血，肾藏精，精血同源。经常进行三阴交拔罐可调理肝、脾、肾三经的气血，健脾利湿，疏肝补肾，使先天之精旺盛后天气血充足，从而达到健康长寿。

足三里：所在的足阳明胃经是多气多血之脉，经常在足三里穴拔罐，可以起到调节机体免疫力、增强抗病能力、调理胃、补中益气、通经活络、疏风化湿、扶正祛邪的作用。

关元：是保健拔罐疗法的常用穴位，配合长期施灸，借助火力，可以温通经络，固本培元，补虚益损，壮一身之元气。

大椎：属督脉，为手足三阳经与督脉的交会处，手足三阳的阳热之气汇入本穴并与督脉的阳气上行头颈。在此穴位拔罐，有调节阴阳、疏通经络、清热解毒、预防感冒、增强身体免疫力的功效。

5. 拔罐养生注意事项

拔罐要选择适当体位和肌肉丰满的部位。心前区、皮肤细嫩处、皮肤破损处、外伤骨折处、体表大血管处、皮肤瘢痕处、乳头、骨突出处等，均不宜拔罐。用火罐时应避免烫伤。若烫伤或留罐时间太长而皮肤起水疱时，应及时处理。

有下列情况之一者，应禁用或慎用拔罐疗法。①皮肤严重过敏或皮肤患有疮病及传染性疾病者不宜拔罐。②重度心脏病、心力衰竭、呼吸衰竭、肺结核活动期、有出血倾向及严重水肿的患者不宜拔罐。③重度神经质、全身抽搐痉挛、狂躁不安、不合作者，不宜拔罐。④妊娠期女性的腹部、腰骶部及乳部不宜拔罐，拔其他部位时，手法也应轻柔。女性经期不宜拔罐。

拔罐术，总属中医"泻法"范畴，拔罐时间的间隔根据具体情况而定。体质较虚者，可以每隔2～3日拔罐一次；体质壮实者，可连续每日拔罐，应注意轮换部位；疗程不宜过长。

第71讲　刮痧之术

『原典』

背脊、颈骨上下及胸前胁肋、两背肩臂痧，用铜钱蘸香油刮之，或用刮舌刡子脚蘸香油刮之。

头额、腿上痧，用绵纱线或麻线蘸香油刮之。

大小腹软肉内痧，用食盐以手擦之。

（《痧胀玉衡·刮痧法》）

脖项后当中洼处刮一道，脖项后两旁左右大筋上各刮一道，前身两肩下胁上软肉缝中各斜刮一道，两胁肋软缝中左右各刮三道，左右肩靠着肩井软肉处各刮一道，背脊骨两旁竖刮，自项下至腰各刮一道，背后胁肋软缝中左右各刮三道。

以上皆用钱蘸盐水刮之。两臂内用蒜麻一缕，捻松绳蘸水刮之，但要出痧红紫为度。诸穴并治一切痧症，唯蒜麻刮臂湾，专治眩晕恶心痧。若非病症，刮之亦不红紫。

（《松峰说疫·新定刮痧法》）

『讲义』

刮痧术，是以中医经络腧穴理论为指导，通过刮痧工具和相应的手法，蘸取一定的介质，在不同部位皮肤进行反复刮拭、摩擦，使局部出现红色或暗红色紫痧，也可以不出紫痧，从而达到活血透痧作用的疗法。

1. 刮痧术的基本原理

中医学理论有"十二皮部"之论，十二皮部，又称"皮部"，是十二经脉功能活动反映于体表的部位。十二经脉及其所属络脉，在体表有一定分布范围，十二皮部就是十二经脉及其所属络脉在体表的分区。皮部受十二经脉及其络脉气血的濡养滋润而维持正常生理功能。皮部位于人体最浅表部位，与外界直接接触，并依赖布散于体表的卫气，发挥其抗御外邪的作用。在皮肤一定部位施行刮痧、贴敷、艾灸、热熨、梅花针等疗法，可治疗内在脏腑的病变，这是皮部理论在治疗方面的应用。

刮痧疗法借助某些特殊工具，对体表的特定部位进行良性刺激，这种刺激产生的痧痕通过经络的传导或反射作用传至体内，激发并调整体内紊乱的生理功能，使阴阳达到相对的平衡状态，各部之间的功能协调一致，从而发挥治病和增强人体抗病能力的作用。现代医学认为，刮痧疗法的实质是一种特殊的物理疗法，即通过刮治对局部或某些穴位进行一定程度的刺激，通过人体神经末梢或感受器官的传导和反射作用，促进大脑皮质的正常功能，从而调整各组织之生理功能而产生效应。

2. 刮痧的工具及介质

古钱币是古代刮痧疗法的常用工具，现代较少使用。现代刮痧工具多以砭石、玉石、水牛角等制成，形状为片状，一面适合术者手持，一面扁圆适合刮痧。民间，通常遇感冒或者中暑，习用钱币沾上麻油或用汤勺沾酒、水在皮肤上来回刮擦。现代，多以各种精油或含有活血等中药提取物的油剂等进行刮痧，既可润滑肌肤，又有疏通经络、活血化瘀的作用。

3. 刮痧的功效

刮痧具有调气行血、活血化瘀、舒筋通络、驱邪排毒等功效，已广泛应用于内、外、妇、儿科的多种病症及美容、保健领域。尤其适宜于疼痛性疾病、骨关节退行性疾病如颈椎病、肩周炎的康复；对于感冒发热、咳嗽等呼吸系统病证临床可配合拔罐应用；对于肥胖、颜面黄褐斑、便秘等，刮痧可将肌肤积存的毒素排出体外，促进生理健康，使肌肤光滑白嫩。

4. 刮痧的部位、适应证及方法

（1）刮头部，健脑助眠：头为诸阳之会。清晨起床，用刮痧梳刮拭头部，振奋阳气，使人神清气爽，缓解头痛。方法是以头顶的百会穴为中心，向四周呈放射状刮拭，至头皮有热感。如果有痛点，可在此点上反复刮拭 5～10 次。

（2）刮眼周，明目润睛：取眼保健操的常用穴位，先用刮痧梳点按睛明穴，以睛明穴为起点，外眼角为终点，分别从上眼眶和下眼眶两个方向刮拭，代替手指按揉，能对穴位形成更有效的刺激，改善眼睛周围的经络气血运行，缓解视疲劳及两目干涩，也可以减轻颜面黄褐斑。

（3）刮颈肩，活血舒筋：颈肩不适为中老年人的常见病症，时常刮痧可以活血舒筋，改善局部气血不畅、经络瘀滞的状态。可选择三条路线，即后发际中点向大椎穴，以及后发际两个外角上缘分别向左右肩部方向刮拭。此外，对于感冒鼻塞头痛等，此处刮痧具有祛风解肌的作用。

（4）刮夹脊，通经止痛：取华佗夹脊穴，位于第一椎至第十七椎，每椎下从脊柱旁开 0.5寸，两侧凡 34 穴。胸 1～胸 4 夹脊：治疗肺脏及上肢病。胸 4～胸 7 夹脊：治疗心脏疾病。胸 7～胸 10 夹脊：治疗肝胆疾病。胸 10～胸 12 夹脊：治疗脾胃疾病。腰 1～腰 2 夹脊：治疗肾脏疾病。腰 3～腰 5 夹脊：治疗腰、骶、小肠、大肠、膀胱、子宫及下肢疾病。根据不同具体情况，刮拭相应部位，具有疏通经络、调节脏腑、驱邪止痛的作用。

（5）刮胸骨，宽胸理气：心情不好会有胸闷气短的感觉，可用刮痧梳的单角自上而下缓慢刮拭下半段胸骨，两乳之间连线中点为八会穴的"气会"膻中穴，刮拭此处有宽胸理气的作用。此外，爱打嗝的人也可以刮拭这个部位。

（6）刮胁肋，疏肝解郁：焦虑、抑郁、烦躁、精神压力大会导致整个身体功能的紊乱。肝主疏泄气机，调畅情志，其经脉布于胁肋，刮拭此区域能疏肝解郁，重点是经乳头垂直线和第 6 肋间交点的期门穴。刮拭时，动作要慢，寻找并刮拭疼痛或结节的部位。

（7）刮腹部，通便减肥：长期便秘者，不但影响消化功能，还会使毒素积蓄。可用刮痧板的面在腹部自上而下，从左向右依次刮拭。如有内脏下垂，应由下向上刮拭。并且，可以消减腹部脂肪。

（8）刮手脚，通阳活络：四肢为诸阳之末。对于经常畏寒肢冷、阳气不足者，可热水洗浴手足后，用刮痧板面刮拭手掌、脚掌，至手掌、脚掌发热后，用刮痧板上的凹槽刮拭手指、足趾的四面，从根部到指尖，每个方向刮 5～10 次，通阳行气活络。

（9）刮足心，改善睡眠：足是很多脏器的反射区，有睡眠质量不佳、难以入睡、头痛等症状者，不妨坚持一下足心刮痧。足心刮痧，可先从脚掌到脚后跟方向做全足底的刮拭，然后等刮热之后再用刮痧板重点刮拭足心的涌泉穴；或多刮第四脚趾外侧的足窍阴穴和足背部第一、第二脚趾中间的行间穴，坚持下去会有明显改善睡眠质量的作用。

第 72 讲　健 身 之 术

『原典』

华佗云：我有一术，名五禽之戏，一曰虎、二曰鹿、三曰熊、四曰猿、五曰鸟。亦以除疾，兼利蹄足，以当导引。体有不快，起作一禽之戏，怡而汗出，因以著粉，身体轻便而欲食。普施行之，年九十余，耳目聪明，齿牙完坚。

（《后汉书·方术列传·华佗传》）

夫太极拳者，千变万化，无往非劲，势虽不侔，而劲归于一，夫所谓一者，自顶至足，内有脏腑筋骨，外有肌肤皮肉，四肢百骸相联而为一者也。破之而不开，撞之而不散，上欲动而下自随之，下欲动而上自领之，上下动而中部应之，中部动而上下和之，内外相连，前后相需，所谓一以贯之者，其斯之谓欤！而要非勉强以致之，袭焉而为之也。当时而动，如龙如虎，出乎而尔，急加电闪。当时而静，寂然湛然，居其所而稳如山岳。且静无不静，表里上下全无参差牵挂之意，动无不动，前后左右均无游疑抽扯之形，洵乎若水之就下，沛然莫能御之也。若火机之内攻，发之而不及掩耳。不暇思索，不烦拟议，诚不期然而已然。盖劲以积日而有益，工以久练而后成，观圣门一贯之学，必俟多闻强识，格物致知，力能有功，是知事无难易，功惟自进，不可躐等，不可急就，按步就序，循次渐进，夫而后百骸筋节，自相贯通，上下表里，不难联络，庶乎散者统之，分者合之，四肢百骸总归于一气矣。

（《太极拳十大要论·第一论·理》）

　　两手托天理三焦；左右开弓似射雕；调理脾胃须单举；五劳七伤往后瞧；
　摇头摆尾去心火；背后七颠百病消；攒拳怒目增气力；两手攀足固肾腰。

（《新出保身图说·八段锦图》）

　　凡行外壮功夫，须于静处面向东立，静虑凝神，通身不必用力，只须使其气贯两手，若一用力则不能贯两手矣。每行一式，默数四十九字，接行下式，毋相间断。行第一式自觉心思法则俱熟，方行第二式。速者半月，迟者一月，各式俱熟，其力自能贯上头顶。此炼力炼气，运行易筋脉之法也。

（《易筋经外经图说》）

『讲义』

　　健身术，即传统运动养生方法，通过中国传统运动方式，如五禽戏、太极拳、八段锦、易筋经等，疏通经络气血、改善脏腑功能，和畅精神情志，培育元真之气，从而达到调摄身心健康、提高生命质量、延年益寿的目的。

1. 健身术的运动养生作用

　　（1）疏通经络气血：五禽戏、太极拳、八段锦、易筋经等传统运动养生方法，通过各种手段和方法对人体的经络系统进行调节，从而达到疏通经络、畅通气血的功效。通过肢体运动，抻筋拔骨，从而牵拉人体各部位大小肌群和筋膜，促进活动部位的气血畅通，提高肌肉、肌腱、韧带等组织的柔韧性、灵活性和骨骼、关节、肌肉等组织的活动功能，以达到强筋壮骨的目的。

　　（2）改善脏腑功能：健身术的传统运动养生方法通过多种形式的手段和方法来协调脏腑的功能活动，以维护其稳定，从而避免和纠正脏腑功能太过或不及的失常状态。如八段锦，是形体活动与呼吸运动相结合的传统运动，其八个动作分别以躯体的伸展、俯仰，肢体的屈伸运动，伴随呼吸来加强对五脏六腑的功能性锻炼。

　　（3）和调舒畅情志：健身术的传统运动养生，不仅能够锻炼形体，还能有效地改善人体的精神心理状态，心情舒畅，心态平和。五禽戏、太极拳、八段锦、易筋经等都强调将意识的运用贯穿始终，注重形体导引与调神相配合，做到形神合一，心神宁静。如易筋经"青龙探爪式"，通过转身、左右探爪及身体前屈，使两胁交替松紧开合，以达疏肝理气、调畅情志的功效。

（4）协调精气神：中医把精气神看成是人体生命活动的基本要素，健身修炼、养生延年的根本都是培育和协调人体内的精气神，中医养生正是以保养精气神为要务。五禽戏、太极拳、八段锦、易筋经等传统运动养生方法，通过运用意识、调节呼吸及形体动作，调控机体信息、能量、物质间的相互影响和相互转化，"积精全神"，从而精充气足神旺，病体自然康复，却病延年。

2. 健身术的运动养生要领

传统运动养生特别重视形、气、神，认为人是三者相互关联、相互影响而构成的一个整体。形是人体生命活动的场所，气是生命活动的动力，神是生命的主宰，这与中医养生学的生命观基本一致。各种健身术养生方法的要领就是采取各种手段和方法对人体形、气、神进行锻炼和调控，并使之三位一体，从而达到生命的优化状态。

（1）形的锻炼和调控：五禽戏、太极拳、八段锦、易筋经等对姿势体位及形体动作都有一定的操作规范和要求。通过对形体的调整和锻炼，既能引动经络、疏通气血、改善脏腑功能，又能使意识与自己的生命活动结合在一起，神不外驰，是生命养护的基础。

（2）气的锻炼和调控：气是人体生命的重要组成部分，依附于形而存在。五禽戏、太极拳、八段锦、易筋经等健身术都涉及对气的导引和调控。如以形引气，通过形体动作引动人体内气的流动，即"导气令和，引体令柔"；以意领气，运用意念主动地导引气机，使之发生变化。神为生命的主宰，意识对气具有统帅作用，"意到则气到"；以音行气，通过发音引动体内气机的变化，如太极拳的发力就有配合"哼""哈"二气之说。

（3）神的锻炼和调控：神是生命活动的主宰，人的精神意识思维活动在人体生命中起着极为重要的作用。因此，养生功法必然离不开对神的锻炼和调控。历代功法养生家无论何种门派都十分重视意识在养生功法中的作用，将运用意识作为练功的第一要旨。从整个练功过程来看，功法锻炼究其实质就是在意识活动的积极主导下对人体生命进行锻炼和调控。

3. 健身术的传统运动养生方法

（1）三因制宜，天人合一：传统运动养生，要遵因人、因时、因地制宜的原则，不能一概而论。因人制宜，根据自己的身体状况，年龄阶段、体质与运动量的配合，选择适宜自身的运动方法和运动量；由少逐渐增多，逐步增加运动量。因时制宜，春夏秋三季可以早起锻炼，而冬天不要早起锻炼，尤其是北方寒冷的地区，冬季避开清晨，不要过早锻炼。因地制宜，传统运动养生，只要环境清静，干扰较少即可，并不需要特定的场所，如公园、广场、空地、走廊均可，当然到室外林木繁茂，空气新鲜的地方更为理想。

（2）动静结合，运动适度："动"为阳，"静"为阴，阴阳平衡，阴平阳秘。从传统运动养生来说，动于外而静于内，动主练形，静主养神，动静结合。还要注意运动量的大小。运动量太小达不到锻炼目的，起不到健身作用；太大则超过了机体耐受的限度，反而会使身体因过劳而受损，年老体弱者尤其要注意不可过量。健身术要求运动后和颜悦色、呼吸匀畅、心率平稳，自觉轻松自如，以清晨起床没有疲劳感为度；坚持一段时间之后，自觉平时食欲增进，睡眠良好，情绪轻松，精力充沛，即使增大运动量也不感到疲劳，也是运动量适宜的重要表现。

（3）循序渐进，持之以恒：五禽戏、太极拳、八段锦、易筋经等习练有一个渐进的过程，初学者以调形为主，要求动作柔顺、娴熟、准确，进一步则要求呼吸与动作协调一致，再进一步则要求在意识指导下引导呼吸，呼吸催动形体活动。如果不能坚持系统习练，很难领会其中内涵，更难以产生良好的养生保健效果。这就要求习练者要循序渐进，持之以恒，坚持不懈，才能收到良好的养生健身效果。

　　健身术运动养生，锻炼外在的肌肉、骨骼以柔筋健骨，调摄内在的意念和气机以和络宁神，是中华传统文化中独具特色的运动养生方式，融导引、按跷、武术、医理于一体，具有凝神定志、动静结合、刚柔相济、内外兼修、形神共养等特点，值得提倡与推广。

第九章
药饵调养

　　药饵调养，是指通过口服具有调和阴阳、益气养血、补肾健脾等作用的中药方剂，以达到延年益寿、填精调神、强身健体、防病治病的养生原则及方法。中药学第一部专著《神农本草经》载药365种，把养生轻身益气不老延年类中药列为上品。魏晋隋唐时期，曾有道家研究炼丹术，服石养生，因其具有毒性而为之遗弃。唐代孙思邈、宋代陈直、明代龚廷贤等皆为药饵调养之大家。药饵养生，重在培补先天后天，以补益肾精、健脾益气为主；贵在中和调平，兼以协调阴阳、益气养血等；现代则补充祛痰、化瘀、解毒等法。药饵养生的方剂，不仅有丸、散、膏、丹等剂型，更有药膳之酒、茶、糕、粥等，药饵食养，以增养生延年之效。

第73讲　千金薯蓣

『原典』

无比薯蓣丸

　　治诸虚劳百损方。

　　山药二两，苁蓉四两，五味子、菟丝子、杜仲各三两，牛膝、山萸肉、地黄、泽泻、茯神（一作茯苓）、巴戟、赤石脂各一两。

　　上十二味末之，蜜丸如梧子，食前以酒服二十丸至三十丸，日再无所忌，惟禁醋蒜陈臭等物。服之七日后令人健，四肢润泽，唇口赤，手足暖，面有光彩，消食，身体安和，音声清明，是其验也。十日后，长肌肉，其药通中入脑鼻，必酸疼勿怪。若求大肥，加敦煌石膏二两。失性健忘，加远志一两。体少润泽，加柏子仁一两。

（《备急千金要方·肾脏方·补肾》）

『讲义』

　　无比薯蓣丸，出自《备急千金要方》第十九卷，亦名无比山药丸（《太平惠民和剂局方》）。本方功效：补虚健体，祛热安神，消食破积。主治：久虚百损，五劳七伤，症见头晕目眩，

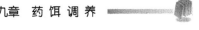

耳鸣腰酸，冷痹骨痛，四肢不温，或烦热有时，遗精盗汗，尿频遗屎，或带下清冷，舌质淡，脉虚软等。

此为补肾填精，而兼收摄肾气之方药。其中，主要补肾中药皆为常用无毒之品。

方中君药为山药，原名薯蓣，唐代宗名李豫，因避讳改为薯药；北宋时因避宋英宗赵曙讳而更名山药。河南怀庆府（今博爱、武陟、温县）所产最佳，谓之"怀山药"，俗称"铁棍山药"。山药为药食两用的中药材，块茎肥厚多汁，又甜又绵，且带黏性，生食热食都是美味。山药的营养价值，根据《中国食物成分表》每 100g 可食部分所含营养成分为：热量 56kcal，蛋白质 1.9g，脂肪 0.2g，糖类 12.4g，维生素 A 3μg（RE），胡萝卜素 20μg，维生素 C 5mg，钾 213mg，钙 16mg，镁 20mg，铁 0.3mg，锌 0.27mg，硒 0.55mg。人类所需的 18 种氨基酸中，山药中含有 16 种。山药具有滋养强壮、助消化、敛虚汗、止泻之功效，《神农本草经》谓之"主健中补虚，除寒热邪气，补中益气力，长肌肉，久服耳目聪明"。主治脾虚腹泻、肺虚咳嗽、糖尿病消渴、小便短频、遗精、妇女带下及消化不良的慢性肠炎等。

方中干地黄、山萸肉、茯苓、泽泻、山药，为六味地黄丸除去丹皮一味。鲜地黄，除去杂质，洗净，闷润，切厚片，干燥，即为干地黄。生地黄，酒炖或蒸法蒸至黑润，晾晒至外皮黏液稍干，切厚片或块，干燥，即为熟地黄。鲜地黄功效为清热生津，凉血，止血；生地黄为清热凉血，养阴生津；熟地黄为补血滋阴，益精填髓。《本草纲目》谓："生地黄，治诸经血热，滋阴退阳。蜜丸服，治女人发热成劳。蜜煎服治小儿壮热，烦渴昏沉。熟地黄，治血虚劳热，产后虚热，老人虚燥。"本品性质黏腻，有碍消化，凡气滞痰多、脘腹胀痛、食少便溏者忌服。重用久服宜与陈皮、砂仁等同用，以免黏腻碍胃。

山萸肉，别称山茱萸等，成熟果实为中药。产于浙江杭州一带者，称杭萸肉，皮肉厚，色鲜艳，味酸浓，品质最优，为道地药材。山萸肉酸涩主收，温能助阳，故能补益肝肾、涩精、缩尿、止汗，用于阳痿、遗精、尿频、汗出及妇女月经过多、漏下不止、头晕目眩、视物昏花等证。

方中肉苁蓉、菟丝子、巴戟天、杜仲为填精补肾要药。

肉苁蓉，主产于新疆、内蒙古、甘肃、宁夏等，素有"沙漠人参"之美誉，具有极高的药用价值。其功效为补肾阳、益精血、润肠道。主治肾阳虚衰、精血不足之阳痿、遗精、白浊、尿频余沥、腰痛脚弱、耳鸣目花、月经后期、宫寒不孕及肠燥便秘。现代研究表明，肉苁蓉具有调整内分泌、提高免疫功能、促进代谢、强壮机体以及抗衰老的作用。

菟丝子，始载于《神农本草经》，列为上品，为一年生寄生草本，全国各地都有分布。性味甘、温，归肾、肝、脾经，为一味平补肾、肝、脾之良药，甘味滋补，甘辛微温，禀气中和，既可补阳，又可益阴，具有温而不燥，补而不滞的特点，具有滋补肝肾、固精缩尿、安胎、明目、止泻之功效，临床主要应用于肾虚腰痛、阳痿遗精、尿频、宫冷不孕、目暗便溏之肾阴阳虚证，其固精安胎具有性激素样作用。

巴戟天，主产于广东、广西等地，盐制巴戟天擅入肾经，补肾功强。《本草求真》称巴戟天为补肾要剂，"能治五痨七伤，强阴益精，以其体润故耳。然气味辛温，又能祛风除湿，故凡腰膝疼痛，风气脚气水肿等症，服之更为有益"。具有补肾阳、强筋骨、祛风湿之功效。常用于阳痿遗精、宫冷不孕、月经不调、少腹冷痛、风湿痹痛、筋骨痿软。

杜仲，《神农本草经》列为上品，谓其"主治腰膝痛，补中，益精气，坚筋骨，除阴下痒湿，小便余沥。久服，轻身耐老"。具有补益肝肾、强筋壮骨、调理冲任、固经安胎的功效。现代研究表明，杜仲具有抗肿瘤、清除体内垃圾、加强人体细胞物质代谢、防止肌肉骨骼老化、平衡人体血压、分解体内胆固醇、降低体内脂肪、恢复血管弹性、利尿清热、广谱抗菌、兴奋中枢神经、升高白细胞等药理作用。

方中五味子补肾养心，益气生津，收敛固涩；茯神宁心安神；牛膝补益肝肾，强健筋骨，活血通经；泽泻利水渗湿；赤石脂涩肠止泻，收敛止血，生肌敛疮；诸药合用，补而不腻，共奏补虚健体、祛热安神、消食破积之功。

禁忌：服药期间，忌食醋、蒜等陈臭之物。

中药丸剂　制丸方法：将中药饮片粉碎为细粉，过筛；蜂蜜炼制，加热徐徐沸腾，捞尽蜜面浮沫，滤去死蜂、杂质；文火加热浓缩，至沸腾起鱼眼泡，关火，放冷备用；将中药粉末置盆内，加入一定量的炼蜜，迅速翻动，使蜜与药材拌匀，做成梧桐子大小的药丸，冷藏。温水或黄酒送服20～30丸，每日1～2次。

第74讲　开心益智

『原典』

枕 中 方

常服令人大聪。

龟甲，龙骨，菖蒲，远志。

上四味等分治，下筛，酒服方寸匕，日三。

开 心 散

治好忘方。

菖蒲一两，远志、人参各十分，茯苓二两。

上四味治，下筛，饮服方寸匕，日三。

又方，菖蒲、远志、茯苓各三分，续断、肉苁蓉各二两。

上五味治，下筛，酒服方寸匕，日三，至老不忘。

菖蒲益智丸

治善忘恍惚，破积聚，止痛安神定志，聪耳明目方。

菖蒲、附子、远志、人参、桔梗、牛膝各五分，茯苓七分，桂心三分。

上八味为末，蜜丸如梧子，一服七丸，加至二十丸，日二夜一，禁如药法。

养命开心益智方

干地黄、人参、茯苓各二两，远志、肉苁蓉、菟丝子各三两，蛇床子二分。

上七味治，下筛，服方寸匕，日二。忌食兔肉，余无忌。

八 味 散 方

天门冬六分，桂心、茯苓各一两，干地黄四分，菖蒲、远志，石苇、五味子各三分。

上八味治，下筛，后食酒或水服方寸匕。三十日力倍，六十日气力强志意足。

治 健 忘 方

天门冬，远志，茯苓，干地黄。

上四味等分，为末，蜜丸如梧子大，酒服二十丸，日三，加至三十丸，常服勿绝。

（《备急千金要方·好忘》）

『讲义』

《备急千金要方》关于开心益智的处方用药，散在于各篇，第十四卷"好忘"，为专论防治健忘之方剂者，上述处方为其代表。

上述处方功效：益智宁神、补益心肾。主治：记忆力减退、健忘、痴呆。

开心益智的常用药有远志、菖蒲、茯苓（茯神）、五味子、人参、续断等。

远志，主产于山西、陕西、河南、河北等地；多年生草本，主根粗壮，韧皮部肉质。远志性味苦、辛、温，归心、肾、肺经，具有安神益智、祛痰开窍、消散痈肿之功效。《神农本草经》谓之"主咳逆伤中，补不足，除邪气，利九窍，益智慧，耳目聪明，不忘，强志，倍力"。主治心肾不交引起的失眠多梦、健忘惊悸，神志恍惚，咳痰不爽，疮疡肿毒，乳房肿痛。《本草纲目》曰："远志，入足少阴肾经，非心经药也。其功专于强志益精，治善忘。盖精与志，皆肾经之所藏也。肾经不足，则志气衰，不能上通于心，故迷惑善忘。"现代研究表明，远志含有皂苷。全远志具有镇静、催眠和抗惊厥作用；远志皂苷具有祛痰、镇咳、降压、溶血等药理作用；远志煎剂及其水溶性提取物分别具有抗衰老、抗突变抗癌等作用。

菖蒲，因生长地不同分为泥菖蒲、石菖蒲、水菖蒲，石菖蒲最为常用，我国长江流域以南各省均有分布，具有香气，丛叶翠绿，叶形似剑，端庄秀丽。其性味辛、苦、温，归心、胃经，具有开窍醒神、化湿和胃、宁神益智之功效。《本草纲目》记载用石菖蒲煎汁，或酿或浸，主治"三十六风，一十二痹，通血脉，治骨痿，久服耳目聪明"。现代研究表明，石菖蒲的化学成分主要包括挥发油类和非挥发性类物质，对神经系统、心血管系统、免疫系统、生殖系统具有调节及治疗作用，并且具有抗肿瘤、抗炎杀菌、平喘、益智、增强记忆力等多种药理作用。

茯苓，《神农本草经》将其列入"轻身益气，不老延年"之上品。主产于云南、贵州、四川等省，为多孔菌科真菌茯苓的干燥菌核。寄生于松科植物赤松或马尾松等树根上，形如甘薯，球状，外皮淡棕色或黑褐色，内部粉色或白色，精制后称为"白茯苓"；生于云南者为道地药材，称为"云苓"；茯苓菌核的黑色外皮，称为"茯苓皮"，茯苓"抱木而生"，菌核中间带有松根的部位，称为"茯神"。茯苓性味甘、淡，平，入心、肺、脾经，具有渗湿利水、健脾和胃、宁心安神的功效，主治水肿尿少、痰饮眩悸、脾虚食少、便溏泄泻、心神不安、惊悸失眠等。茯苓性平和，利湿而不伤正气，适量服食可作为春夏潮湿季节的调养佳品。茯苓皮功效偏于利水消肿，长于行皮肤水湿，多治皮肤水肿。茯神偏于宁心安神，专治心神不安、惊悸健忘等。《神农本草经》记载茯苓"久服安魂、养神、不饥、延年"。现代研究表明，茯苓主要含有的化学成分是多糖类、三萜类、甾醇类等，具有利尿、镇静、抗肿瘤、降血糖、增加心肌收缩力的作用，可松弛消化道平滑肌，抑制胃酸分泌，防止肝细胞坏死，抗菌等。

五味子，是木兰科植物五味子或华中五味子的干燥成熟果实，前者称"北五味子"，主要产于东北；后者称"南五味子"，主产于西南及长江流域以南各省。《神农本草经》列为上品，谓其"主益气，咳逆上气，劳伤羸瘦，补不足，强阴，益男子精"，具有收敛固涩、益气生津、补肾宁心的功效。主治久咳虚喘、自汗、盗汗、津伤口渴、梦遗滑精、久泻久痢等。《本草纲目》谓"五味子，入补药熟用，入嗽药生用。五味子酸咸入肝而补肾，辛苦入心而补肺，甘入中宫益脾胃"。现代研究表明，五味子果含有五味子素及维生素C、树脂、鞣质及少量糖类。有兴奋中枢神经、镇咳、祛痰、抑菌、降低血压、利胆、降低血清转氨酶、保护肝细胞的作用。另外，五味子有与人参相似的适应原样作用，能增强机体对非特异性刺激的防御能力，故具有提高免疫、抗氧化、抗衰老等药理作用。

人参，俗称"百草之王"，为治虚劳内伤第一要药。《神农本草经》列为上品，谓之"主补五脏，安精神，定魂魄，止惊悸，除邪气，明目，开心益智。久服，轻身延年"。人参以吉林参为品质最佳，性味甘、微苦，微温，归肺、脾、心经。具有大补元气、补脾益肺、生津、安神益智的功效。实证、热证者不宜服用。人参也不宜与萝卜同服，也不能与藜芦、五灵脂同服，亦不能长期服用，否则会发生不良反应，甚至出现出血等急性中毒症状。人参内服不仅强身也会起到抗衰老及护肤美容作用。人参含多种皂苷和多糖类成分，浸出液可被皮肤缓慢吸收、对皮肤没有任何的不良刺激，能扩张皮肤毛细血管，促进皮肤血液循环，增加皮肤营养。

续断，性微温，味苦、辛，归肝、肾经。有补益肝肾、强筋健骨、疗伤续折、止血安胎的功效，可用于治疗肝肾不足、腰膝酸软、风湿痹痛、筋伤骨折、崩漏、胎漏、跌扑损伤等病症。

此外，龟板、龙骨等，为补益心肾常用之药。古人认为，龟为阴物之至灵，龙为阳物之至灵，龟板、龙骨并用，借二物之阴阳补人体之阴阳，借二物之灵气，补心肾之灵气，从而通肾气以开心窍，合而能"聪明开而记忆力强"。

中药散剂　制作方法：各药粉碎为细粉，用筛。方寸匕，系古代量取药末的器具名称，其形状如刀匕，大小为古代一寸正方，故名。一方寸匕约等于2.74ml，盛金石药末约为2g，草木药末为1g左右。口服，可以用温水送药，根据具体情况，也可以黄酒送服。

第75讲　丹溪延生

『原典』

延生护宝丹

补元气，壮筋骨，固精健阳。

菟丝子（酒浸，二两），肉苁蓉（酒浸，二两），二味浸药多着，要熬膏子；韭子（四两，用枣二两煮熟去枣，将韭子再用酒浸一宿，焙干用二两），木香（半两），蛇床子（二两，用枣三两同煮熟，去枣，用一两），晚蚕蛾（全者，二两，酥微炒），白龙骨（一两，用茅香一两同煮一日，去茅香，用帛裹悬入井中浸一宿，取出用），鹿茸（一两，酥炙黄），桑螵蛸（一两，炒），莲实（一两，炒），干莲蕊，胡芦巴（二两），丁香（半两），乳香（半两，另研），麝香（一钱，另研）。

上一十五味，除乳、麝、菟丝子末外，十二味同为末，将前菟丝子末二两，用浸药酒二升，文武火熬至一半，入荞面两匙，用酒调匀，下膏子内，搅匀；次下乳香、麝香，不住手搅。轻沸熬如稠糊，放冷。此膏子都要用尽。恐硬，再入酒少许成剂捣千余下，丸如桐子。服五十丸空心温酒下。

（《丹溪心法·补损》）

『讲义』

延生护宝丹，出自《丹溪心法·补损》。同名中药复方，见于元代《御院药方》、明代《普济方》等。

本方功效：补元气，壮筋骨，固精健阳。主治：肾虚阳痿，滑精早泄，夜尿频多，腰背酸痛等。

此方为温肾壮阳的延年益寿方剂。方中鹿茸、胡芦巴、菟丝子、肉苁蓉温肾壮阳，以治肾虚之本；另用雄蚕蛾、韭子、蛇床子起痿壮阳，以治阳痿之标，为此方之主药。

鹿茸，是指梅花鹿或马鹿等雄鹿头上尚未骨化而带茸毛的幼角。自古以来，在传统医学中，鹿茸是一种名贵中药材，《神农本草经》列为中品。梅花鹿主产于吉林、辽宁；马鹿主产于黑龙江、吉林、青海、新疆、四川等省区。鹿之精气全在于角，而茸为角之嫩芽，气体全而未发泄，故补阳益血之力最盛。明代李时珍《本草纲目》谓之"善于补肾壮阳，生精益血，补髓健骨"。鹿茸性味甘、咸，温，归肾、肝经。具有补肾阳、益精血、强筋骨、调冲任、托疮毒之功效，主治虚劳赢瘦、精神倦乏、眩晕、耳聋、目暗、腰膝酸痛、阳痿、滑精、子宫虚冷、崩漏、带下等。现代研究表明，鹿茸中含有磷脂、糖脂、胶脂、激素、脂肪酸、氨基酸、蛋白质及钙、磷、镁、钠等成分，其中氨基酸成分占总成分的一半以上。鹿茸性温而不燥，具有振奋和提高机体功能之效，对全身虚弱、久病之后患者，有较好的保健作用，可以提高机体的细胞免疫和体液免疫功能，促进淋巴细胞的转化，具有免疫促进剂的作用，能增加机体对外界的防御能力，调节体内的免疫平衡，从而避免疾病发生和促进创伤愈合、病体康复，从而起到强壮身体、抵抗衰老的作用。

韭子，亦称韭菜子，就是韭菜的种子，全国各地均产。韭菜子性温，味辛、甘，归肾、肝经。始载于《名医别录》。《本草纲目》谓"补肝及命门。治小便频数、遗尿，女人白淫白带"。韭菜子具有温补肝肾、壮阳固精、暖腰膝的功效，主治阳痿、遗精、白带白淫、遗尿、小便频数、腰膝酸软、冷痛等。现代研究发现，韭菜中含有多种营养素，如粗纤维、胡萝卜素、维生素 E、核黄素、维生素 C 等。韭菜子入药，有补肾壮阳固精的功效，适用于阳痿、早泄、遗精等。在民间，韭菜又称"壮阳草"，而韭菜子则堪称"天然伟哥"。

蚕蛾，别名原蚕蛾、晚蚕蛾，是集食疗、养生、保健补益于一体的药食同源昆虫。蚕蛾食用历史悠久，蚕早在唐宋时期，就被皇室视为一种珍贵补品。蚕蛾作为中药，最早记载于《名医别录》，谓之"原蚕"。《本草纲目》称雄蛾为"神虫国宝"。蚕蛹的蛋白质含量在 50% 以上，远远高于一般食品，而且蛋白质中的必需氨基酸种类齐全。蚕蛹蛋白质由 18 种氨基酸组成，其中人体必需的 8 种氨基酸含量很高。蚕蛹中的这 8 种人体必需氨基酸含量大约是猪肉的 2 倍、鸡蛋的 4 倍、牛奶的 10 倍，且营养均衡、比例适当，是一种优质的昆虫蛋白质。特别是雄蚕蛾，体内含有丰富的活性物质，雄性激素含量丰富，对增强人体免疫力和性功能效果显著；同时具有补脑作用的磷元素、脑激素含量也极为丰富，有益智的作用和延缓衰老的功能。

蛇床子，别名野茴香、野胡萝卜子，为伞形科植物蛇床的干燥成熟果实，全国各地均产。性味辛、苦，温，有小毒，归肾经。《本草纲目》谓之能"暖丈夫阳气，助女人阴气"。具有温肾壮阳、燥湿祛风、杀虫止痒之功效，主治阳痿、宫冷、寒湿带下、湿痹腰痛，外治外阴湿疹、妇人阴痒、滴虫性阴道炎等。现代研究表明，蛇床子有较强的抗炎和镇痛作用，另外具有抗心律失常、降低血压、祛痰平喘、延缓衰老、促进记忆、抗骨质疏松等作用。

胡芦巴，又名芸香草、香草、苦草等，为豆科植物胡芦巴的成熟种子，主产于河南、四川等地。其性味苦，温，归肾经。《本草纲目》谓之"治冷气疝瘕，寒湿脚气；益右肾，暖丹田"。《本草求真》亦称其"苦温纯阳，亦能入肾补命门"。胡芦巴具有温助肾阳、散寒止痛的功效，主治寒疝、腹胁胀满、寒湿脚气、肾虚腰酸、阳痿等。现代研究表明，胡芦巴有降血糖、利尿、抗炎等活性。

此外，肾虚常致遗精滑泄，故用龙骨、桑螵蛸、莲实、莲花蕊等固肾涩精。再取木香、丁香、乳香、麝香行气活血兼以开窍，既可治疗气血瘀滞引起之阳痿，又可疏导诸补药之壅滞，为配伍妙招。

制法：上药除乳香、麝香、菟丝子末外，同为细末；将前菟丝子末 90g，浸药酒 2 升，用文武火熬至一半，入荞麦面两匙（重 30g），用酒调匀，下膏子内搅匀；次下乳香、麝香，不住手搅，轻沸熬如稠糊，放冷；此膏子都要用尽，恐硬，入酒少许，与前药末和为丸，如梧桐子大。

用法：空腹，以温酒送服 50 丸。

禁忌：本方性偏刚燥，阴虚火旺者慎用。

中药丹剂　丹药，为道家养生所创造的一种制剂，多以炉鼎烧炼金石，配制成药饵，做成"长生不死"的金丹。丹药的外延很广泛，多为养生所制成的保健药物，可有一些特殊的制药方法。如本文所用中药治法有药酒浸泡、文武火煎熬、制成膏剂、制丸等。

第 76 讲　御 药 养 寿

『原典』

养 寿 丹

补五脏，散麻痛，驻容颜，黑髭鬓，壮筋骨，久服不老。

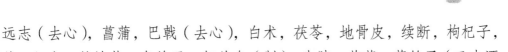

远志（去心），菖蒲，巴戟（去心），白术，茯苓，地骨皮，续断，枸杞子，甘菊花，细辛，熟地黄，车前子，何首乌（制），牛膝，苁蓉，菟丝子（三味酒浸），覆盆子。

药十七味为细末，炼蜜和就，复白千杵，丸如梧桐子大，每服20丸，空心，温酒下。

（《御药院方·养寿丹》）

『讲义』

养寿丹是元代朝廷驻颜长寿方，是中医传统名方，出自元代宫廷医家许国祯《御药院方·卷六》。

本方功效：补五脏，散麻痛，驻容颜，乌须发，壮筋骨，久服不老。主治：诸脏虚损，心悸失眠，体倦乏力，腰膝酸软，须发早白，齿根松动等。可用于中老年人的滋补保健，久服强身健体，益寿延年。临床常用于老年性痴呆症、神经衰弱症、记忆减退、更年期综合征属于气血亏虚证的治疗。

本方为补气养血、滋阴壮阳、益心安神而设。此方药由以补肾助阳、填精益髓为主的巴戟天、熟地黄、肉苁蓉、何首乌及活血化痰的当归、白术、茯苓、远志、石菖蒲等中药组成。方中选用温而不燥的巴戟天、肉苁蓉、续断温肾壮阳，配伍熟地黄、枸杞子、何首乌滋阴补肾，补血养血，而菟丝子既能补肾阳，又能补肾阴，且能健脾益气；诸药配伍取阴阳平补之意。

枸杞，又称枸杞子、红耳坠，是茄科植物宁夏枸杞的成熟果实。因枸杞有延衰抗老的功效，故又名"却老子"。主产于宁夏、甘肃、新疆等地，但以宁夏枸杞的品质领先于全国各地，成为枸杞的代表，宁夏被誉为"枸杞之乡"。枸杞性味甘平，归肝、肾两经，具有滋补肝肾、益精明目的功效，为平补肾精肝血之品。枸杞药食同源的历史悠久，是驰名中外的名贵中药材，《神农本草经》列为上品，称其"久服能坚筋骨、耐寒暑，轻身不老"。《本草纲目》记载"枸杞子甘平而润，性滋补……能补肾、润肺、生精、益气，此乃平补之药"。历代医家常常使用枸杞治疗肝血不足、肾阴亏虚引起的视物昏花和夜盲症等。现代研究表明，枸杞子中含有多种氨基酸、β-胡萝卜素、叶黄素，并含有甜菜碱、玉蜀黍黄素、酸浆果红素等特殊营养成分，具有提高人体免疫功能、防止肿瘤形成及预防动脉粥样硬化等作用，因此具有非常好的保健功效。适合所有人食用，尤以用眼过度者及老人更加适宜。枸杞性质比较温和，食用稍多无碍，但若毫无节制，进食过多也会令人上火。

覆盆子，是一种蔷薇科悬钩子属的木本植物，果实味道酸甜，有"黄金水果"的美誉，在全国各地均有分布。覆盆子可入药，有多种药物价值，具有固精缩尿、益肝肾明目之功效。主治肾气不足，下元虚冷所致遗精、滑精、遗尿、尿频、阳痿、不孕，以及肝肾不足之两目昏花、视物不清等。《本草备要》谓之"益肾脏而固精，补肝虚而明目，起阳痿，缩小便"。现代研究表明，覆盆子能有效缓解心绞痛，能有效地保护心脏，预防高血压、动脉血管粥样硬化等心脑血管疾病。其含有丰富的水杨酸、酚酸等物质，水杨酸被称为"天然阿司匹林"，广泛用于镇痛解热，抗血凝，能有效预防血栓，但有时会造成轻微的腹泻。

何首乌，为蓼科植物何首乌的块根，其藤茎称"首乌藤"（一名夜交藤）。我国大部分地区有产。秋、冬二季叶枯萎时采挖，削去两端，洗净，个大的切成块，干燥，称为"生首乌"；若以黑豆煮汁拌蒸，晒后变为黑色，称"制首乌"。何首乌性味苦、甘、涩，微温，归肝、肾经，有小毒；制用可补肝肾，益精血，乌须发，壮筋骨。主治肝肾阴亏、发须早白、眩晕耳鸣、腰膝酸软、肢体麻木、筋骨酸痛、遗精等。《本草纲目》记载："何首乌，白者入气分，赤者入血分。肾主闭藏，肝主疏泄，此物气温味苦涩，苦补肾，温补肝，能收敛精气，所以能养血益肝，固精益肾，健筋骨，乌发，为滋补良药，不寒不燥，功在地黄、天门冬诸药之上。气血大和，则风虚、痈肿、瘰疬诸疾可除矣。"现代研究表明，何首乌主要含有蒽醌类、磷脂、葡萄糖苷类等成分，具有促进造血、提高机体免疫功能、降血脂、抗动脉粥样硬化、保肝、延缓衰老、影响内分泌功能、润肠通便等作用。但是，制何首乌不可长期、大量使用，恐有导致肝损伤之虞。

方中远志、石菖蒲养心安神；地骨皮、菊花清虚热兼清头目；白术、茯苓健脾益气；覆盆子固肾涩精；车前子、牛膝利湿兼可引药下行。诸药合奏补肾益精之功。然菊花、白术、枸杞子尚可悦颜色，泽肌；熟地、何首乌、牛膝、细辛又兼能乌须发，故本方具有补虚驻颜之功。

制法：上药十七味，为细末；炼蜜和就，于药臼内杵千下，丸如梧桐子大。

用法：每服 20 丸，空腹时用温酒送下。

禁忌：本方较为滋腻，素体热盛者慎用。忌辛辣、酒酪、臭恶等物。

第 77 讲　陈 直 调 脾

『原典』

木香人参散（男子女人通用）

老人和脾胃气，进饮食，止痰逆，疗腹痛气，调中。

木香（半两），人参（去芦头，半两），茯苓（去黑皮，一分），白术（半两，微炒），肉豆蔻（去皮，一分），枇杷叶（去毛，一分），浓（厚）朴（去粗皮，姜汁制），丁香（半两），藿香叶（一分），甘草（半两，炙），干姜（半两，炮），陈皮（半两，汤浸，去瓤）。

上件一十二味，修事了，称分两，捣罗为末。每服二钱。水一大盏，入生姜饯一片，枣二枚，同煎至六分，去滓，温服。此药老人常服合吃。

枳壳木香散（男子女人通用）

老人和脾胃气，治胸膈痊闷，心腹刺痛，不思饮食。

木香（一两），神曲（杵末，炒，四两），荆三棱（四两，炮），青橘皮（去瓤，三两），甘草（三两，炮），益智（去皮，三两），白芷（一两），桂心（三两），莪术（三两，炮），白术（微炒，二两），枳壳（麸炒，炮）。

上件药，捣罗为末，每服二钱。水一盏，入生姜、盐各少许，同煎至七分，并滓热服。

（《养老奉亲书·四时通用男女妇人方》）

『讲义』

《养老奉亲书》为我国现存的早期老年养生专著，对后世影响较大，北宋陈直撰。一卷，分为上、下二籍。上籍十六篇言老人食治之方，下籍十三篇言老人医药之法、摄养之道。

木香人参散和枳壳木香散，出自下籍的《四时通用男女妇人方》篇。此二方具有和脾胃气之功效。木香人参散亦可止痰逆，疗腹痛气，调中；枳壳木香散主治胸膈痞闷，心腹刺痛，不思饮食之症。

方中木香、人参、枳壳、茯苓、白术为主药（人参、茯苓的功效见前文）。

木香，为菊科植物木香、川木香干燥的根，原产于印度、巴基斯坦、缅甸。传入我国，栽培成功，主产于云南、广西者，称为云木香；主产于四川、西藏等地者称为川木香。木香具有行气止痛、健脾消食的功效，其辛行、苦泄、温通，芳香气烈而味厚，善于通行脾胃之滞气，既为行气止痛之要药，又为健脾消食之佳品，《日华子本草》谓之"治心腹一切气，止泻，霍乱，痢疾，安胎"。主治胸脘胀痛、泻痢后重、食积不消、不思饮食等症。现代研究表明，木香对胃肠道具有兴奋或抑制的双向调节作用，能促进消化液分泌，加快胃蠕动，促进胃排空。另外，木香有明显的利胆、利尿、抗菌以及促进纤维蛋白溶解等作用。

枳壳，为芸香科常绿灌木或小乔木植物，以果实入药，以自然脱落的幼果入药者称枳实；以近成熟的果实入药者称枳壳。两者功效略同，枳实力强，枳壳力缓；破气除痞、消积导滞，多用枳实；理气宽中、消胀除满，多用枳壳。主治胸胁气滞、胀满疼痛、食积不化、痰饮内停等病症。《本草纲目》谓之"枳实、枳壳大抵其功皆能利气，气下则痰喘止，气行则痞胀消，气通则痛刺止，气利则后重除，故以枳实利胸膈，枳壳利肠胃"。果皮含挥发油、川陈皮素、柠檬醛、橙皮苷、柠檬苦素及维生素等，果肉中含柠檬酸等有机酸。

白术，为菊科植物白术的根茎。主产于浙江、湖北、湖南等地。以浙江於潜产者最佳，称为"於术"。白术甘温补虚，苦温燥湿，归脾、胃二经，既能补气以健脾，又能燥湿、利尿。对于脾虚湿滞的人群有标本兼顾的功效，称为"补气健脾第一要药"。主治脾虚食少、腹胀泄泻、痰饮眩悸、水肿、自汗等。麸炒白术，称"炒白术"，侧重于燥湿，可止泻；生白术侧重于健脾，可通便。白术能够益气健脾，脾气健旺，胎儿得以养而自安，因此适用于妊娠妇女，脾虚气弱，生化无源，胎动不安者。《医学启源》记载："白术能除湿益燥，和中益气，温中，去脾胃中湿，除胃热，强脾胃，进饮食，安胎。"《神农本草经》谓之"主风寒湿痹死肌，痉疸，止汗，除热，消食，作煎饵。久服轻身延年，不饥"。现代研究表明，白术不仅具有抗氧化作用，还能提高淋巴细胞和免疫球蛋白含量。白术含有果糖、菊糖、白术多糖，多种氨基酸及维生素 A 类成分等；对肠管活动有双向调节作用，有强壮作用，可以增加体重，有一定提升白细胞数量的作用，此外，还能保肝、利胆、利尿、降血糖、抗血凝、抗菌、抗肿瘤。

方中陈皮、厚朴具行气燥湿、健脾导滞之功；藿香、神曲具芳香化浊、消食调中之效。

陈皮，又名橘皮，为芸香科植物橘及其栽培变种的干燥成熟果皮，以陈久者为佳，故称为陈皮。主产于广东、福建、四川、重庆、浙江、江西等地。产于广州新会者，称为新会皮、广陈皮。陈皮性味苦、辛，温，归肺、脾经，具有理气健脾、燥湿化痰的功效，主治脾胃气滞之脘腹胀满或疼痛，消化不良湿浊阻中之胸闷腹胀、纳呆便溏，痰湿壅肺之咳嗽气喘，用于胸脘胀满、食少吐泻、咳嗽痰多。《本草纲目》谓："橘皮，苦能泻能燥，辛能散，温能和。其治百病，总是取其理气燥湿之功，同补药则补，同泻药则泻，同升药则升，同降药则降。脾乃元气之母，肺乃摄气之钥，故橘皮为二经气分之药，但随所配而补泻升降也。"李东垣谓之曰："夫人以脾胃为主，而治病以调气为先，如欲调气健脾者，橘皮之功居其首焉。"现代研究表明，陈皮的苦味物质是以柠檬苷和苦味素为代表的"类柠檬苦素"，这种类柠檬苦素味平和，易溶解于水，有助于食物的消化。陈皮用于烹制菜肴时，其苦味与其他味道相互调和，可形成独具一格的风味。陈皮含有挥发油、橙皮苷、维生素 B、维生素 C 等成分，所含的挥发油对胃肠道有温和刺激作用，可促进消化液的分泌，排除肠管内积气，增加食欲。另外，陈皮对高脂血症引起的动脉硬化也有一定的预防作用。

厚朴，又名川朴、紫油厚朴，为木兰科植物厚朴或凹叶厚朴的干燥干皮、根皮及枝皮，其树皮、根皮、花、种子及芽皆可入药，以树皮为主，为著名理气中药。性味苦、辛、温，其气芳香，味辛能行气而消胀，味苦能下气以平喘，芳香能化湿以散满，性温能散寒而止痛。故善除胃肠之气滞，而燥脾家之湿浊，为行气、导滞、燥湿常用药。既能下有形之积（食、湿、痰），又能散无形之滞（气、寒），故不论痰、湿、食积、寒凝气滞所致诸证，均可使用。现代研究发现厚朴具有较强的抗菌作用，而且对横纹肌强直也有一定的缓解作用。

藿香叶，又名广藿香、鲜藿香，为唇形科植物藿香的地上部分，性味辛、微温，归肺、脾、胃经，有"夏日良药"之誉。具有芳香化浊、和中止呕、发表解暑的功效。同时，藿香有杀菌功能，口含一叶可除口臭，预防传染病，并能用作防腐剂。夏季用藿香煮粥或泡茶饮服，对暑湿重症，脾胃湿阻，脘腹胀满，肢体重困，恶心呕吐也很有效。

神曲，又名六神曲，为辣蓼、青蒿、杏仁等药加入面粉或麸皮混合后，经发酵而成的曲剂，含有大量的酵母菌及挥发油、苷类、脂肪油、维生素 B 等成分。性味甘、辛、温，入脾、胃经，具有健脾和胃、消食调中的功效。主治饮食停滞、胸痞腹胀。中医处方经常用于消积化滞的焦三仙，为三味药，即焦麦芽、焦山楂、焦神曲。对于脾胃不好，进食过多肥厚、甘腻的肉食，而引起腹胀腹痛、嗳气腐臭、腹泻、大便气味如臭鸡蛋等积食情况，效果甚佳。

本方人参、白术、茯苓、甘草、陈皮，为《医学正传》的经典配伍六君子汤去半夏，具有益气健脾、燥湿化痰的功效。丁香配肉桂具有温散止痛的作用，枇杷叶降逆止呕，肉豆蔻温中理脾、行气止痛，共奏疗腹痛气之效。此外，三棱、莪术破血行气、消积止痛；桂心（肉桂心）补火助阳、散寒止痛，白芷通窍止痛。

制法：将上述药物研磨为细粉，每次称取 10g 加入 200ml 水，与少许生姜、盐同煎，并去滓热服。

使用注意：本方中的理气药多为芳香辛燥之品，易伤津耗气，应适可而止，慎勿过剂，尤其对年老体弱者或阴虚火旺者以及孕妇等，均当慎用。

第 78 讲 宫 廷 补 真

『原典』

补 真 膏

人参（去芦，四两），山药（蒸熟，去皮，一斤），芡实（水浸三日，去壳皮，蒸熟，一斤），莲肉（水浸去心皮，一斤），红枣（蒸熟去皮核，一斤），杏仁（水泡去皮尖，蒸熟，一斤），核桃肉（水浸去皮壳，一斤），真沉香（三钱，另研为末，以上俱捣烂），蜂蜜（六斤，用锡盆分作三分，入盆内滚水炼蜜如硬白糖为度，只有三斤干净），真酥油（一斤），和蜜蒸化，将前八味和成一处，磨极细末，入酥油、蜜内搅匀如膏，入新瓷罐内，以盛一斤为度，用纸封固，勿令透风。

　　每日清晨用白滚水调服数匙，临卧时又一服，忌铁器。大补真元，其功不能尽述。

（《万病回春·内伤》）

『讲义』

　　补真膏，出自《万病回春》，为明代龚廷贤编著。

　　本方功效：大补元气，固肾益精。主治：内伤虚劳。

　　方中人参、山药、芡实、莲肉为主药，皆为常用无毒之品。人参取其大补元气、补脾益肺、生津安神之功效。

　　山药，性味甘平，肉质细嫩，含有极丰富的营养保健物质。取其补脾养胃、固肾益精之功效，与人参相配，可增强补脾益肺、养阴生津的作用。但湿盛中满或有实邪积滞者不宜服用。

　　芡实，为睡莲科植物芡的成熟种仁。药食同源的芡实被称为"水中人参"，花下结实，其形类鸡头，故芡实又名"鸡头实""鸡头米"。芡实性味甘平，入脾、肾经，具有固肾涩精、补脾止泄之功效，《神农本草经》将其列为上品，称其"主湿痹，腰脊膝痛，补中，除暴疾，益精气，强志，令耳目聪明。久服轻身不饥，耐老神仙"。芡实主治遗精、淋浊、带下、小便不禁、大便泄泻。现代研究表明芡实中含有糖类、氨基酸，还有丰富的矿物质、维生素以及甾醇类、黄酮类化合物，主要有抗氧化、抗疲劳、抗心肌缺血、降血糖和抑菌等作用，尤其在延缓衰老、改善学习方面作用突出。与山药共奏补脾止泻、益肾固精之功。但大小便不利者禁服，食滞不化者谨慎服用。

　　莲肉，又名藕实、水芝丹、莲实，为睡莲科植物莲的果实或种子。莲子被列为上品，被誉为"水中灵芝"，《神农本草经》谓之"补中养神，益气力，除百疾，久服轻身、耐老，不饥延年"。莲子性味平甘涩，入脾、肾经，具有补脾止泻、止带、益肾涩精、养心安神之功效。现代研究表明，莲子中的钙、磷和钾含量非常丰富，还有其他多种维生素、微量元素、荷叶碱等物质，可以强健骨骼、促进新陈代谢、维持大脑神经活动防止其衰老，并能维持心脏的规律活动。应注意中满痞胀及大便燥结者忌服。

　　杏仁，又名杏核仁、苦杏仁、杏梅仁，为蔷薇科植物杏或山杏等味苦的干燥种子。杏仁性味微温、苦，有小毒，入肺、大肠经，具有降气止咳平喘、润肠通便等功效。《神农本草经》谓之"主治咳逆上气，雷鸣，喉痹，下气，产乳，金创，寒心，贲豚"。主治外感咳嗽、喘满、喉痹、肠燥便秘。杏仁分为甜杏仁和苦杏仁两种。现代研究表明甜杏仁（即南杏仁）有着丰富的营养价值，主要含有蛋白质、脂肪、糖、微量苦杏仁苷，具有软化皮肤和美容的功效，是市场上非常有名的干果，可生食。而苦杏仁（即北杏仁）甘苦，必须用清水浸泡 3 天才能去除苦味。苦杏仁有微毒性，冲泡时需温热开水冲泡，以去毒性。苦杏仁中含有的苦杏仁苷不仅能止咳平喘，还具有抗肿瘤的作用。但不可生吃，过量食用，会导致中毒，可炒食、煮粥、研末、煎汤等。阴虚咳嗽及大便溏泄者忌服。

红枣、核桃肉为补益之药。其中红枣，又名大枣、良枣，自古被列为"五果"（栗、桃、李、杏、枣）之一，有"维生素王"之称。红枣性味温甘，入脾、胃、心经，具有补脾益气、养心安神之功效，《神农本草经》谓之"主心腹邪气，安中养脾，助十二经。平胃气，通九窍，补少气，少津液，身中不足，大惊，四肢重；和百药"。主治脾虚泄泻、心悸、失眠、盗汗、血小板减少性紫癜。现代研究表明红枣有着极高的营养及药用价值，含磷、铁、钙等人体所必需的微量元素，以及胡萝卜素、B 族维生素、维生素 C、维生素 P 等，红枣中维生素 C 的含量在果品中名列前茅，可补血养颜，是我们日常生活中比较常见的一种食物。但应注意湿盛、痰凝、食滞、虫积及龋齿作痛、痰热咳嗽者慎用。

核桃仁，又名胡桃仁、胡桃肉、核桃。核桃仁作为药食两用的中药，性味温甘，入肾、肺、大肠经，具有补肾、温肺、润肠之功效，《本草纲目》谓之"食之令人能食，通润血脉，骨肉细腻"。主治腰膝酸软、阳痿遗精、虚寒喘嗽、大便秘结。现代研究表明，核桃仁含有较多的蛋白质及人体营养必需的不饱和脂肪酸，皆为大脑组织细胞代谢的重要物质，能滋养脑细胞，增强脑功能，可健脑防老。因含有大量维生素 E，经常食用有润肺、黑发的作用。并可以舒缓疲劳、抗压、润燥滑肠，用于肠燥便秘的大便难解。核桃仁可生食、熟食，或入粥饭、羹汤，也可泡茶、熬膏、浸酒。但阴虚火旺、痰热咳嗽及便溏者不宜服用。核桃仁热量及脂肪含量偏高，肥胖者应限量食用，不宜多吃。

方中蜂蜜，又名蜂糖、蜜糖，被誉为"大自然中最完美的营养食品"，既是良药，又是上等饮料。蜂蜜性味甘、平，入肺、脾、大肠经，具有补中、润燥、止痛、解毒之功效，《神农本草经》谓之"主心腹邪气，诸惊痫痉，安五脏，诸不足，益气补中，止痛解毒，除众病，和百药。久服，强志轻身，不饥不老"。用于脘腹虚痛，肺燥干咳，肠燥便秘；外治疮疡不敛，水火烫伤。被列为上品，且"多服久服不伤人"，可延年益寿。

本膏方是一种具有营养滋补和预防治疗综合作用的膏滋方，药性缓和，药力持久，通过调理人体的气血阴阳，达到扶正祛邪、疗疾延衰的目的。四季皆可用膏方调养，但以冬季为佳。"冬三月者为封藏"，也就是说，冬三月为正式养精蓄锐的大好时期。"冬至一阳生"，冬至的到来是阴气盛极而衰的表现，阳气开始萌芽的时候，是养身保健的最佳季节。

中药膏剂　是将药物用水或植物油煎熬浓缩而成的膏状剂型，有内服、外用两类。内服膏剂有流浸膏、浸膏、煎膏 3 种。流浸膏，是用适当溶媒浸出药材中的有效成分后，将浸出液中一部分溶媒低温蒸发除去，形成的浓度较高的浸出液，具有有效成分含量高、服用量少、溶媒副作用小的特点，如益母草流浸膏。浸膏，是用溶媒将药材中有效成分浸出后，低温将溶媒全部蒸发掉，形成的半固体或固体膏状药。具有浓度高、体积小、剂量少的特点。煎膏，又称膏滋，是将药物反复煎煮到一定程度后，去渣取汁，再浓缩，加入蜂蜜、冰糖或砂糖煎熬成膏，具有体积小、冲服方便的特点，且有滋补作用，适用于久病体虚者，如参芪膏。

本文膏方治法类似于流浸膏，将药物粉碎为极细末，入酥油、蜜内搅匀如膏，入新瓷罐内，以盛一斤为度，用纸封固，勿令透风。有大补真元之功效，但注意忌铁器。

第79讲 仁寿粥食

『原典』

六 神 粥

芡实肉三斤，薏苡仁（炒）三斤，山药（炒）一斤，莲肉（去皮心，炒）一斤，白糯米（炒）三斤，茯苓四两，粟（炒）三斤。共为末，每日煮粥食之。

（《惠直堂经验方·卷一》）

『讲义』

六神粥，出自《惠直堂经验方》，是清代的一部方书类中医著作，陶承熹、王承勋辑。

本方具有健脾和胃之功效。主治精血不足、神气虚弱。

芡实取其补脾益肾除湿之效。《本草求真》谓之"惟其味甘补脾，故能利湿，而泄泻腹痛可治；惟其味涩固肾，故能闭气，而使遗、带、小便不禁皆愈"。芡实与莲肉相配，可增强健脾止泻、补肾固精、涩精止带之功。

薏苡仁，又名薏米、米仁、薏仁、苡仁，是药食两用的常用药材之一。薏苡仁性味凉、甘、淡，归脾、胃、肺经，具有健脾补肺、清热利湿之功效，《神农本草经》列之为上品，谓之"主筋急拘挛不可屈伸，风湿痹，下气。久服轻身益气"，属于补益中气之要药、祛湿之要药、治痿之要药。主治泄泻、湿痹、筋脉拘挛、水肿、脚气、肺痈、肠痈、淋浊、白带。由于其营养价值很高，被誉为"世界禾本科植物之王""生命健康之禾"。薏苡仁可上泻肺火，下清大肠，中能补脾健运。薏苡仁有生薏苡仁、炒薏苡仁和麸炒薏苡仁的不同，后两者功用相似，炒薏苡仁除湿作用稍强，麸炒薏苡仁健脾作用略胜。薏苡仁又是一种美容食品，常食可以保持人体皮肤光泽细腻，消除粉刺、雀斑、老年斑、妊娠斑、蝴蝶斑，对脱屑、痤疮、皲裂、皮肤粗糙等都有良好疗效。但薏苡仁不适合孕妇吃，正常人也应避免长时间使用薏苡仁，以免造成伤阴的副作用，也不宜加碱同煮，容易破坏其所含维生素。

糯米又名糯稻米、江米，是一种温和的滋补品，具有补虚补血、健脾养胃、止汗等功效，主治脾胃虚寒所致的反胃、食欲减少、泄泻和气虚引起的汗出、气短无力、妊娠腹坠胀等症。现代研究表明，糯米含有蛋白质、脂肪、糖类、钙、磷、铁、维生素B及淀粉等，为温补强壮之品。其中所含淀粉为支链淀粉，所以在肠胃中难以消化水解，故老人、儿童、患者等胃肠消化功能障碍者不宜食用，糖尿病、肥胖、高血脂、肾脏病患者尽量少吃或不吃，湿热痰火偏盛、发热、咳嗽痰黄、黄疸、腹胀、糖尿病等患者不宜过多食用。

粟，又名粟谷、谷子、小米，味甘，入肾、脾、胃经，具有补中益气、和胃安眠之功效，《本草纲目》谓之"暖脾胃，止虚寒泄痢，缩小便，收自汗，发痘疮"。主治消渴溲多、自汗、便泄。粟米是老人、患者、孕妇宜用的滋补品，主治脾胃虚弱、反胃、呕吐、泄泻、失眠，宜煮粥，适合多数人食用。根据前人经验，粟米忌与杏仁同食，素体虚寒，小便清长者应少食，气滞者忌用。

《本草纲目》记载："粥极柔腻，与肠胃相得，最为饮食之妙诀也。"宋代著名诗人陆游甚至认为，食粥能长寿成仙。清代曹庭栋的《老老恒言》尤其注意老年人应用药膳防病养生，对老年人食粥论述最详，提出"粥能益人，老年尤宜"，并将药粥分为三品，上品"气味轻清，香美适口"，中品"少逊"，下品"重浊"，书中记载上品粥 36 种，如莲米粥、芡实粥、杏仁粥、胡桃粥、枸杞叶粥等；中品粥 27 种，如茯苓粥、赤小豆粥、大枣粥、龙眼粥；下品粥 37 种，如地黄粥、羊肝粥等，都是常用老年滋补、健脾益肾及一般虚弱进补的常用药粥。

第 80 讲　八仙茶饮

『原典』

八仙茶（此得之武当山人）

粳米，黄粟米，黄豆，赤小豆，绿豆（五者炒香熟，各一升），细茶（一斤），脂麻（净，五合），花椒（净，一合），小茴香（净，二合），干白姜（泡，一两），白盐（炒，一两）。

以上十一味俱为极细末，和合一处，外加麦面（炒黄熟，与前十一味等分拌匀，瓷罐收藏）。胡桃仁、南枣、松子仁、瓜仁、白砂糖之类，任意加入。每用二三匙，白汤点服。

（《韩氏医通·卷下》）

『讲义』

八仙茶，出自《韩氏医通·卷下·方诀无隐》，为明代韩懋著。

功效：益精悦颜，保元固肾。用途：中老年人延缓衰老、保健强身之用。小儿、老人、脾胃功能低下之人作为早餐食用。

本方用药，实有独到之处，善用五谷、五果等药治病。

粳米，又名大米（《滇南本草》）、硬米（《本草求原》），为大米的一个品种。粳米是一种煮熟后吃起来既韧又硬的米，生米的米粒多呈椭圆形，略微粗短，颜色酷似蜡白，一般有早粳米和晚粳米两种，晚粳米口感更好些。粳米性味甘平，归脾、胃经，具有补中益气、健脾和胃、除烦渴、止泻痢的功效。宁源《食鉴本草》记载："粳米，即今之白晚米，惟味香甘，与早熟米及各土所产赤白大小异族四、五种，犹同一类也，皆能补脾，益五脏，壮气力，止泄痢，惟粳米之功为第一耳。"

方中诸豆含有丰富的营养成分，有提高免疫功能的作用，年老体弱者长期服用，有增强体质、抗老延寿的功效。

大豆，营养均衡，被人们誉为"绿色牛奶""植物肉"，其所含蛋白质最丰富，500g 大豆中

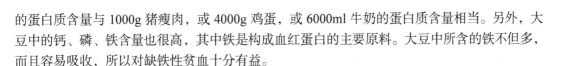

的蛋白质含量与 1000g 猪瘦肉，或 4000g 鸡蛋，或 6000ml 牛奶的蛋白质含量相当。另外，大豆中的钙、磷、铁含量也很高，其中铁是构成血红蛋白的主要原料。大豆中所含的铁不但多，而且容易吸收，所以对缺铁性贫血十分有益。

赤小豆，性味甘、酸，平，归心、小肠经，具有利水消肿、解毒排脓的功效，有较强的补益作用。赤小豆与红豆不同：赤小豆呈细长形，颗粒比红豆小；红豆呈圆柱状，表面为暗棕红色。在熬煮时，赤小豆比较难煮，一般适合煮汤；而红豆久煮会黏稠，一般适合熬粥；在疗效上，赤小豆除湿的功效较强，供药用调理，而红豆主要供食用。《本草纲目》认为，赤小豆以紧小而赤暗色者入药，其稍大而鲜红淡色者，并不治病。因此，在选择赤小豆时也要有所取舍。

绿豆，是药食两用的食物，李时珍称之为"真济世之良谷也"。绿豆性寒，味甘，具有消暑解毒、利尿消肿、除烦止渴的功效。民间在盛暑炎夏季节，都把绿豆汤作为清凉饮料。

粟米，又称小米、谷子。粟米虽然小，产生的热量却不低于大米，而且所含铁、胡萝卜素、维生素 B 高于大米，其性微寒，具有清热利尿的功效。

花椒、茴香、干姜可温阳、健中、理气。其中花椒性味辛、温，归脾、胃、肾经，具有温中止痛、杀虫止痒的功效。用于脘腹冷痛、呕吐泄泻、虫积腹痛、蛔虫症；外治湿疹瘙痒。

茴香为多年生草本，有强烈香气，以颗粒均匀、饱满、黄绿色、香浓味甜者为佳。茴香性味辛、温，入肾、膀胱、胃经，具有温肾散寒、和胃理气的功效。主要用于治疗寒疝，少腹冷痛，肾虚腰痛，胃痛，呕吐，干、湿脚气。现代药理研究发现，茴香油可作驱风剂，能双向调节胃的蠕动功能，在腹气胀时促进气体的排出，缓解痉挛，减轻疼痛。

干姜，为姜科植物姜的干燥根茎。冬季采挖，除去须根及泥沙，晒干或低温干燥。趁鲜切片晒干或低温干燥者称为"干姜片"。性味辛、热，归脾、胃、肾、心、肺经，具有温中散寒、回阳通脉、燥湿消痰的功效。干姜性热而偏燥，用于回阳救逆，效果甚佳。此外，生姜为姜的新鲜根茎，性味辛、微温。具有发汗解表、温中止呕、温肺止咳的功效，被中医誉为"呕家圣药"。生姜善解表邪，如用生姜、红糖熬制的姜汤可活血驱寒，就是防治风寒感冒的一剂良药。

佐以胡桃肉、南枣、白糖以增甘甜之味，松子仁以润肠。其中胡桃肉，世人但知为食物，而不知用入于补剂，性味甘，入肾经，具有"润能生精，涩能止精"的功效，更益肾火，兼乌须发，愈石淋，实温补命门之药。

松子仁，又名松子、海松子等。味甘性温，具有润肺、滑肠的功效。主要用于肺燥咳嗽、慢性便秘等疾病。松子不仅是美味的食物，更是食疗佳品，这与其独特保健功效和营养价值是密不可分的。松子内含有大量的不饱和脂肪酸，常食松子，可以强身健体，特别对老年体弱、腰痛、便秘、眩晕、小儿生长发育迟缓均具有补肾益气、养血润肠、滋补健身的功效。在明代《本草经疏》中，松子被誉为"延年，轻身不老"的"长寿果"。

白糖，又名石蜜（《唐本草》）、糖霜（《日用本草》）、白霜糖（《本草备要》）。性甘味平，归脾、肺经，具有和中缓急、生津润燥的功效。主治中虚腹痛、口干燥渴、肺燥咳嗽。本方中使用白糖多有补益和矫味的作用，但过食甘味易困伤脾胃，又损齿，故脾虚痰湿及小儿不宜多吃。

细茶（《万氏家抄方》），又名茶叶，人至暮年，肾气渐衰，而患病后更伤元气，故老年人病愈之初有必要酌情选用具有补益元气作用的药茶，缓缓调理，帮助恢复元气。

将粳米、粟米、大豆、赤小豆、绿豆炒熟炒香，备用；将芝麻、细茶、花椒、小茴香盐炒后与上述备用的米、豆一起研成细末。将面粉炒黄炒熟后与研成细末的米、豆粉混合均匀，瓷罐收贮。最后胡桃肉、南枣、松子仁、白糖之类，任意加入。每日服3匙，白开水冲服。

八仙茶所用物品十多味，谷果相配，寒温相宜，富含营养，滋身壮体，宜于长久服食，为中医众多养生保健、抗衰老方法之一。平时常对症选用保健药茶，补益五脏，调和气血，对于延缓衰老，健身长寿大有裨益。

感冒、腹泻者慎用。

第81讲　秘传糕点

『原典』

秘传二仙糕

人参、山药、白茯苓、芡实仁、莲肉去皮心，各半斤；糯米，一升半；粳米，三升半；蜜，半斤；白糖，十斤。

右为细末，合匀，将蜜糖熔化，和末掺挼得宜，小木笼炊蒸之，上以米一撮成饭，则药成矣。取起尽作棋子块，慢火上烘干作点心。或为末，贮磁器，每早一大匙，白汤调下，百日内见效，妙殊不尽。

（《扶寿精方·秘传二仙糕》）

『讲义』

秘传二仙糕，又名秘传三仙糕、八仙糕，出自《扶寿精方·秘传二仙糕》。中医认为，脾胃为后天之本，气血生化之源，故补脾是养生保健的关键。秘传二仙糕是专门调理脾胃的，以滋补脾胃为主。本方采用药食兼用的中药，效果甚佳。

功效：固齿黑发，壮阴阳，益肾水，养脾胃。主治：内伤脾胃虚弱，饮食不进者；痛疽脾胃虚弱，精神短少，饮食无味，食不作肌，及平常无病，久病但脾虚食少，呕泄者。

方中茯苓能健脾补中、宁心安神、利水渗湿，是四君子汤的主要药物之一。芡实能补脾止泻、养心益肾、补中益气、滋补强壮、和胃理气、开胃进食。人参味甘微苦，微温不燥，性禀中和，善补脾肺之气，为大补元气之药，且可益气生津，安神益智，为治虚劳内伤第一品。茯苓渗湿健脾止泄泻，二药合用，则补气渗利。人参得茯苓则中焦湿可除，茯苓得人参则健脾力更宏。

山药健脾胃、益肺肾、补虚劳、祛风湿。莲子健脾补心、益气强志、强筋骨、补虚损、益肠胃。糯米补中益气。粳米健脾养胃、固肠止泻。此药膳营养丰富，滋养和中，作用平和。

将人参、山药、茯苓、芡实、莲子肉各250g，糯米约1000g，粳米约2500g，此七味研成粉末，将白糖、蜂蜜熔化后，与研成的粉末，乘热和匀，切成条糕状后，摊铺在蒸笼内，蒸熟后烘干。每日清晨或饥时泡服数条。

中医学素有"药食同源"之说，即中药与食物起源相同。《淮南子·修务训》称："神农尝百草之滋味，水泉之甘苦，令民知所避就。当此之时，一日而遇七十毒。"可见神农时代药与食不分，无毒者可就，有毒者当避。

药膳，是中国传统医学知识与烹调经验相结合的产物，是以药物和食物为原料，经过烹饪加工制成的一种具有食疗作用的膳食。"寓医于食"，既将药物作为食物，又将食物赋以药用；既具有营养价值，又可防病治病、强身健体、延年益寿。因此，药膳是一种兼有药物功效和食品美味的特殊膳食，可以使食用者得到美食享受，又在享受中，使其身体得到滋补，疾病得到治疗。

对食疗药膳的制作，明代徐春甫《古今医统大全》，载有各类饮食如茶、酒、醋、酱油、酱、菜蔬、肉、鲜果、酪酥、蜜饯等的制作法，多符合营养学的要求。本文秘传二仙糕的糕点制作，具有很高的营养价值，而且在合适的时间食用，可以作为餐前或餐后的点心，也可以作为主食。